徹底図解でわかりやすい!

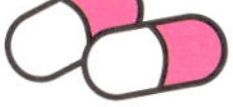

本当に効く薬の飲み方使い方

薬効別さくいん付き!!

監修 加藤哲太
●日本くすり教育研究所代表理事

実業之日本社

はじめに

薬には「作用」と「副作用」があります。病気を治す効果である「作用」をより高め、目的以外の効果「副作用」をより少なくするために、多くの薬が開発され、たくさんの工夫がなされています。しかしこうした効果は、つねに同じように現れるものではありません。飲みかた、使いかたが間違っていると、せっかくの作用が台無しになったり、副作用が現れやすくなったりします。

毎日なにげなく口にしている食事や飲みもの、サプリメント類も、薬の作用に大きく影響します。本書では、腸から吸収され、肝臓で変化し（代謝）、体内をめぐって患部で効果を発揮する「薬の旅（動態）」のなかで、薬がほかの成分からどんな影響を受けるかを、医療情報、文献などをもとに紹介しています。

自分の健康を守るのは、自分自身。より安全に、より効果的に薬を利用するためには、自分の飲んでいる薬について、正しい知識を持つことが大切です。

本書が皆さんのセルフメディケーションに役立つことを、心から願っています。

日本くすり教育研究所代表理事

加藤哲太

本当に効く 薬の飲み方・使い方 もくじ

はじめに……2

Part 1 食事や飲みもので、薬の効きめが変わる……11

食べもの、飲みものが薬のはたらきに影響する……12

薬が効かなくなるしくみ

食べものが、薬の吸収をじゃまする……14
成分どうしで、効果を打ち消し合う……16
薬の効果をなくす酵素が増える……17

副作用が強まるしくみ

食べものが、薬の吸収をよくする……18
同じ作用の成分どうしで、効果が強まる……19
薬を分解する酵素が減る……20

Column アルコールの分解力と同様に、薬の効きめも酵素で決まる……21

天然成分にひそむ危険

漢方薬やサプリにも、危険がある……22

薬を無駄にしない食生活

ダイエット中は、効きすぎに注意……24
相性のよくない食品は、時間をあける……26
飲み薬以外なら、何を食べても平気？……28

嗜好品と薬の相性

タバコやアルコールで、効きめが弱まる……29

Column 薬の名前は正確に伝えよう……30

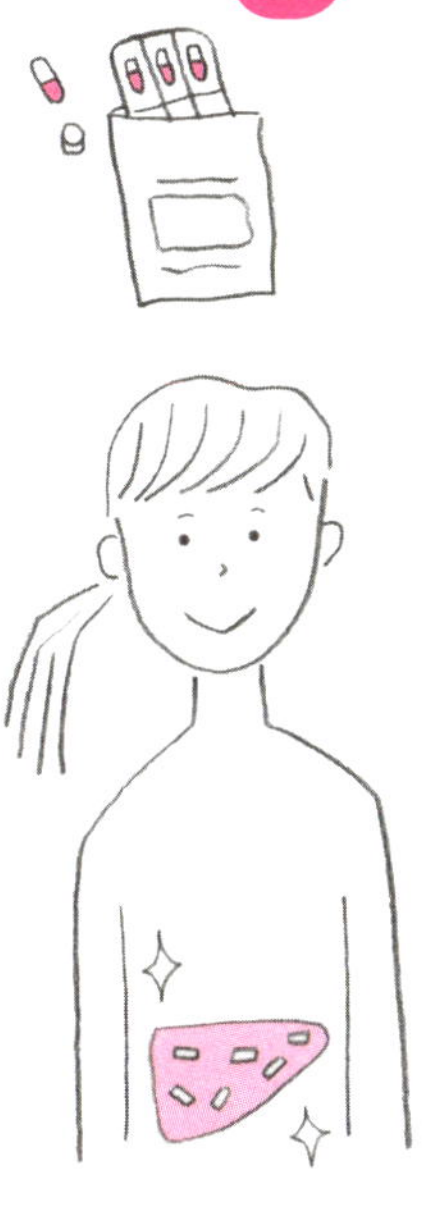

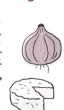

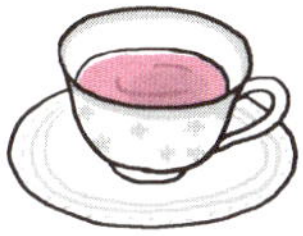

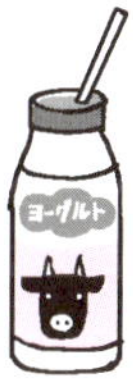
ヨーグルト

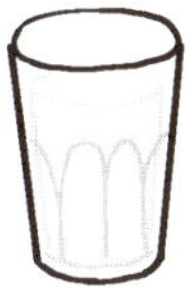

カフェイン飲料

カフェイン飲料×かぜ薬・解熱鎮痛薬
カフェインのとりすぎで、頭痛がする……74

抹茶×抗血栓薬
効果が下がり、血栓ができやすくなる……76

紅茶×解熱鎮痛薬・かぜ薬
気分が悪くなり、頭痛がする……77

ミネラルウォーター

ミネラルウォーター×抗生物質・骨粗しょう症の薬
硬水で薬を飲むと、効きめが落ちる……78

ミネラルウォーター×漢方薬
硬水で薬を煮出すと、効果が下がる……79

【Column】災害用の備蓄水には軟水を選ぶ

アルコール飲料

アルコール飲料×解熱鎮痛薬・かぜ薬
脳機能が低下し、意識がぼんやりする……80

アルコール飲料×抗生物質・糖尿病の薬
禁断症状のような発作が起こる……82

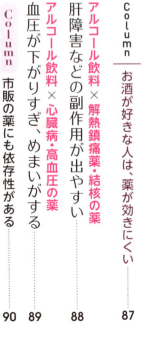

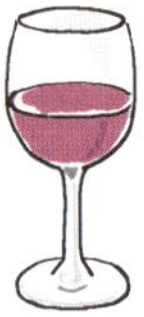

紹興酒・ワイン・ビール×結核の薬
脳が興奮し、血圧が急上昇する……84

アルコール飲料×胃腸薬・鼻炎薬
いつもより酔いがまわりやすい……86

Column　お酒が好きな人は、薬が効きにくい……87

アルコール飲料×解熱鎮痛薬・結核の薬
肝障害などの副作用が出やすい……88

アルコール飲料×心臓病・高血圧の薬
血圧が下がりすぎ、めまいがする……89

Column　市販の薬にも依存性がある……90

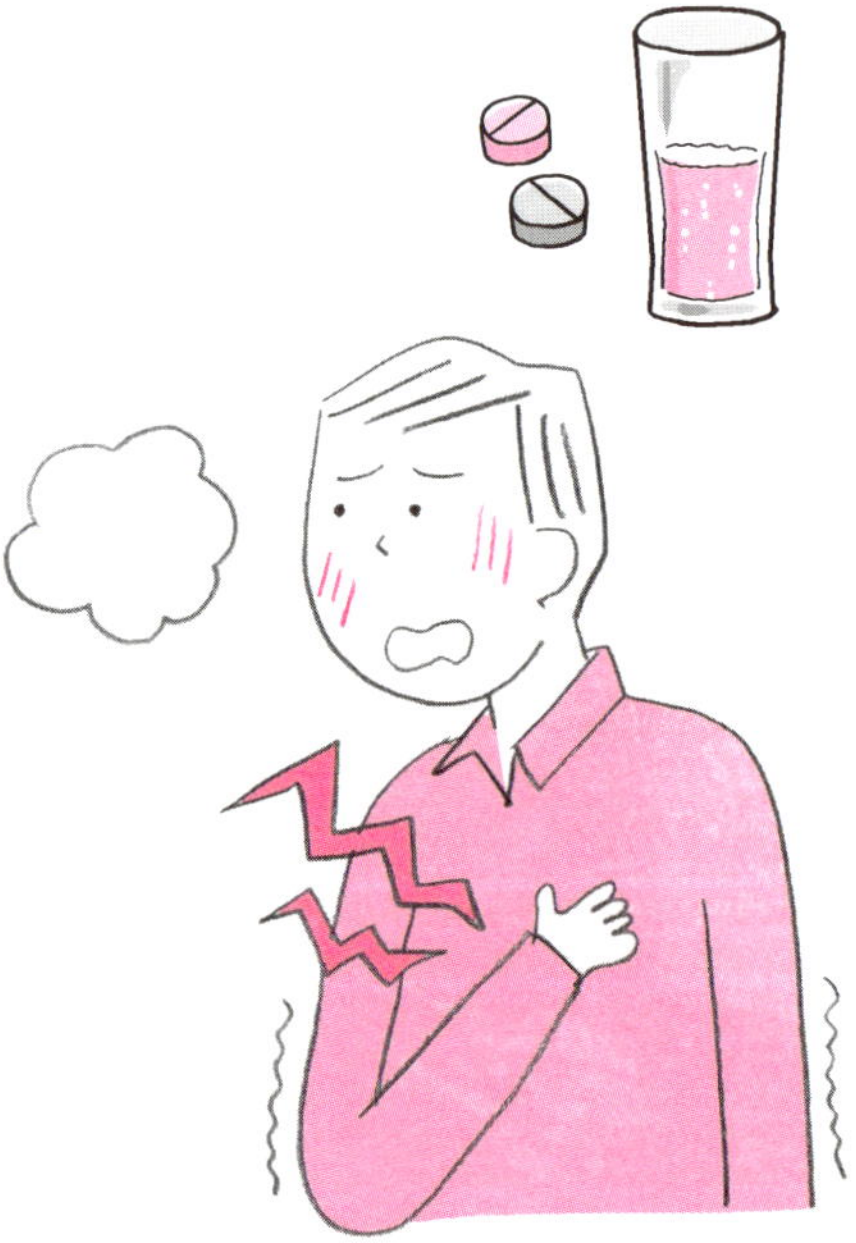

Part 4 サプリメントやトクホで、薬が効きすぎる

Part 4 サプリメントやトクホで、薬が効きすぎる …… 91

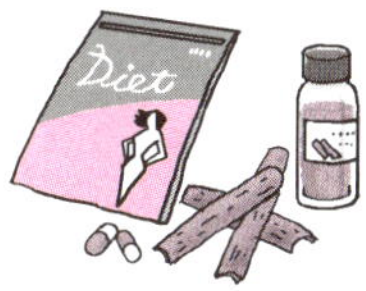

サプリメント

セント・ジョーンズ・ワート×抗うつ薬・片頭痛の薬
不安やイライラなどの精神症状が出る …… 92

セント・ジョーンズ・ワート×心臓病の薬
心臓発作のリスクが高まる …… 94

コエンザイムQ10×心臓病の薬
心臓の機能が悪化する …… 96

薬用ニンジン×睡眠薬・抗血栓薬
安眠や、血栓を防ぐ効果が弱まる …… 98

イチョウ葉エキス×抗血栓薬
ケガや手術時に血が止まりにくい …… 100

グルコサミン×抗血栓薬
出血が止まりにくくなる …… 102

シナモン×糖尿病の薬
低血糖や肝障害の危険がある …… 103

にんにく・しょうがエキス×抗血栓薬
血がサラサラになりすぎる …… 104

エキナセア×水虫・リウマチの薬
肝臓の機能が悪化する …… 105

ナイアシン×脂質異常症・糖尿病の薬
コレステロール、血糖値が低下 …… 106

ミネラル×抗生物質・骨粗しょう症の薬
薬の効きめが十分に得られない …… 107

葉酸×てんかんの薬
てんかん発作の危険が高まる …… 108

クロレラ×抗血栓薬
効きめが低下。副作用が出ることも …… 109

トクホ食品

食物繊維入りトクホ×すべての薬
薬が吸収されず、効きにくくなる …… 110

骨の健康が気になる方の食品×抗生物質
カルシウムの影響で、薬が効かない …… 112
【Column】カルシウムをとったら、運動で骨を刺激する

Column 「プラセボ効果」で病気が治ることもある …… 114

Part 5 病院薬と市販薬の組み合わせ、これだけは避けたい

Part 5 病院薬と市販薬の組み合わせ、これだけは避けたい …… 115

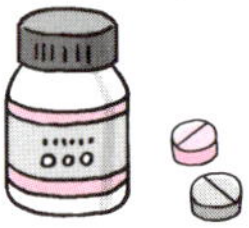

高血圧の薬

降圧利尿薬×かぜ薬・解熱鎮痛薬
偽アルドステロン症で血圧が上がる …… 116

高血圧の薬×解熱鎮痛薬・かぜ薬
効きめが下がり、血圧が上がる …… 118

心臓病の薬

心臓病の薬×胃腸薬・せき止め
頻脈、頭痛などの副作用が出る …… 120

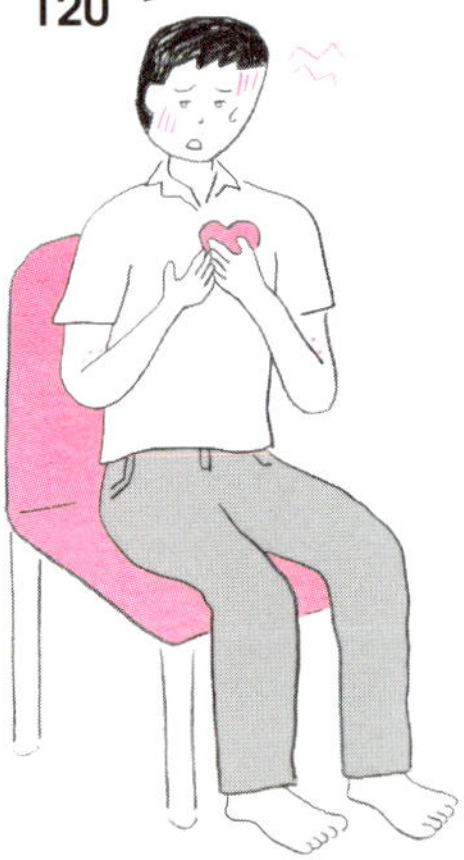

抗血栓薬

抗血栓薬×解熱鎮痛薬・かぜ薬
出血が止まりにくくなる …… 122

糖尿病の薬

糖尿病の薬×解熱鎮痛薬・かぜ薬
血糖値が下がりすぎることがある …… 124

痛風・高尿酸血症の薬

痛風・高尿酸血症の薬×せき止め
頭痛、イライラなどの副作用が出る …… 126

ぜんそく・COPDの薬

ぜんそく・COPDの薬×せき止め
キサンチン中毒で、吐き気がする …… 128

Column COPD治療中の禁煙で中毒症状が起こる …… 129

胃潰瘍・排尿障害・鼻炎の薬

胃潰瘍の薬×排尿障害の薬×鼻炎薬
口のかわき、眠気などの副作用が出る …… 130

抗うつ薬

抗うつ薬×栄養剤
セロトニン症候群の危険が高まる …… 132

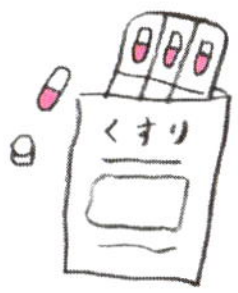
くすり

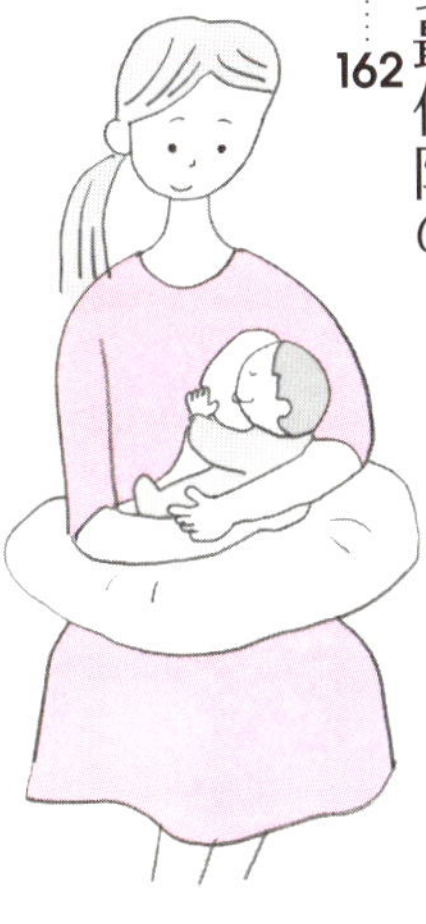

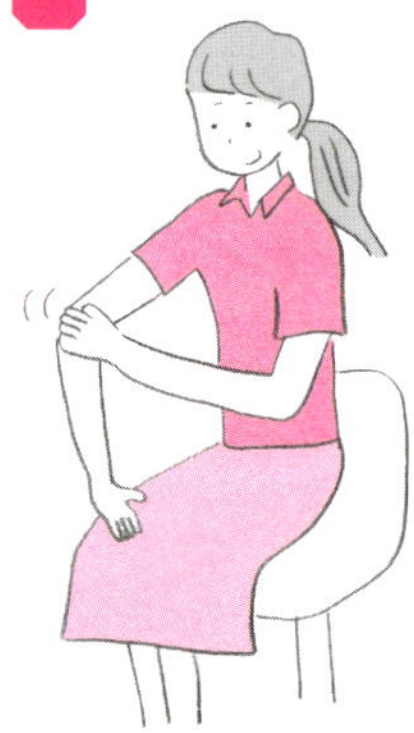

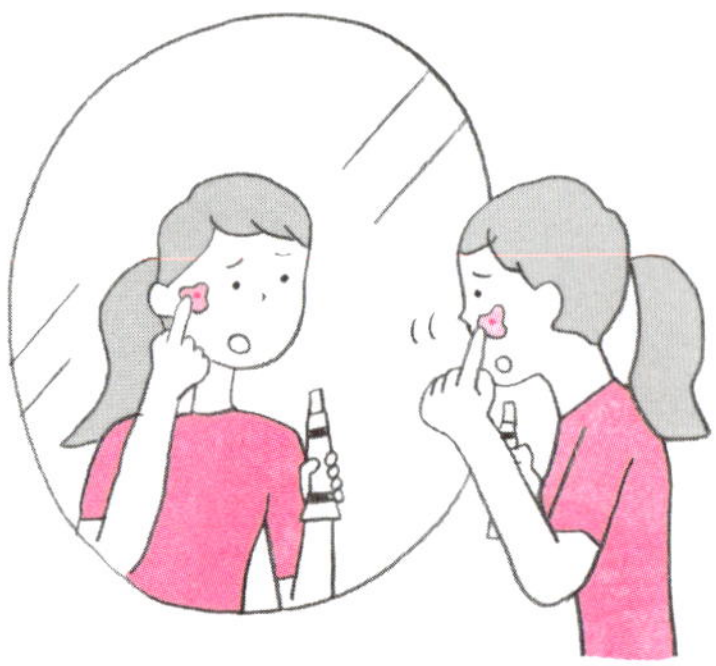

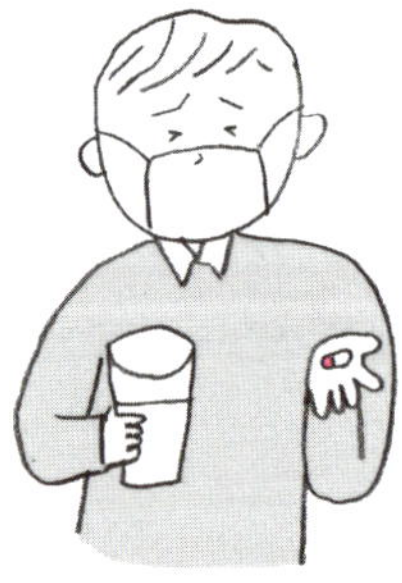

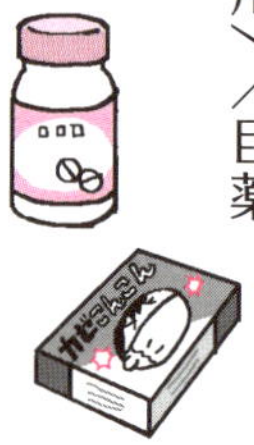
かぜさんさん

Part 1

食事や飲みもので、薬の効きめが変わる

毎日の食生活は、薬の効きめを大きく左右する。
食べものに含まれる酵素や栄養素が、おもな原因だ。
さらに、いつも晩酌をする人は薬が効きにくく、
ダイエット中の人は、危険な副作用が起こりやすい。

食べもの、飲みものが薬のはたらきに影響する

胃腸や肝臓で、成分どうしが影響しあう

薬と食品の危険な反応は、なぜ起こるのか。おもに3つの原因にわけられる（左図参照）。

食べものや
飲みものの成分が、
薬の吸収をじゃまする。
または吸収
されやすくする

→P14、18

食べものが原因で薬が無駄になる

薬を飲むときに、お茶やジュースで飲んだ経験は、誰しもあるはずだ。

水で飲むのが正しいと知っていても、「その程度で効きめは変わらないはず」と思ってしまう。

しかし薬の効きめは、私たちの想像以上に、食べものや飲みものに影響される。命にかかわる危険な副作用が起こることもあるし、効果が得られず、高額な薬が無駄になることもある。

その不調、じつは相互作用が原因だった

薬を毎日飲んでいるのに、症状が悪化している気がする。頭痛や便秘など、別の症状が気になる……。こんな悩みは、薬と食品の相性が原因かもしれない。

体調に異変を感じても、病気の症状なのか、飲み合わせによる副作用なのか、わかりにくいもの。そこで必要なのが、危険な飲み合わせに関する知識だ。

また、異変を感じたら、医師や薬剤師に相談することも大切。服薬前後に食べたものも、あわせて伝えるようにする。

薬を分解する
酵素が増える、
または減る

→P17、20

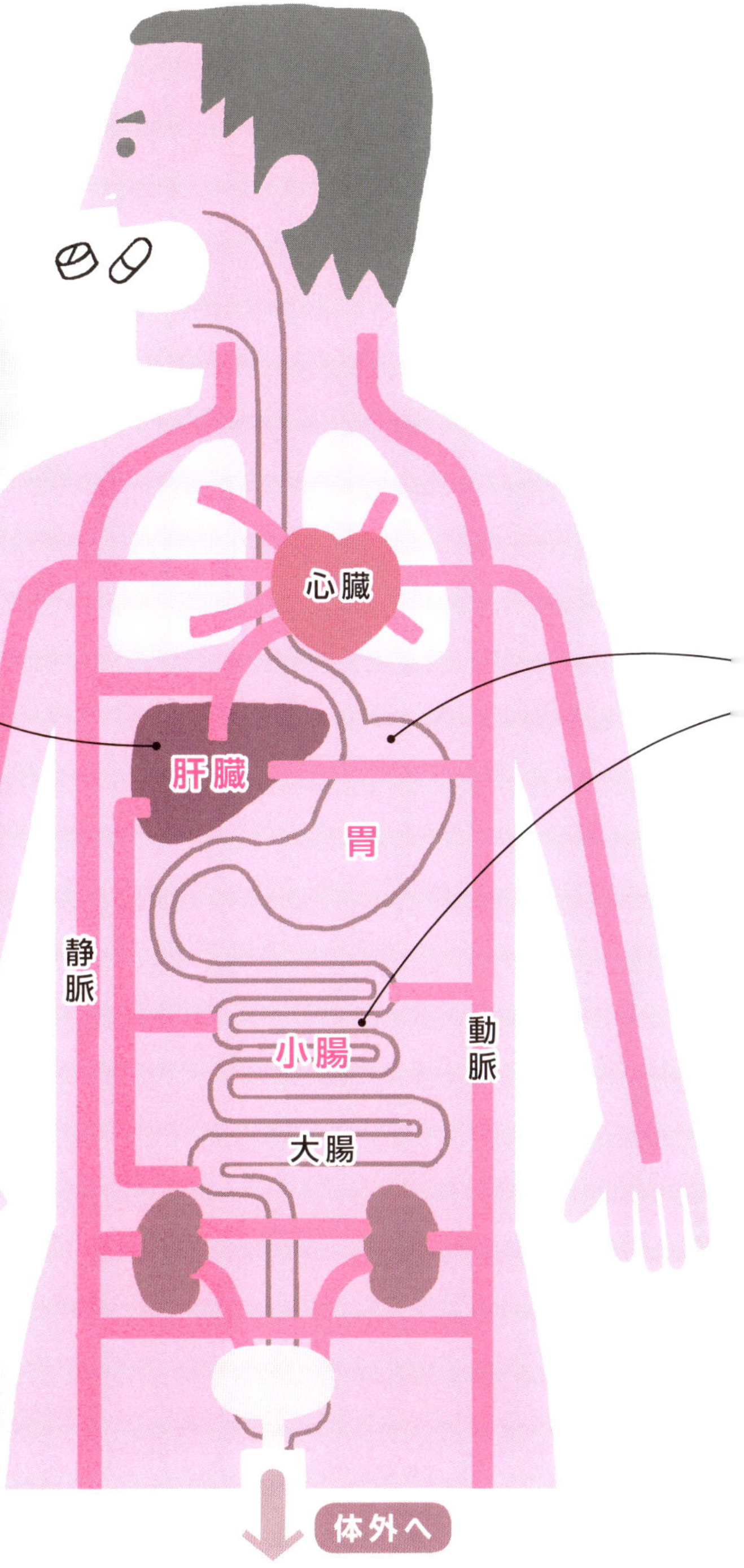

薬と似た成分や、
反対のはたらきを
もつ成分が混ざり、
効きめが変わる

→P16、19

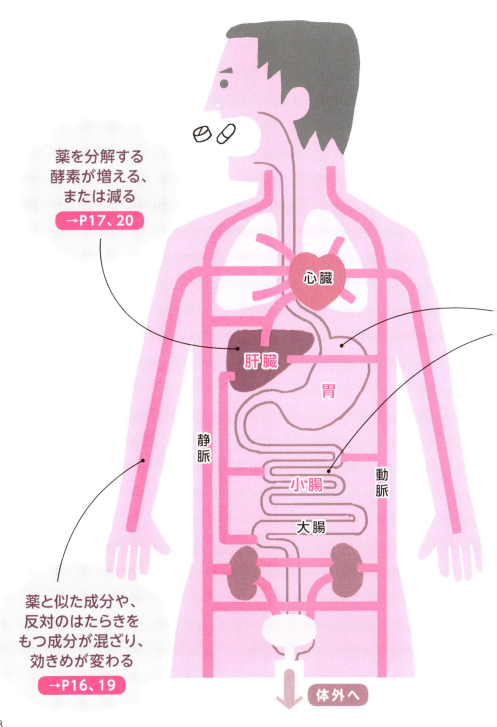

食べものが、薬の吸収をじゃまする

ミネラルや食物繊維が妨げとなる

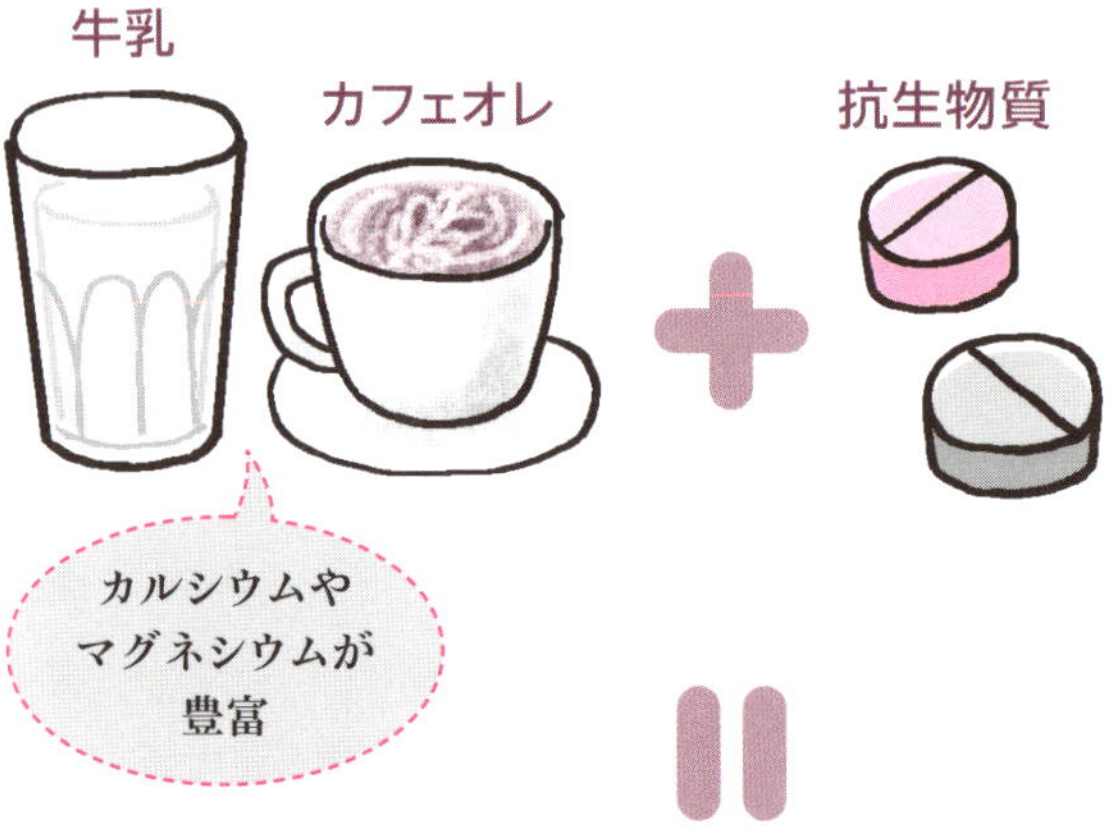
牛乳
カフェオレ
抗生物質
カルシウムや
マグネシウムが
豊富

I

成分どうしがくっつく

カルシウムやマグネシウムなどのミネラルが豊富な食品と、ミネラルと結合しやすい薬を同じ時間帯にとると、薬の効きめが下がる。

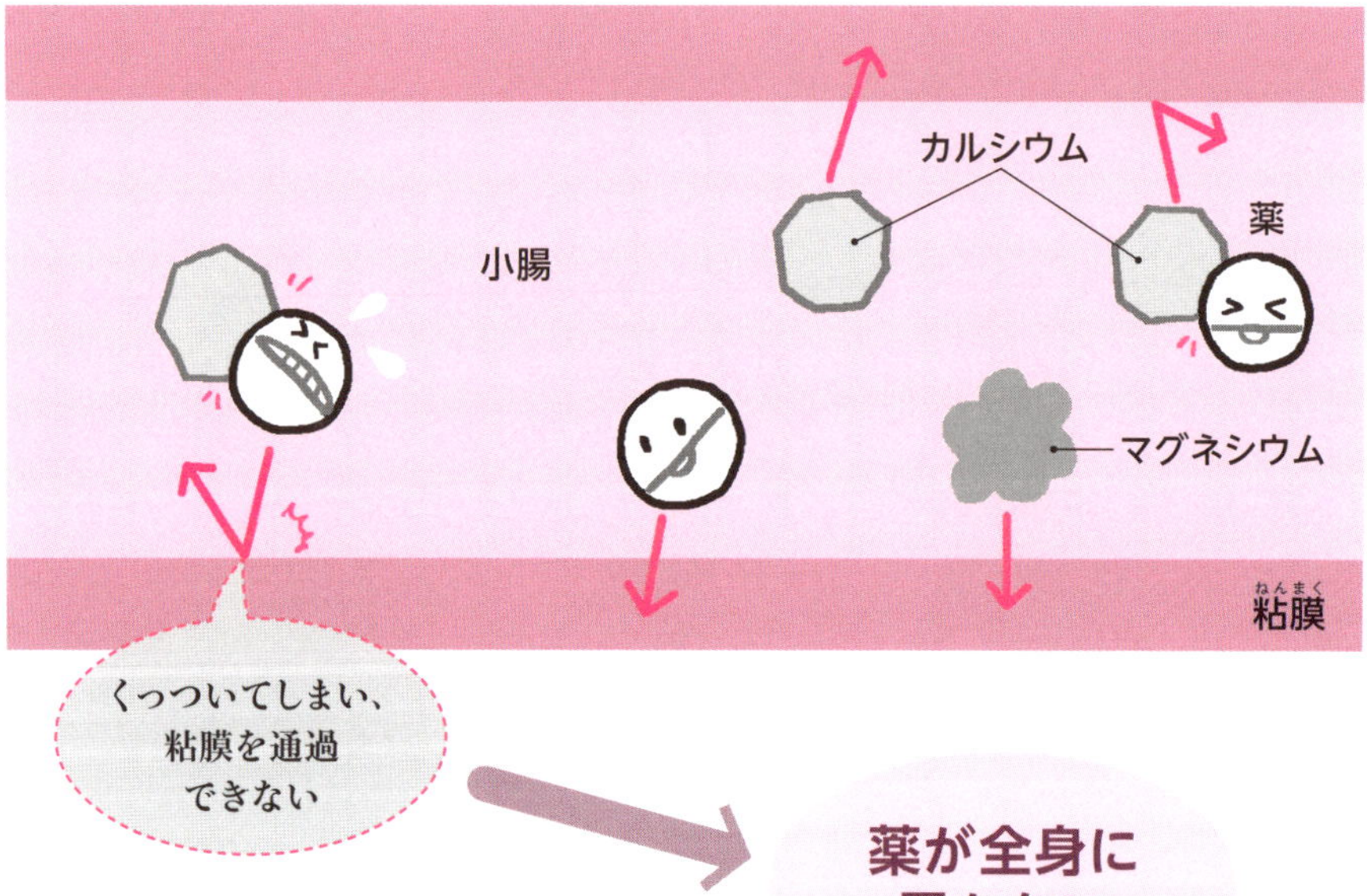

薬が全身に届かない

Ⅱ
食物繊維がじゃまをする

食物繊維の多い食品

- ごぼう
- さつまいも
- 海藻類
- おから
- 食物繊維入りトクホ

など

＋

薬

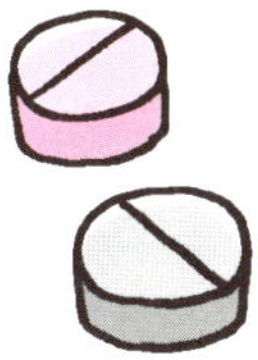

（心臓病の薬・ジゴキシンなど）

＝

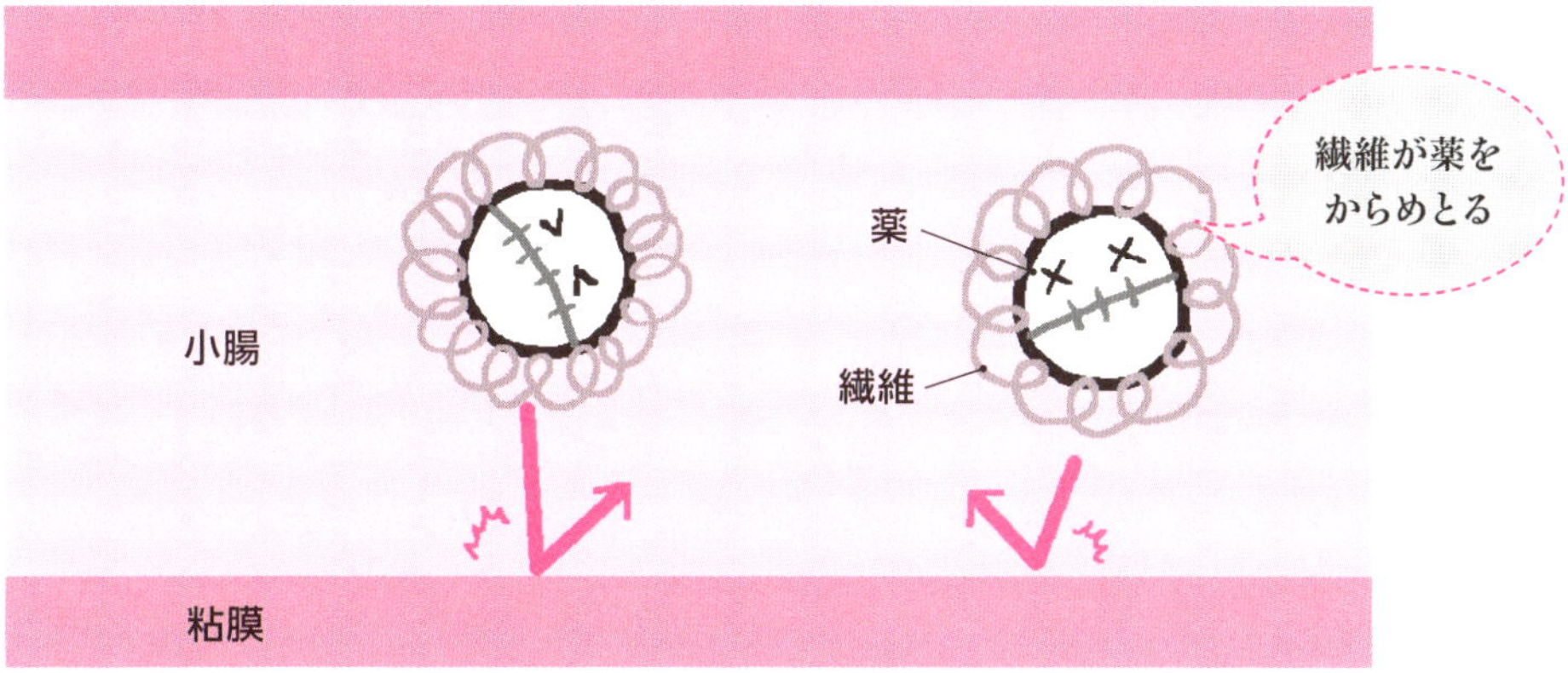

食物繊維が薬をからめとり、そのまま体外に排泄してしまう。

食品中のミネラルと薬がくっつく

薬の吸収が妨げられる例として多いものに、ミネラルとの結合がある。

薬のなかには、食品中のミネラルと結合しやすいものがある。

結合すると水にとけにくくなり、小腸の粘膜《ねんまく》を通過できない。すると血液中にとりこまれず、効きめを発揮できなくなる。

食物繊維が薬をからめとる

食物繊維も、薬の効きめに影響しやすい。不要物を外に出すというプラスの作用が、薬にはマイナスにはたらく。

薬の成分が食物繊維とからまって、便とともに排泄《はいせつ》されてしまう。

成分どうしで、効果を打ち消し合う

薬と反対の作用をもつ食品もある

反対の作用の代表例。カフェインには脳を興奮させる作用があり、睡眠薬には脳の興奮をしずめる作用がある。いっしょにとると、薬が効きにくくなる。

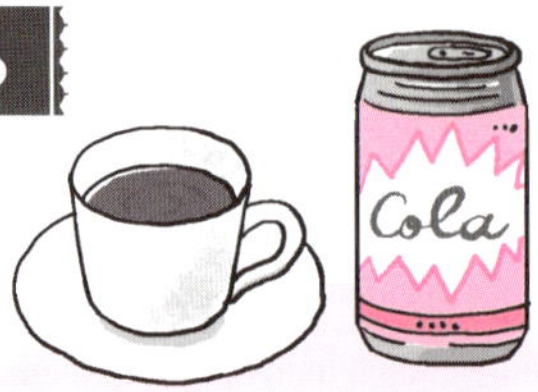

カフェインを
多く含む飲みもの

薬の効果が
打ち消され、
眠りにつきにくい

睡眠薬

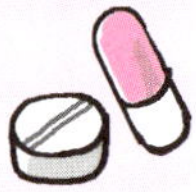

反対の作用をもつ成分が互いの効果を打ち消す

食品には、糖質やたんぱく質などの基本の栄養素以外に、ビタミンやミネラルなどの微量栄養素、その他の微量成分が含まれている。微量栄養素や微量成分の役割が、薬の効きめと反対の場合、薬の効果が打ち消されてしまう。

健康によい食品にも落とし穴がある

最近は、食品に関する健康情報があふれている。たとえば、納豆の血液サラサラ効果だ。納豆が血液をサラサラにするのは確かだが、血液をサラサラにする薬の効果を弱める作用もある（→P52～）。

健康によいといわれる食品でも、治療の妨げとなることがあり、注意が必要だ。

薬の効果をなくす酵素が増える

薬の服用前後に、酵素の活性を高める食品をとると、薬が代謝されて効きにくくなる。

酵素が薬を不活化する

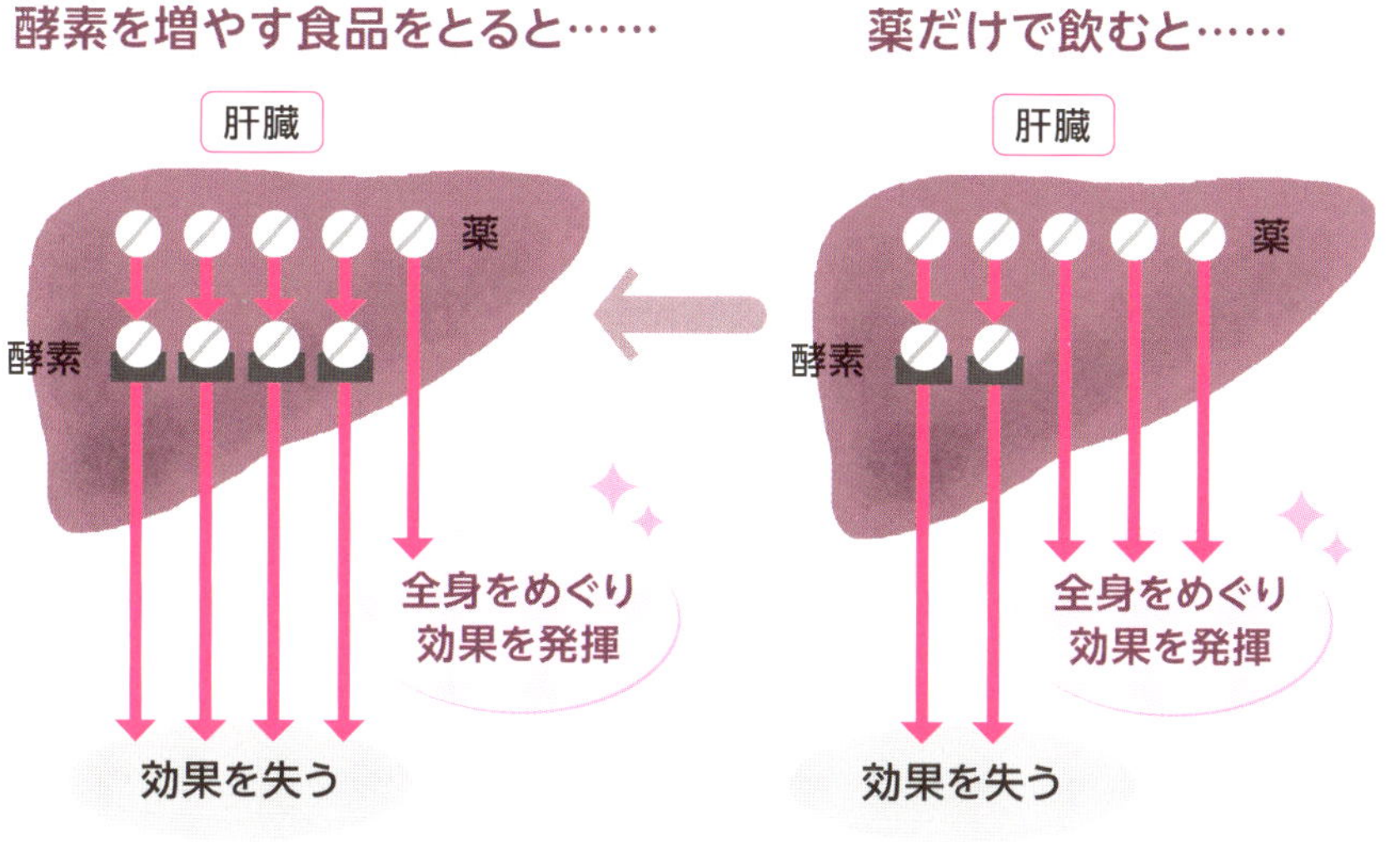

薬の成分は肝臓の酵素で分解される

小腸から肝臓に入った薬は、肝臓内の酵素で代謝《たいしゃ》される。代謝された薬は使いものにならなくなり、代謝されなかった一部の薬だけが、体内で効果を発揮する。代謝酵素の代表は、シトクロムＰ４５０（ＣＹＰ《シップ》）とよばれる酵素群。現在わかっているだけで57種類もの酵素がある。

酵素が元気になると薬の効きめが落ちる

食品に含まれる成分が、ＣＹＰの量を増やすことがある。ＣＹＰのはたらきを活発にし、薬の効果を弱めてしまう。

薬との相性が明確になっている食品は、一部にすぎない。飲み合わせにより、思いがけない現象が起こることもある。

食べものが、薬の吸収をよくする

脂溶性の薬は脂とくっつく

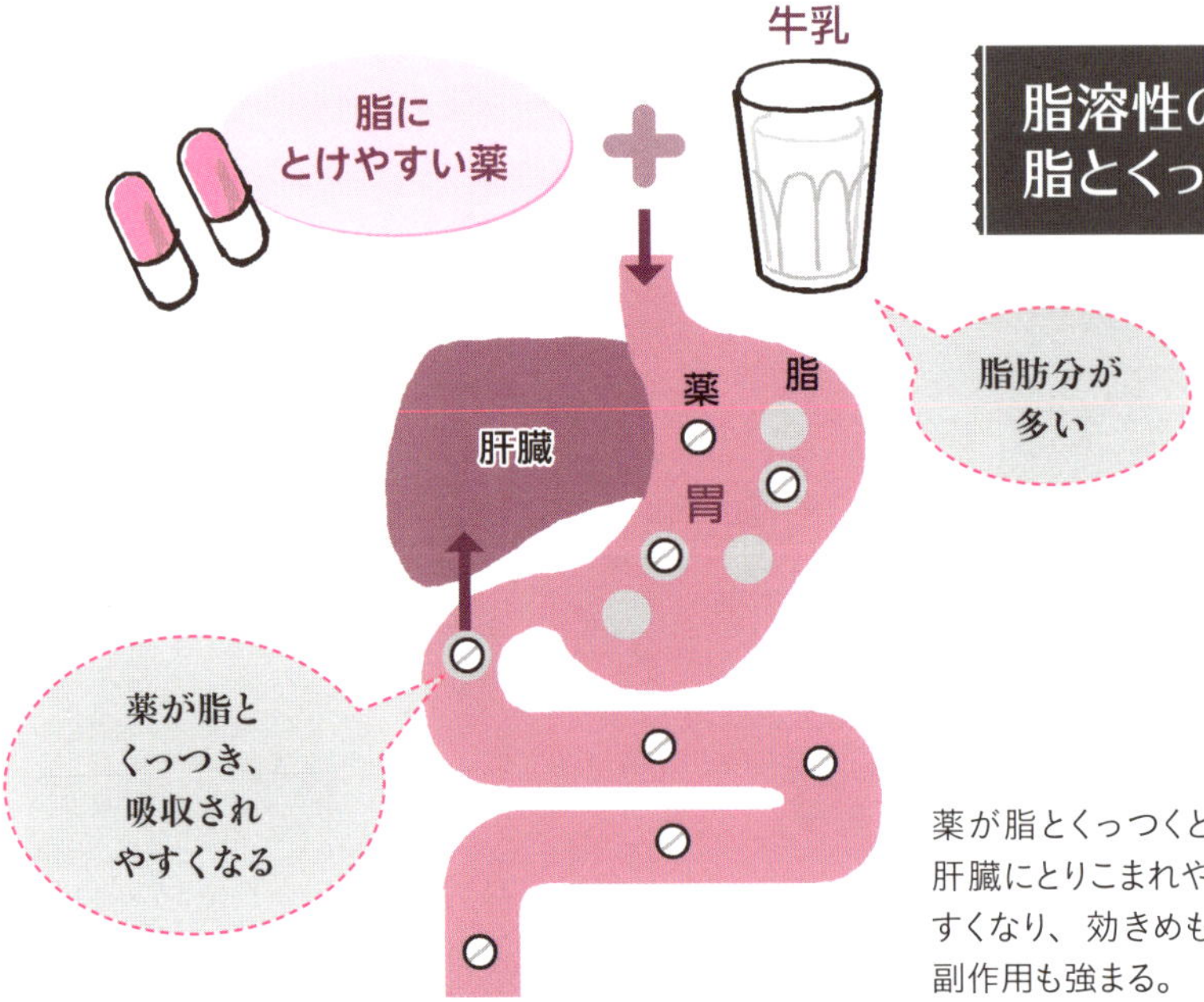

薬が脂とくっつくと、肝臓にとりこまれやすくなり、効きめも副作用も強まる。

食べものと薬がくっついて薬の吸収がよくなる

脂肪分の多い食品との組み合わせで、薬の吸収がよくなり、効きめも副作用も強まることがある。脂溶性医薬品といって、脂にとけやすい薬で起こる現象だ。

胃が荒れるのを防ぐために、薬を牛乳で飲む人もいるが、脂溶性医薬品の場合は適さない。牛乳に含まれる乳脂肪によって、薬の血中濃度が上がってしまう。

薬が吸収されすぎると副作用も強くなる

薬の用量は、水で飲んだ場合の血中濃度をもとに、効果と安全性のバランスをみて決められている。牛乳などの飲みもので飲むと、本来はあってはならないような、致死的な副作用が起こりかねない。

同じ作用の成分どうしで、効果が強まる

薬に似た作用をもつ食品に注意

たまねぎやにんにくの血液サラサラ効果が、薬の作用を増強。ケガをしたときに出血が止まらず、命を落とす危険もある。

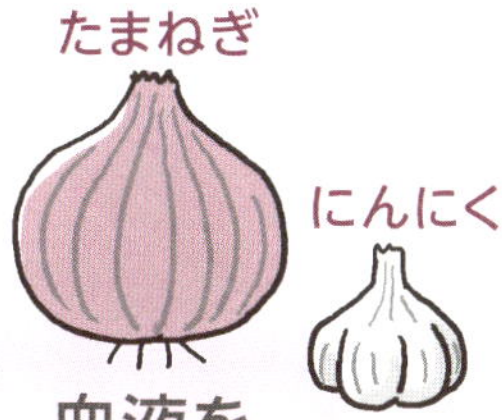

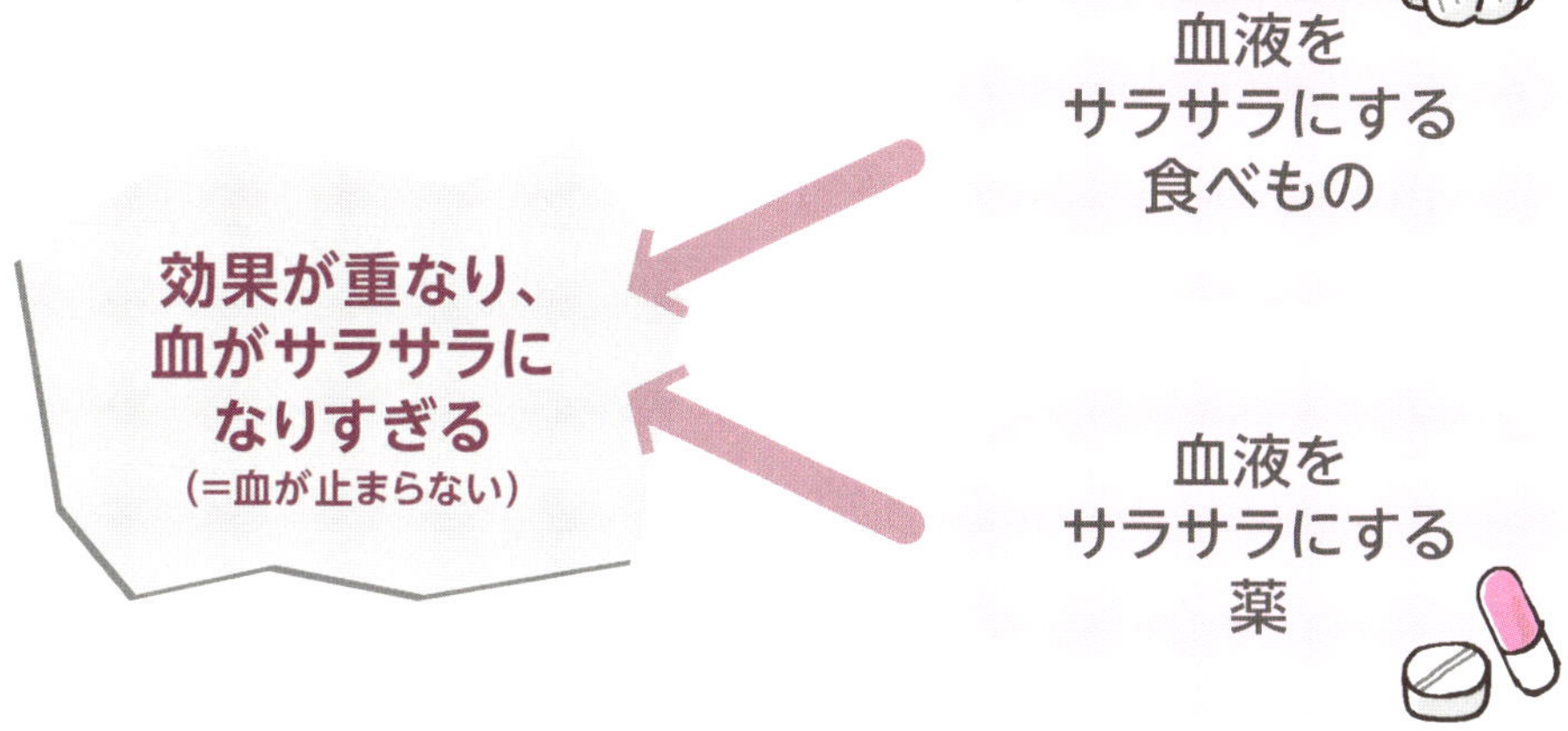

薬と似た作用をもつ食べものもある

「たまねぎで、血液がサラサラになる」という話を覚えているだろうか。健康番組での特集が話題となり、たまねぎブームがしばらく続いた。実際に、生たまねぎには、血小板《けっしょうばん》の凝集を防ぐ作用がある。

少量なら食べていいが食べすぎは危険

このような作用が、薬の効果を強めることがある。たとえば、血液をサラサラにする抗血栓薬の服用中に、たまねぎを大量に食べると、血がサラサラになりすぎる(→P46)。すると、指先を軽く切った程度でも、出血が止まらなくなる。

薬の服用中に、薬と似た作用をもつ食品をとるときは、少量にとどめよう。

薬を分解する酵素が減る

食品の影響で酵素のはたらきが弱まり、薬が効きすぎることもある。

食品の影響で代謝されにくくなる

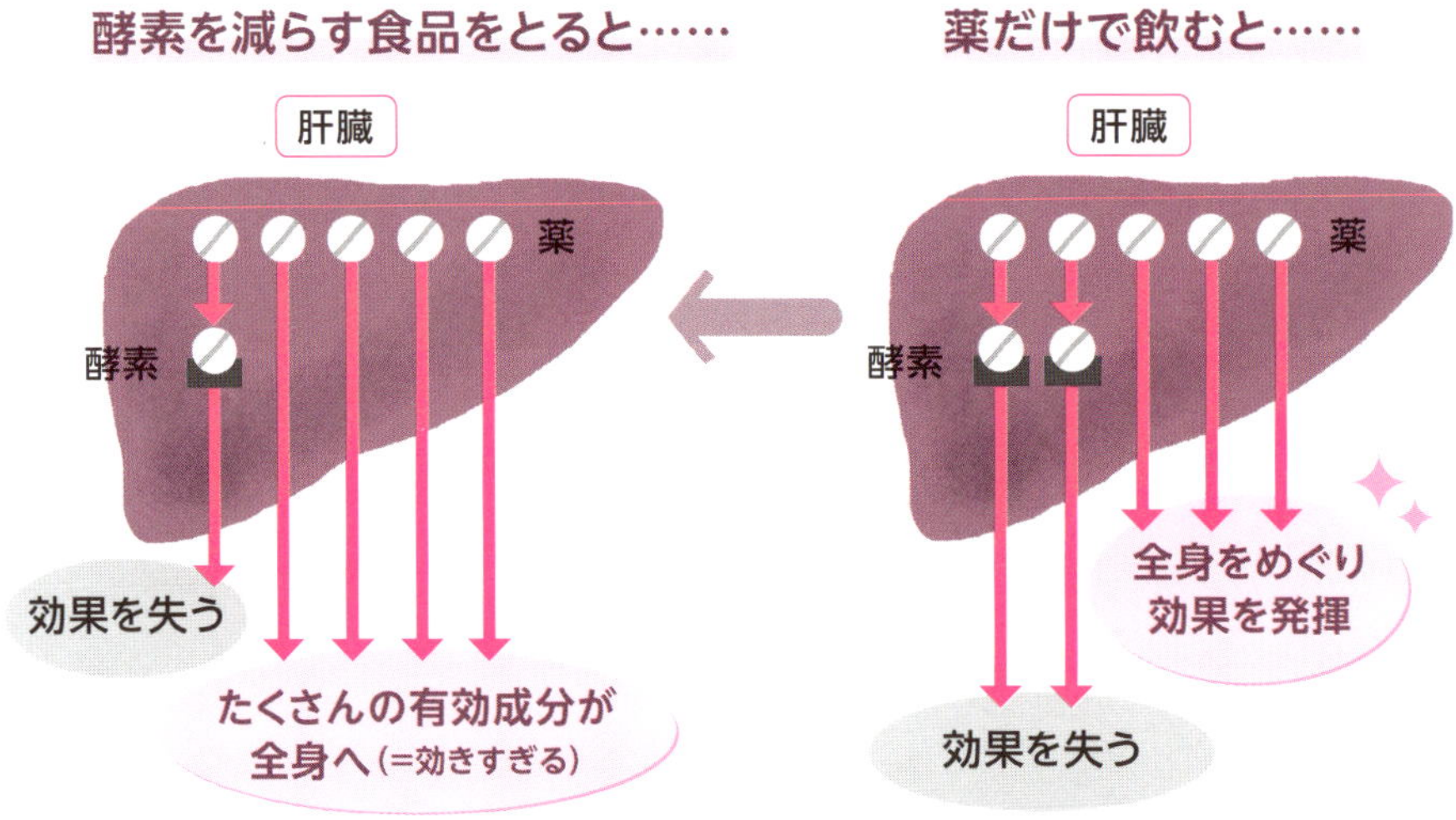

酵素が減ると薬が必要以上に効く

肝臓内の酵素に作用し、薬の代謝《たいしゃ》をじゃまする食品もある。同時にとると、必要量の何倍もの薬が全身をめぐる。

量が増えたからといって、治療効果が高まるとは限らない。効果はそのままで、副作用だけが強まることも多い。

薬どうしで酵素を奪い合うことも

酵素の影響は、薬と食品だけではない。

2種類以上の薬を飲むときは、相性を考えないと危険な副作用をまねく。

たとえば、同じ酵素で代謝される薬を一度に飲むと、肝臓内で酵素の奪い合いが起こる。勝負に負けた薬は大量に全身をめぐり、副作用をまねくおそれがある。

Column

アルコールの分解力と同様に、薬の効きめも酵素で決まる

友人や家族から「すごく効くよ」といわれて飲んだ薬が、まるで効かないことがある。あるいは、99人の人にとっては安全なのに、自分にだけ副作用が起こることもある。効果や副作用のあらわれかたは、一人ひとり違う。

アルコールの分解力に個人差があるのは、知っての通り。肝臓でアルコールを代謝する、酵素の量が異なるからだ。

薬の効きめの個人差も同じ。代謝酵素が多いか少ないかによって、反応の出かたが異なるのである。

酵素の量には個人差がある

酵素の量が多い人

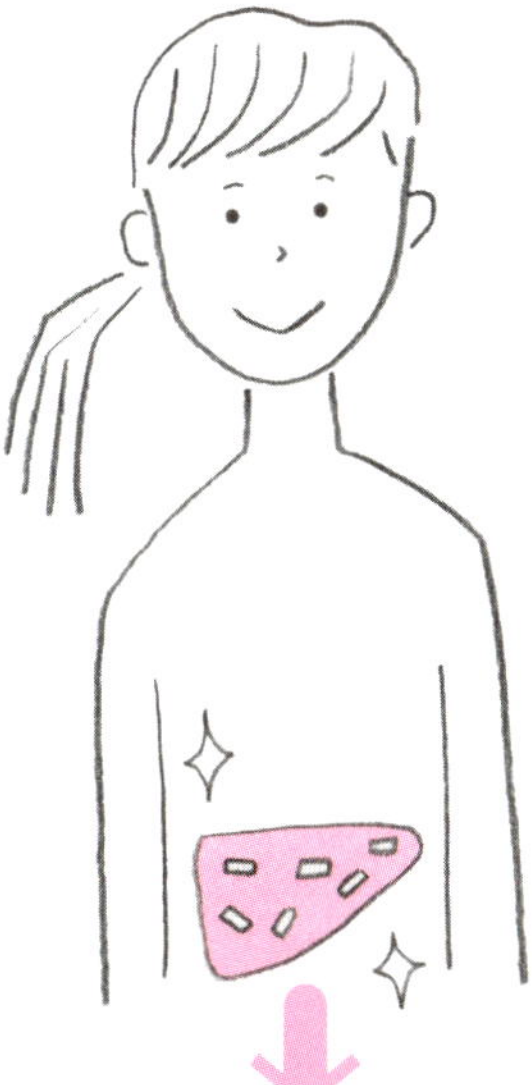

薬が効きにくい

酵素の量が多い人の体内では、薬の多くが代謝され、効きめを発揮しにくい。

酵素の量が少ない人

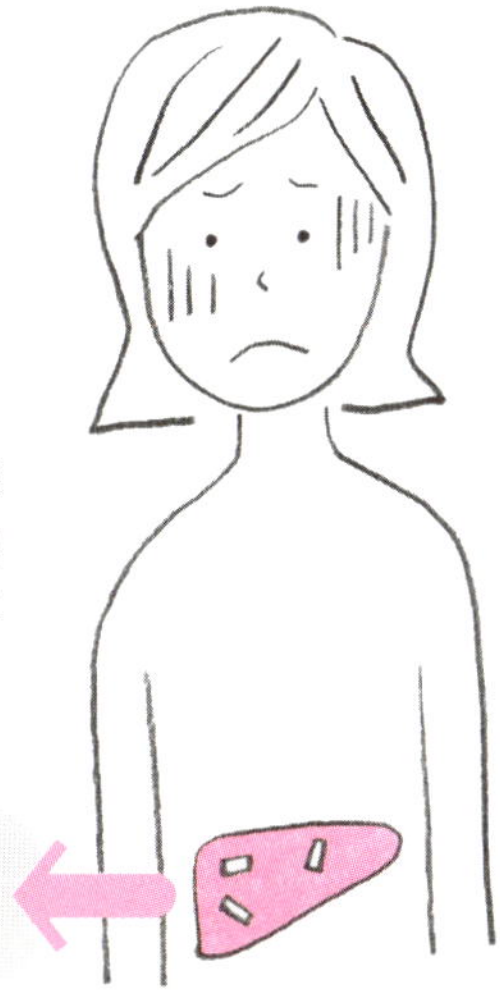

薬が効きすぎて、副作用が出ることも

酵素が少ない人では、薬の血中濃度が上がり、効きすぎによる副作用が起こることもある。

漢方薬やサプリにも、危険がある

サプリ服用者の3人に1人が副作用を経験

サプリメント服用者710人を対象に、アメリカでおこなわれた調査。サプリメントと薬の相互作用、および副作用の経験について尋ねた。

薬とサプリの飲み合わせによる副作用は？

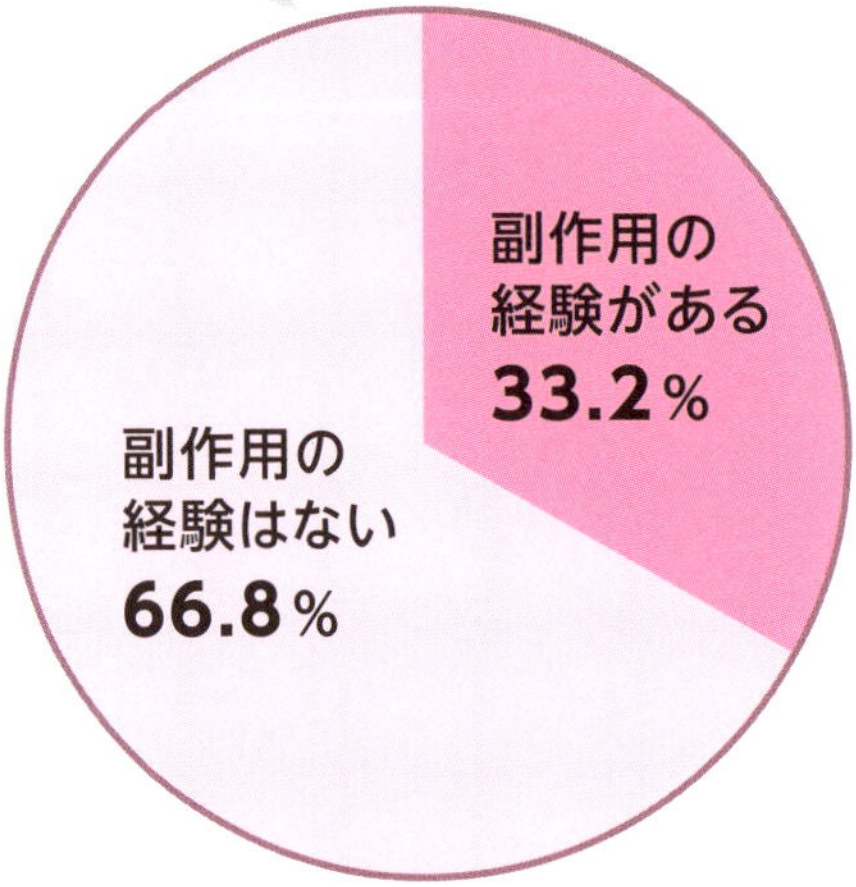

3人に1人の割合で、サプリメントと薬の飲み合わせによる副作用が起こっていた。複数の副作用を経験した人もいる。

副作用の程度は？

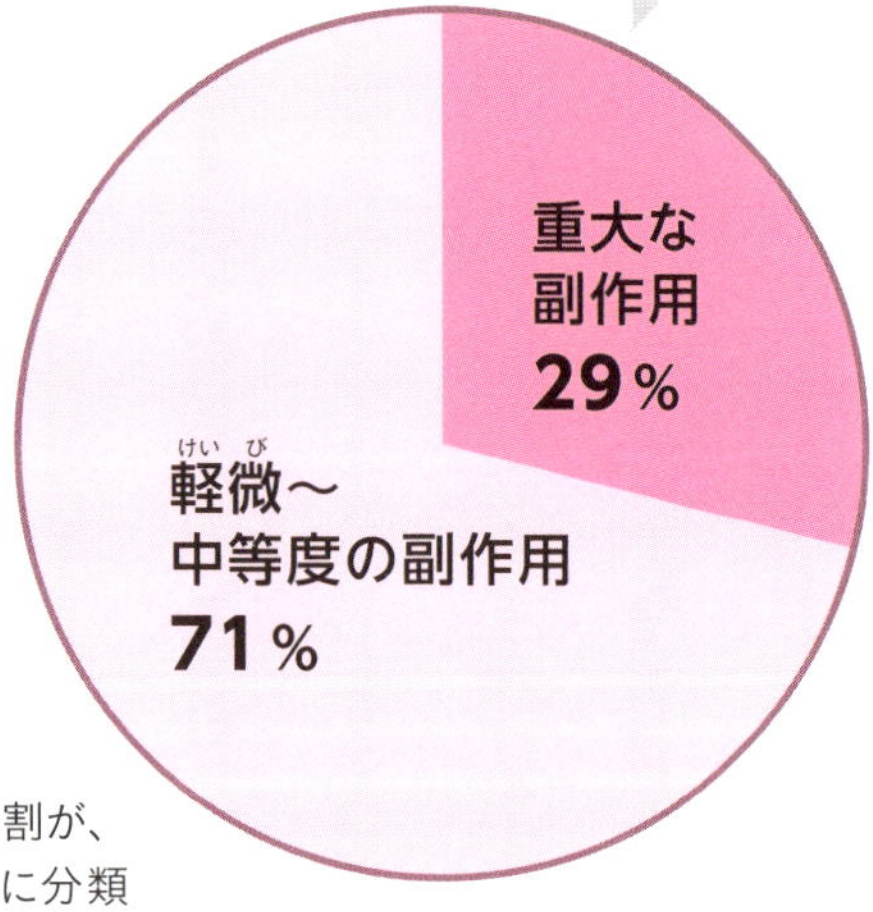

上記の副作用のうち約3割が、臨床的に重大な副作用に分類された。つまり治療の必要がある、危険な副作用だ。

グラフ出典：「American Journal of Medicine」vol.121（3),「Potential for interactions between dietary supplements and prescription medications.」Sood A, Sood R, Brinker FJ, Mann R, Loehrer LL, Wahner-Roedler DL.

漢方薬なら、ほかの成分と組み合わせても平気？

×西洋薬といっしょに飲む

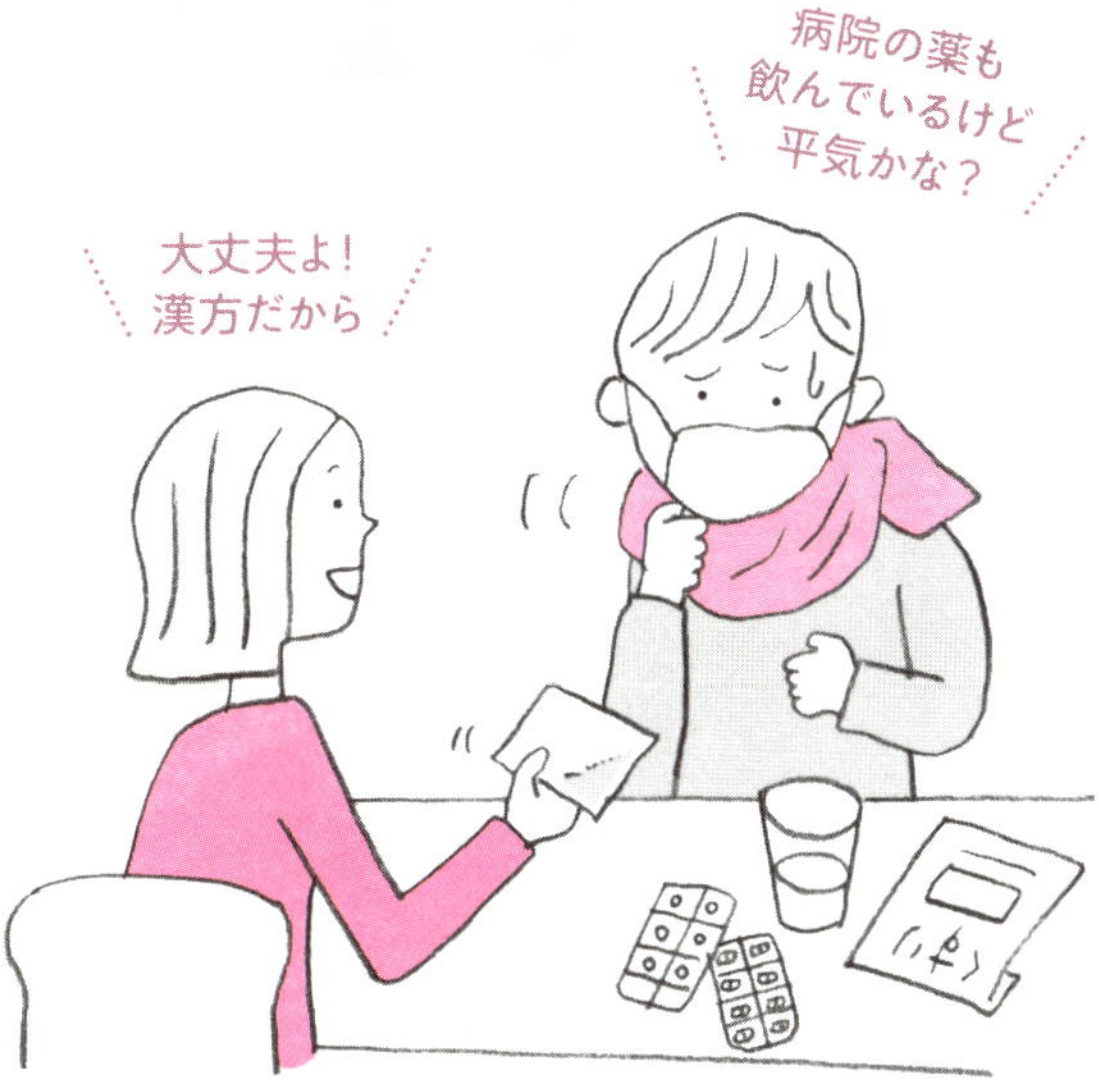
病院の薬も飲んでいるけど平気かな？
大丈夫よ！漢方だから

漢方薬と西洋薬には、似た成分が入っていることも多く、いっしょに飲むと危険。

×ドリンク剤といっしょに飲む

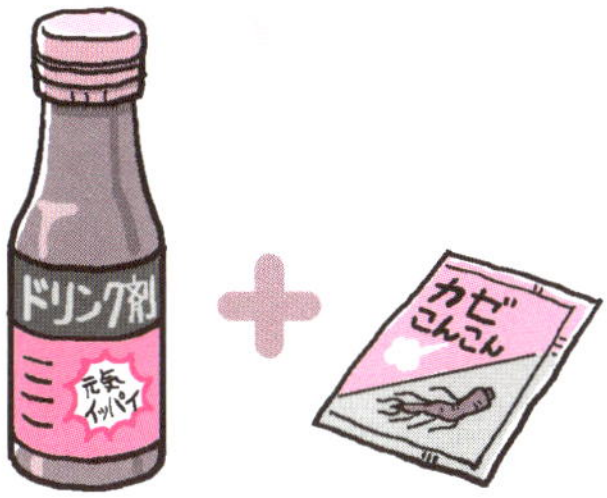

ドリンク剤に含まれる漢方エキスやビタミン、カフェイン類も、薬と相性が悪い場合がある。

天然成分でも危険な副作用はある

「漢方薬は、副作用もないし安全だよ」という人がいる。漢方薬に対する誤解だ。体に対する危険度は、人工の成分か、天然成分かで決まるわけではない。工場でつくられる西洋薬も、多くは自然界で発見された物質である。

実際に、西洋薬と漢方薬を同時に飲んで、副作用に悩まされる例は少なくない。

食べもの、飲みものとの相性に注意する

漢方薬にも、食品との危険な組み合わせがある。漢方エキスを含む栄養ドリンクや、ハーブ系のサプリメントも同様だ。

どんな成分も、飲みかたしだいで毒になることを覚えておこう。

ダイエット中は、効きすぎに注意

栄養状態によって効きめが変わる

血液中に入った薬の多くはたんぱく質とくっついて、効きめを失う。しかし栄養失調状態でたんぱく質が不足すると、大量の薬が患部に届く。

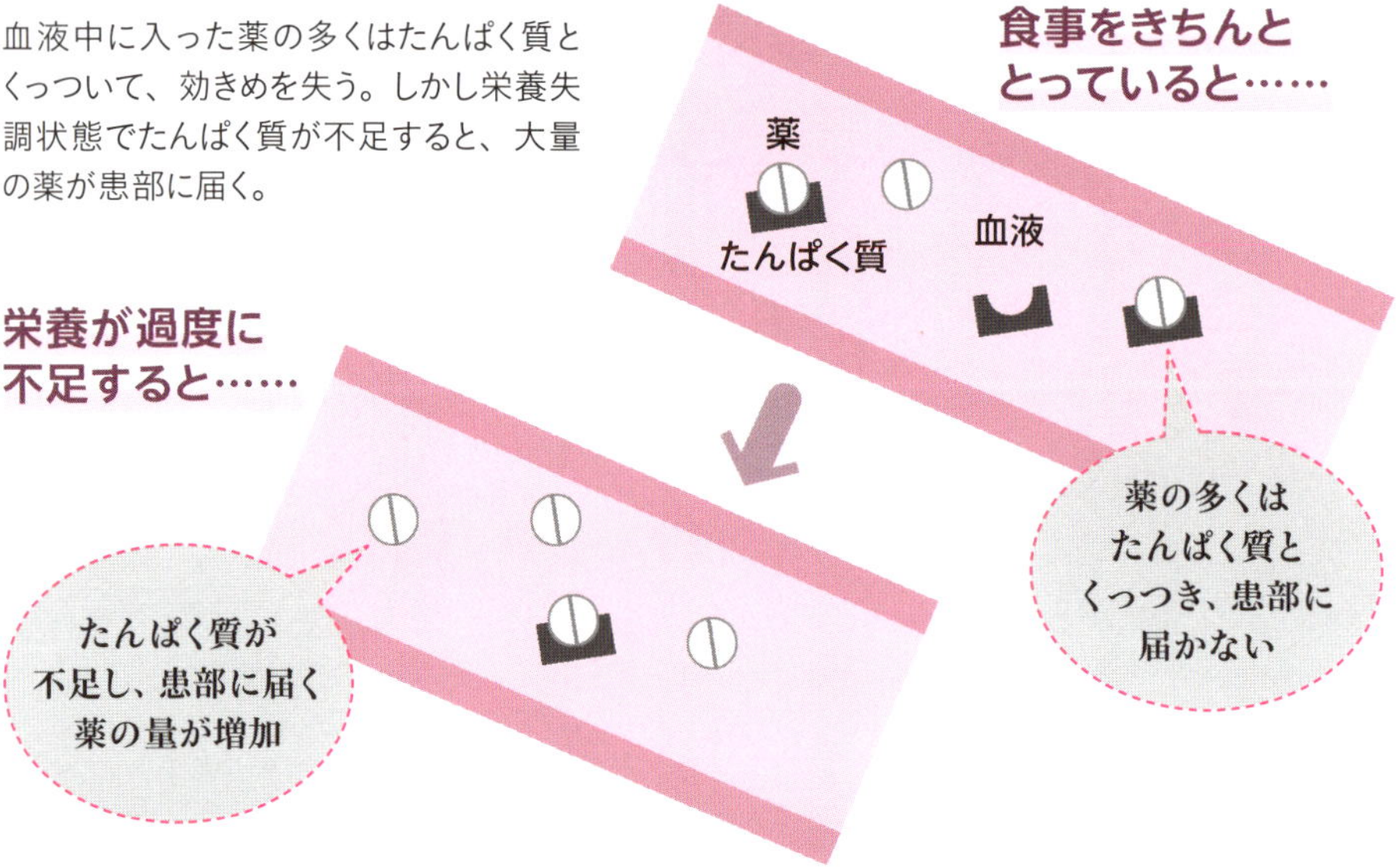
食事をきちんと
とっていると……
薬
たんぱく質
血液
薬の多くは
たんぱく質と
くっつき、患部に
届かない
栄養が過度に
不足すると……
たんぱく質が
不足し、患部に届く
薬の量が増加

食事を抜いていると薬が吸収されすぎる

口から胃腸に入った薬は、血液にのって体内をめぐる。

一部は血液中のたんぱく質とくっついて、効きめを失う。「結合型」とよばれる状態だ。一方、たんぱく質と結合しなかった薬は「遊離型」といい、患部で効果を発揮する。つまり血液中のたんぱく質の量が、薬の効きめに影響する。

体が栄養失調状態になると、血液中のたんぱく質の量が減る。すると遊離型の薬が増えて、薬が効きすぎたり、危険な副作用をまねくことがある。

災害などにあい、食事が十分にとれないときは、薬が効きすぎることが多い。極端なダイエットをしている人も同じで、危険な副作用をまねきかねない。

食事の量で、効き始める時間も変わる

食事量が極端に少ない人、食事を抜きがちな人は、薬が胃をすばやく通過し、吸収されやすい。

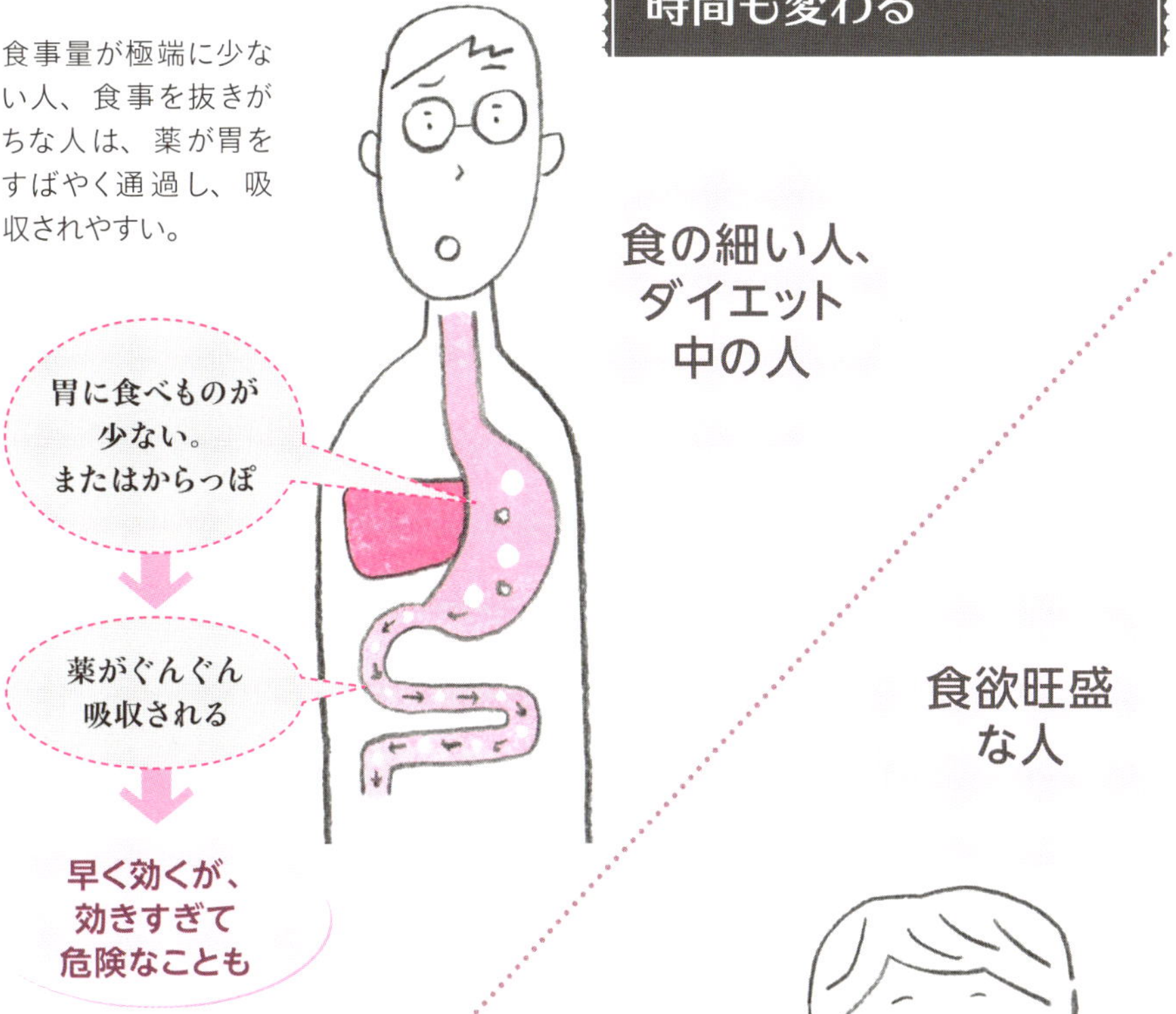
食の細い人、ダイエット中の人
胃に食べものが少ない。またはからっぽ
薬がぐんぐん吸収される
早く効くが、効きすぎて危険なことも

1食あたりの食事量が多い人、間食が多い人は、胃のなかの内容物にじゃまされて、薬の吸収に時間がかかる。

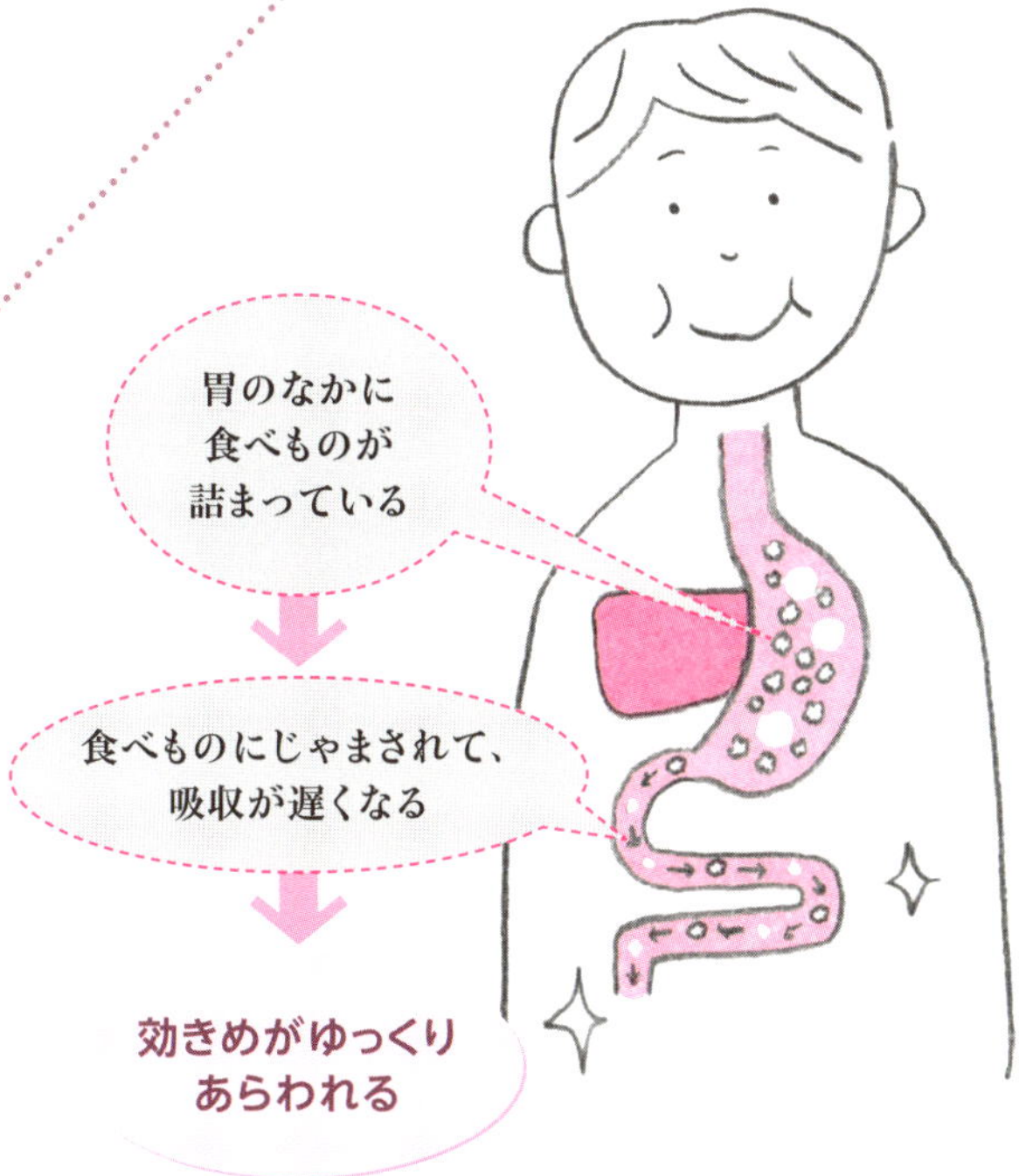
食欲旺盛な人
胃のなかに食べものが詰まっている
食べものにじゃまされて、吸収が遅くなる
効きめがゆっくりあらわれる

相性のよくない食品は、時間をあける

2時間以上あけて胃腸での相互作用を避ける

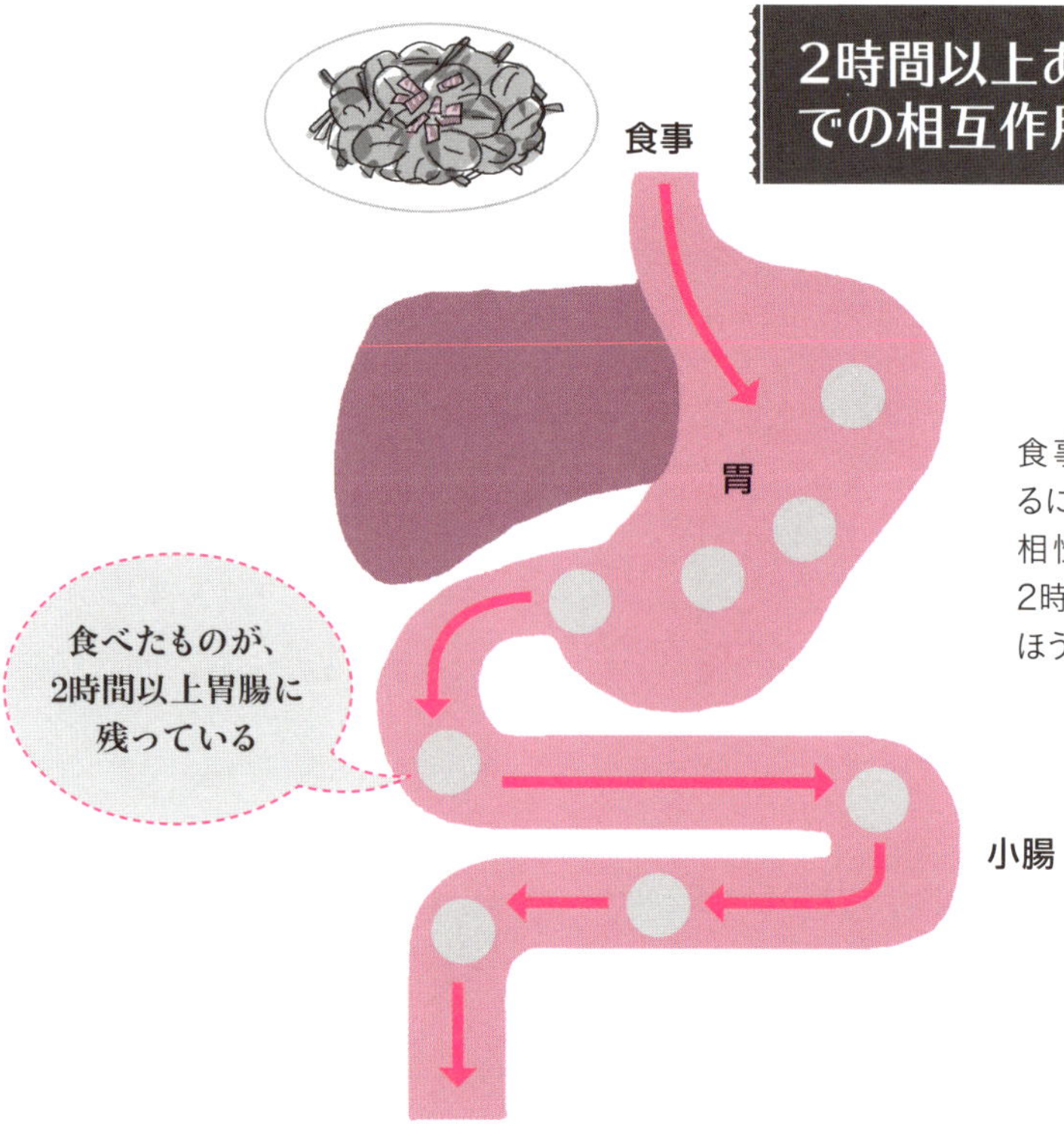

食事が胃腸で消化されるには、2時間はかかる。相性の悪い食品と薬は、2時間以上あけてとったほうがいい。

胃腸に長くとどまりやすいメニュー

右のように脂っぽいメニューを食べた後は、2時間程度では消化しきれないことが多い。薬と相性が悪いものは、長めに時間をあける。

肉・魚

- 焼肉
- すき焼き
- ステーキ
- トンカツ
- 唐揚げ
- 脂ののった青魚

など

主食

- ラーメン
- カツ丼
- 天丼
- うな重
- 天ぷらそば／うどん
- スパゲッティカルボナーラ

など

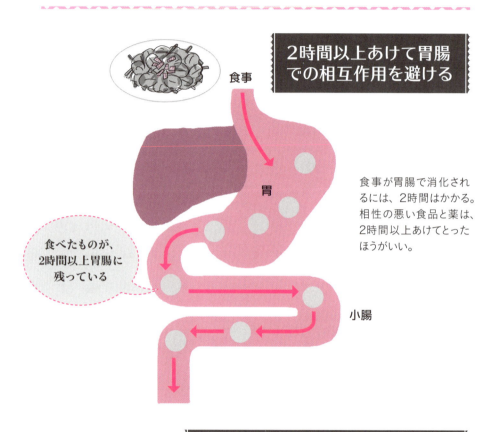

食品の影響が数日間続く場合もある

グレープフルーツジュースは肝臓の代謝《たいしゃ》酵素を減らし、薬の効きめを強める(→P60〜)。ジュースの服用後3日間、影響が続いていたという報告もある。

グレープフルーツジュース服用後の酵素活性

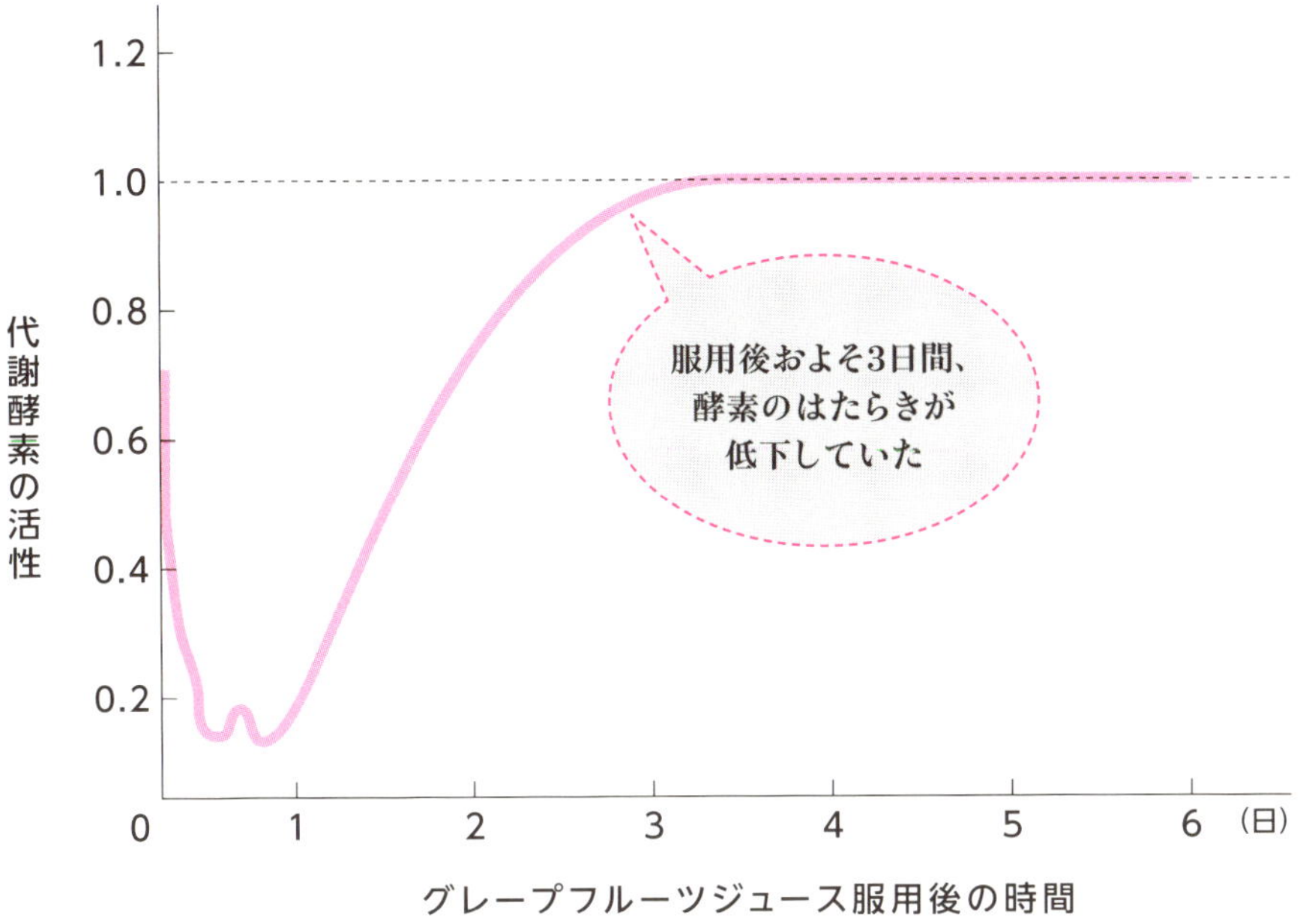

1日3回の薬は、2時間あければ安心

薬と相性の悪い食品を口にするときは、時間をあける。成分どうしが胃腸で接するのを防ぐためだ。ただし体内にとどまる時間の長さは、薬によって異なる。

一般論としては、1日3回服用の薬は、体内にとどまる時間が短い。2時間以上あけて口にすれば、安心と考えられる。

長く効くタイプの薬は時間をずらしても危険

一方、時間をあけても、飲み合わせが避けられない食品もある。とくに肝臓の酵素に影響する食品では、注意が必要だ。

どのくらい時間をあければよいか、はっきりしないものも多い。まずは医師や薬剤師に相談しよう。

グラフ出典：『British Journal of Clinical Pharmacology』vol.49（1),「Pharmacokinetic analysis of felodipine-grapefruit juice interaction based on an irreversible enzyme inhibition model」Hitomi Takanaga, Ayako Ohnishi, Hirotami Matsuo, Hideyasu Murakami, Hiroko Sata, Ken Kuroda, Akinori Urae, Shun Higuchi, and Yasufumi Sawada

飲み薬以外なら、何を食べても平気？

外用薬、注射は胃や肝臓を通らない

貼り薬、注射、坐薬は、胃や肝臓を通らないため、食事の影響を受けにくい。
ただし一部には、血液中で相互作用が起こるものもある。

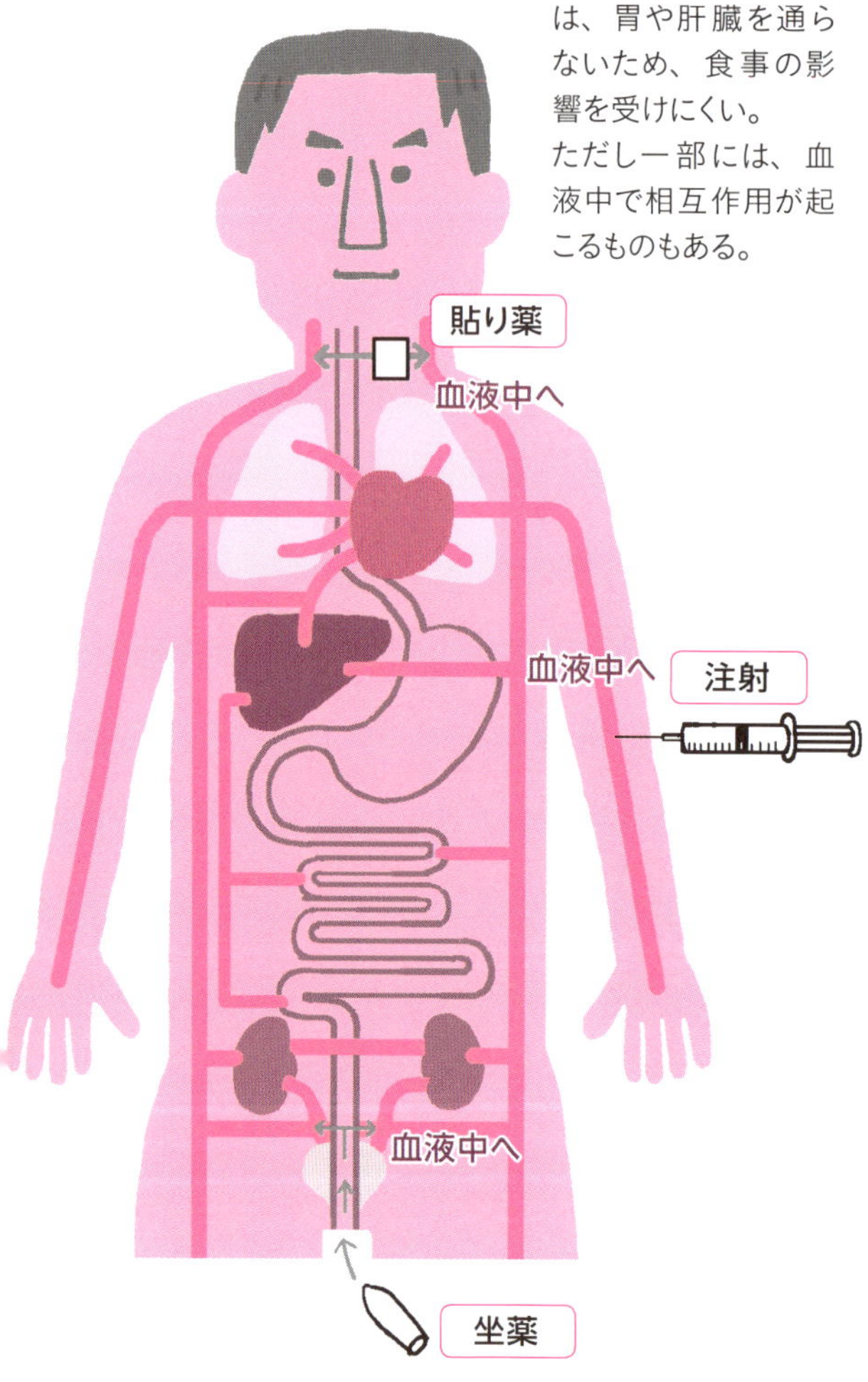

胃や肝臓を通らない薬は相互作用が起こりにくい

外用薬のうち、塗り薬、鼻炎用スプレーなどは、食事の影響を受けない。胃や肝臓で、成分どうしが接触しないからだ。ただし、貼り薬や注射、坐薬の一部は、血液中で成分どうしが反応しあい、副作用が起こることがある。

たとえば、心臓病の薬のテープ剤。テープを貼った状態でお酒を飲むと、危険な副作用につながる(→P89)。

食事と同じ時間帯に使う場合は、念のため、主治医や薬剤師に確認しておこう。

タバコやアルコールで、効きめが弱まる

喫煙者の肝臓は、タバコの成分を代謝するために、
酵素が増えている。薬が効きにくい体といえる。

喫煙者の肝臓には酵素がいっぱい

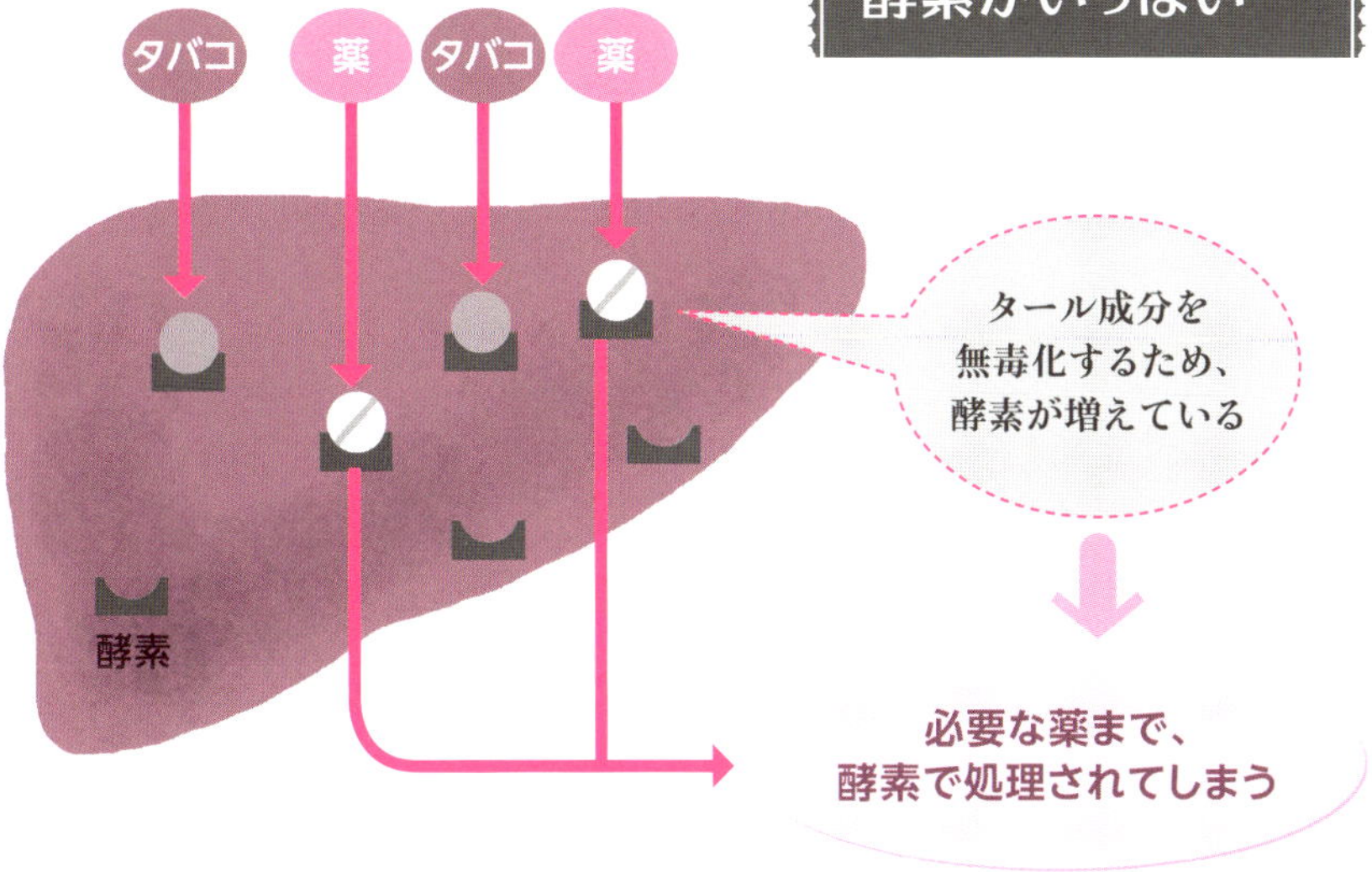

喫煙すると効きにくくなり、禁煙すると効きやすくなる

タバコを吸う人は、薬が効きにくい。

タバコのタール成分には、肝臓の代謝《たいしゃ》酵素を増やす物質が含まれているからだ。薬が代謝されやすいため、用量を増やすこともある。

禁煙した場合にも注意が必要だ。禁煙の影響で酵素が激減し、薬が効きすぎたり、危険な副作用が起きたりする。

毎日飲んでいる薬がある人は、医師や薬剤師に相談しながら禁煙しよう。

アルコールをよく飲む人も、酵素が増えているため、薬が効きにくい。反対に、深酒のせいで薬が効きすぎることもあり、その影響は複雑だ(→P87)。

脳への作用も心配だ。薬との相乗効果で、意識が鈍る危険もある(→P80)。

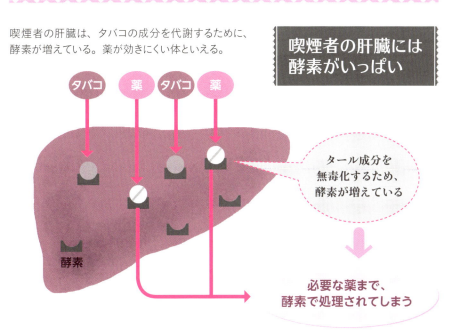

Column

薬の名前は正確に伝えよう

「パブロンエースＡＸ錠」と「パブロンＳα錠」は成分が違う

医療機関で問診を受けるときには、いま飲んでいる薬の名前を聞かれる。危険な飲み合わせを避けるためだ。

薬の名前を伝えるときは、正確さが肝心。名称の微妙な違いで、含有《がんゆう》成分が異なるためである。

かぜ薬の「パブロン」を例に、成分の違いをみてみよう。

「パブロンエースＡＸ錠」はイブプロフェンが主成分だが、「パブロンＳα錠」はアセトアミノフェンが主成分だ。

「パブロンエースＡＸ錠」には、たんを出す成分として「アンブロキソール塩酸塩《えんさんえん》」が含まれているが、「パブロンＳα錠」には「ブロムヘキシン塩酸塩」が含まれている。

商品名を覚えておけば間違いない

薬の名前は覚えにくい。しかも名前はひとつではなく、3つもある。成分の化学構造をあらわす「化学名」、カタカナの成分名称である「一般名」、製薬会社が命名した「商品名」である。解熱鎮痛薬の「ロキソニン」の場合、次のようになる。

1 化学名

Monosodium 2-{4-[(2-oxocyclopentyl)methyl]phenyl} propanoate dihydrate

2 一般名

ロキソプロフェンナトリウム水和物

3 商品名　ロキソニン

商品名は薬のシートなどに印字されていて、誰にでもわかる。危険な飲み合わせを防ぐには、商品名を覚えておくのが確実だ。

Part 2

肉や魚、野菜。食品との相性に注意

薬は、「食後に服用」と指示されることが多い。
しかし、食事と薬が体内で反応してしまい、
薬が効かなかったり、危険な副作用が出ることも。
体によいといわれる食品でも、薬との危険な飲み合わせがある。
一度に食べすぎないように注意しよう。

ステーキ × 胃腸薬

薬が効かず、胃痛・胃もたれが続く

肉に含まれるリン酸で、効きめが落ちる

肉に含まれるリン酸が、胃腸薬の成分とくっついてしまい、胃酸を抑える効果を発揮できない。

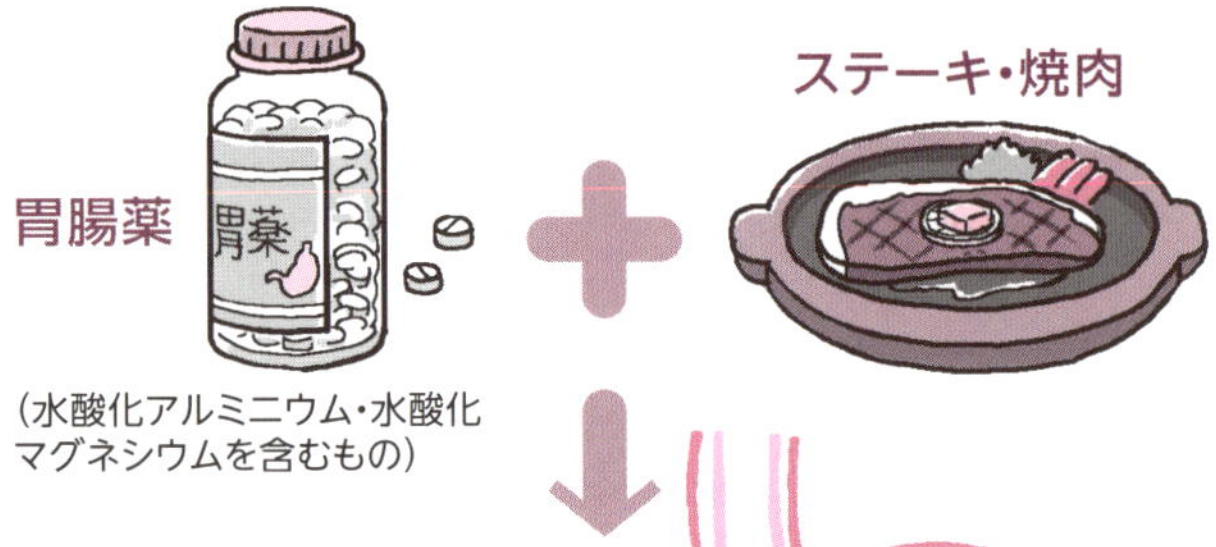

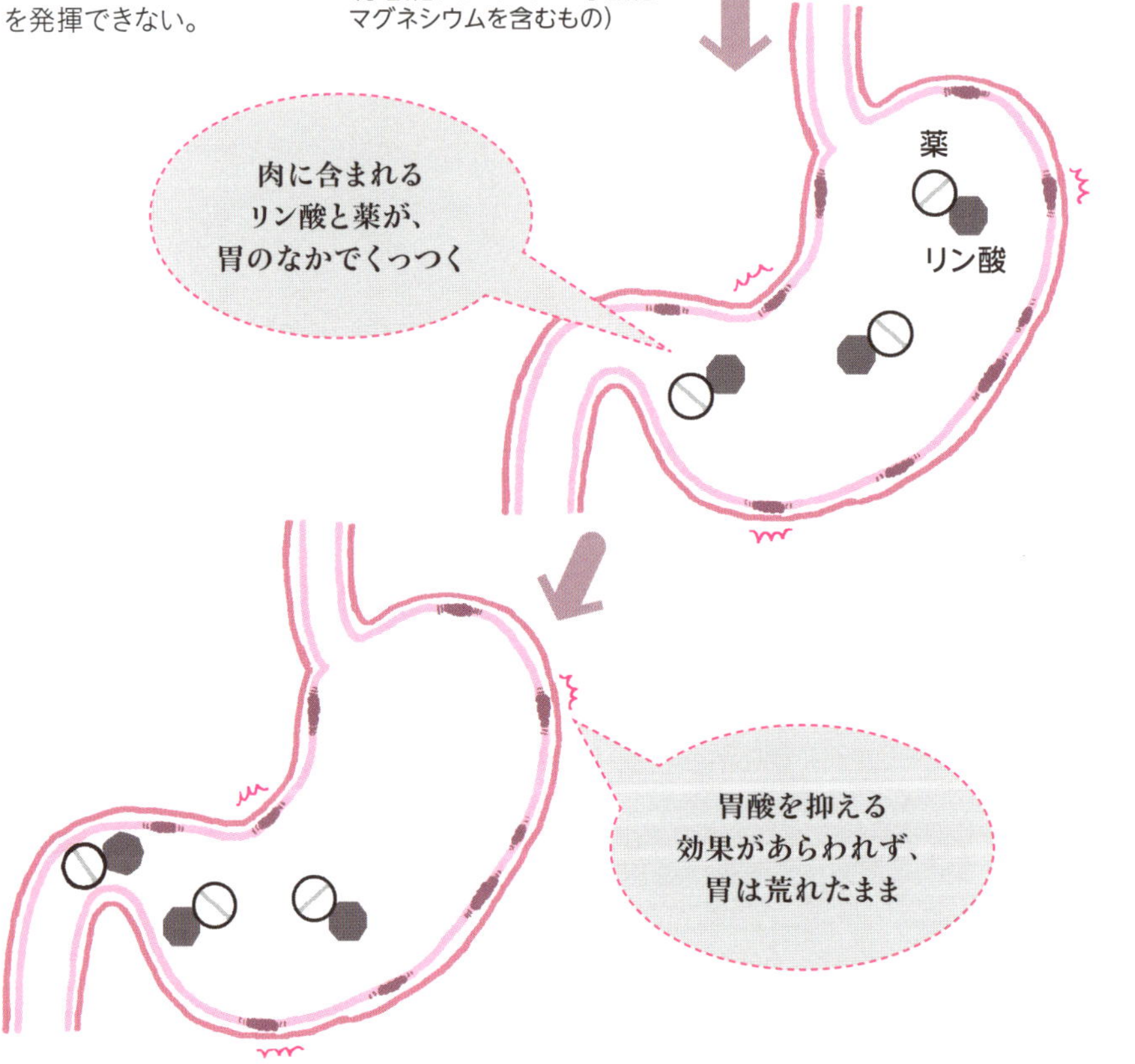

症状に合った胃腸薬を選ぶ

市販の胃腸薬を買うときは、症状に合ったものを正しく選ぶ。
肉料理の後は、制酸剤を含まないものにする。

＼ 食べすぎによる胃もたれ ／

消化管運動機能改善薬、健胃生薬《けんいしょうやく》を含む胃腸薬

- シオノギ胃腸薬K細粒（塩野義製薬）
- タナベ胃腸薬〈調律〉（田辺三菱製薬）
- ソルマック胃腸液プラス（大鵬薬品工業）　など

＼ 胃が痛い ／

H_2ブロッカーを含む胃腸薬

- ガスター10（第一三共ヘルスケア）
- アバロンZ（大正製薬）
- アシノンZ（ゼリア新薬工業）
- ニチブロック10（新新薬品工業）　など

＼ 食欲がない ／

胃粘膜保護薬《いねんまくほごやく》を含む胃腸薬

- ザッツ21（武田薬品工業）
- ストッパ胃腸薬（ライオン）
- サクロンS（エーザイ）　など

＼ 胸やけ、げっぷ ／

制酸剤を含む胃腸薬

- 第一三共胃腸薬［錠剤］（第一三共ヘルスケア）
- パンシロン（ロート製薬）
- 新キャベジンコーワS（興和）
- 太田胃散（太田胃散）　など

胃酸を抑える薬は肉との相性が悪い

胃の不快な症状のなかでも、胸やけ、げっぷに効くのは、胃酸の出すぎを抑える**制酸剤**である。

代表的な成分は、**水酸化アルミニウム**と**水酸化マグネシウム**だ。

これらの成分は肉と相性が悪く、薬の効きめを低下させてしまう。

ステーキの後は消化をよくする胃薬が効く

制酸剤入りの胃薬を飲むときは、ステーキや焼肉、ハンバーグなどの肉料理は避ける。

肉を食べた後で胃がもたれるときは、制酸剤ではなく、胃腸の運動機能を高める**消化管運動機能改善薬**を飲むといい。

脂身の多い肉 × 脂質異常症の薬

薬が効きすぎ、副作用が出る

水虫の薬

- イトラコナゾール
〈商品名 イトリゾール〉

リウマチ・関節痛の薬

- インドメタシン ファルネシル
〈商品名 インフリー／インフリーS〉

骨粗しょう症の薬（ビタミンK）

- メナテトレノン〈商品名 グラケー〉

脂身の多い肉で薬の効きめが強まる

脂にとけやすいタイプの薬（脂溶性医薬品）は、食品に含まれる脂と反応し、効きめが強まりやすい。

脂質異常症の薬

- プロブコール
〈商品名 シンレスタール／ロレルコ〉
- イコサペント酸エチル（EPA）
〈商品名 エパデール／エパデールS〉
- ロミタピドメシル酸塩《さんえん》
〈商品名 ジャクスタピッド〉

脂とくっついて腸で吸収されやすくなる

脂質異常症の薬には、脂肪と相性が悪いものがある。

薬が食品中の脂肪にとけるなどして、薬の吸収がよくなりすぎるのだ。

すると効果が強く出すぎたり、胃の不快感、下痢などの副作用があらわれることがある。

鶏胸肉やささみなど脂肪の少ない肉を選ぶ

医療機関で処方される水虫や骨粗しょう症、リウマチ・関節痛の薬にも、脂肪との相性が悪いものがある。

上記の薬の服用中は脂肪のとりすぎに注意しよう。肉を食べるときは、脂身の少ない肉などを選ぶと安心だ。

脂肪の多い肉類はなるべく避ける

牛や豚のバラ肉、ステーキに使われる牛リブロースなどは、脂質を多く含むので、食べすぎに注意する。

牛肉

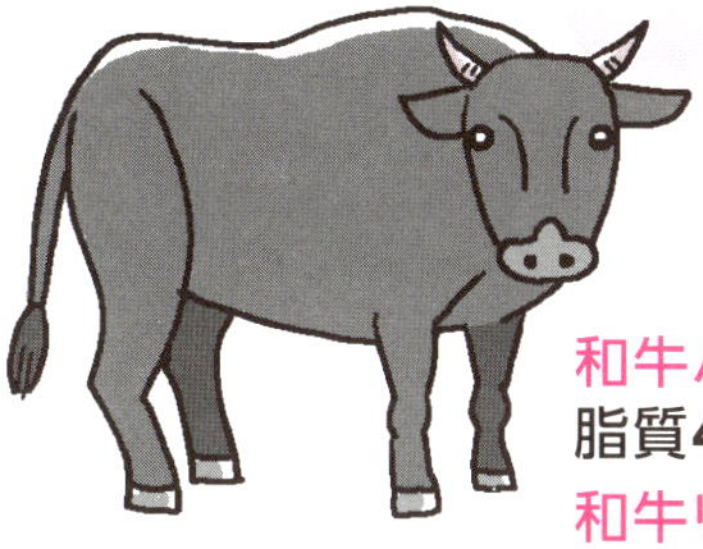

和牛バラ肉(80g)
脂質40.0g
和牛リブロース肉(80g)
脂質35.2g

豚肉

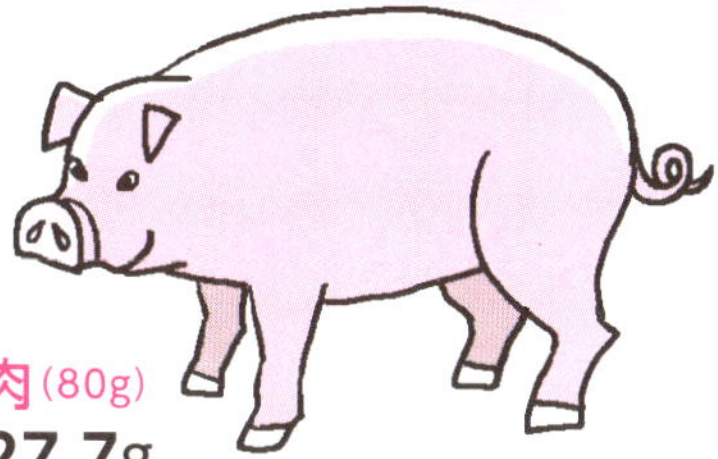

バラ肉(80g)
脂質27.7g
ウインナソーセージ(50g)
脂質14.3g

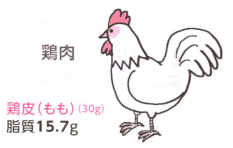

鶏肉

鶏皮(もも)(30g)
脂質15.7g

脂肪の多いその他の食品

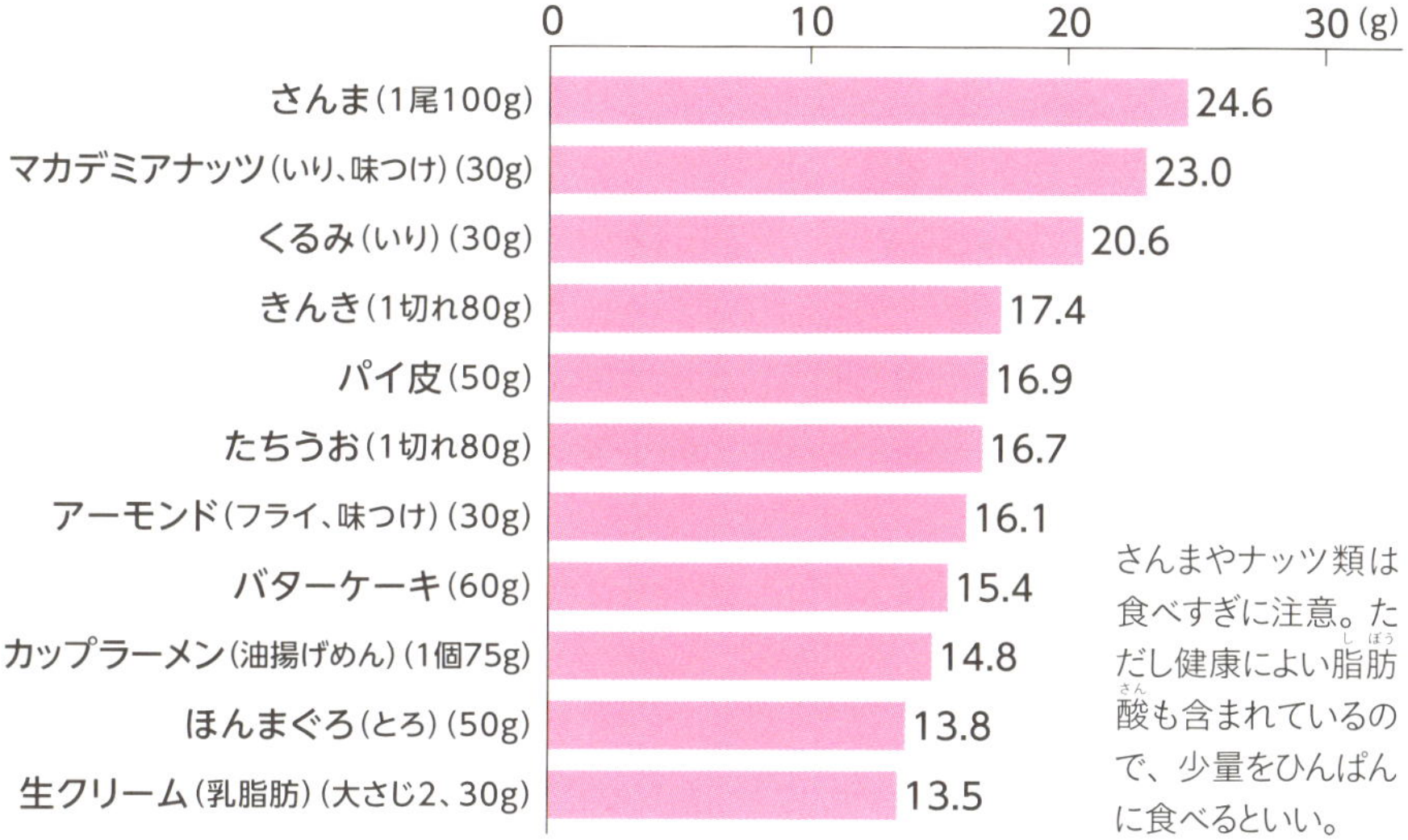

さんまやナッツ類は食べすぎに注意。ただし健康によい脂肪《しぼう》酸《さん》も含まれているので、少量をひんぱんに食べるといい。

*カッコ内は、1食分の分量をあらわしています。
出典:『最新改訂版　からだに効く栄養成分バイブル』中村丁次監修(主婦と生活社)

まぐろ・ぶり × 結核の薬

ヒスタミン中毒による食中毒症状が出る

過剰なヒスタミンが体内にたまる

結核の薬と、ヒスチジンの多い魚を同時刻に摂取すると、ヒスタミンのとりすぎになる。

結核の薬
（イソニアジド）

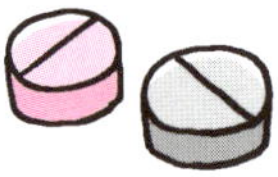

↓

ヒスタミンの代謝《たいしゃ》酵素を減らす

魚

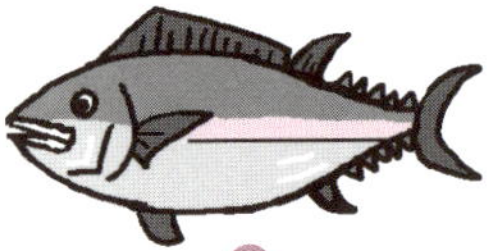

↓

魚についた細菌により、ヒスタミンがつくられる

↓

ヒスタミンが、肝臓で十分に分解されない

↓

ヒスタミンの過剰摂取

顔がほてり、かゆみや吐き気が起こる

結核の薬「**イソニアジド**（商品名イスコチン／ヒドラ）」「**イソニアジドメタンスルホン酸ナトリウム**（商品名ネオイスコチン）」の服用前後に、ヒスチジンを多く含む魚を食べると、ヒスタミンのとりすぎで、中毒を起こすことがある。

ヒスチジンを多く含む魚

- まぐろ
- かじき（かじきまぐろ）
- ぶり
- いわし
- はまち
- さば

中毒症状が出たらすぐ病院へ

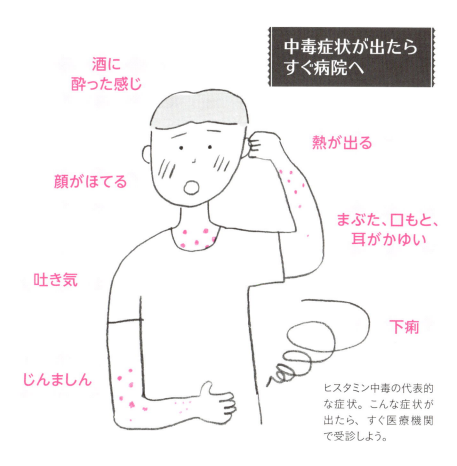

ヒスタミン中毒の代表的な症状。こんな症状が出たら、すぐ医療機関で受診しよう。

鮮度のよくない魚は煮ても焼いてもダメ

ヒスタミンは、食中毒の原因物質でもある。とくに鮮度が落ちた魚では、ヒスタミンが増え、薬との飲み合わせの危険が高まる。

ヒスタミンは、加熱調理しても減らせない。結核の薬を飲んでいる人はとくに、鮮度の落ちた魚は食べないように注意したい。

Column

ヒスチジンがダイエットに効く!?

最近の研究では、ヒスチジンに肥満予防効果があることが報告されている。

しかし、サプリメントなどで高用量を摂取した場合の有効性、安全性は、十分に確立されていない。危険な飲み合わせを避けるためにも、薬剤師・医師に相談のうえ、服用するようにしたい。

ブロッコリー × 抗血栓薬

血栓ができ、血管が詰まりやすくなる

ビタミンK食材の食べすぎに注意

ビタミンKを多く含む食材

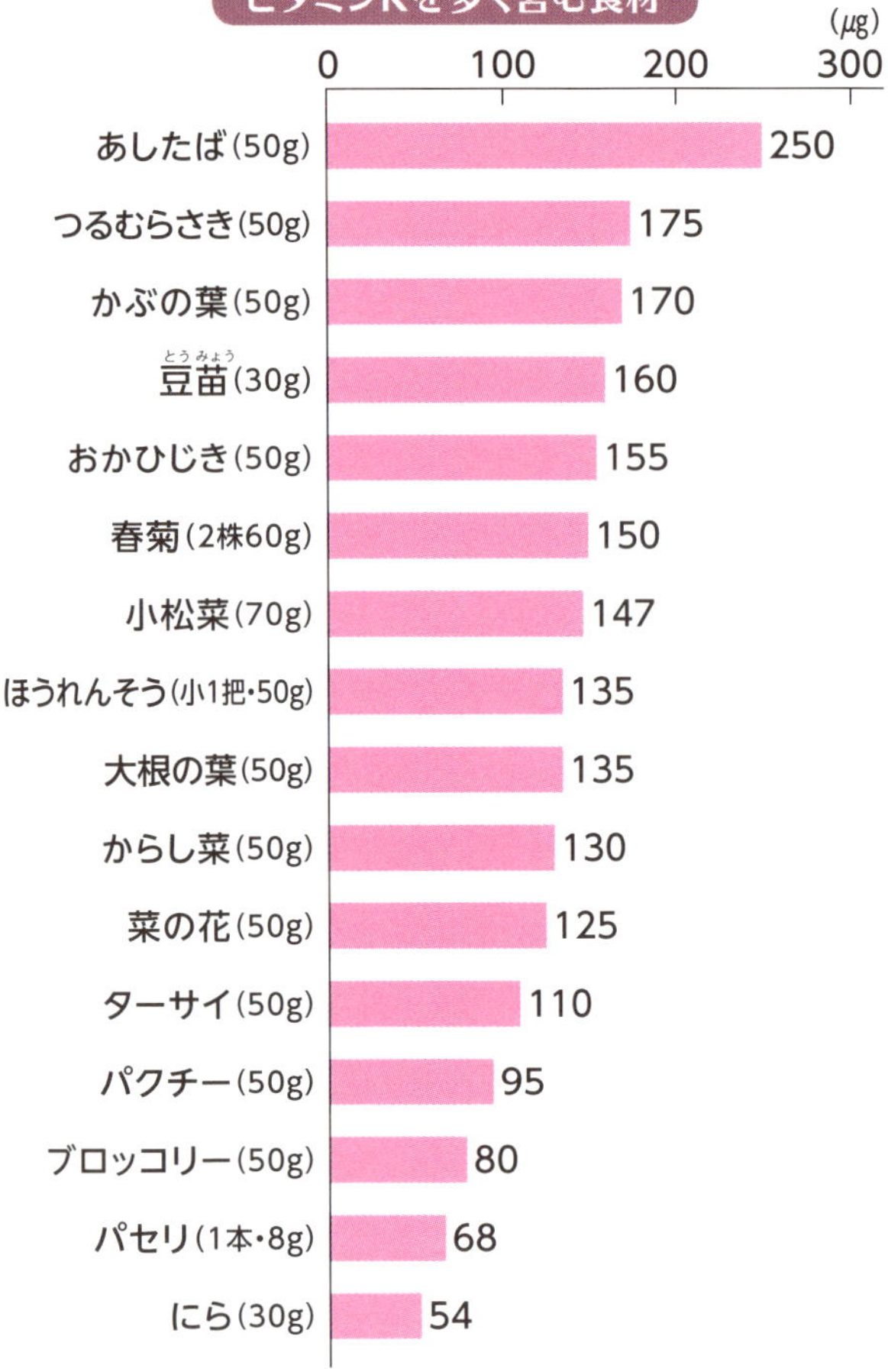

ビタミンKの摂取量のめやすは、1日60～75μgといわれている。上記の野菜は、食べすぎに注意する。

ビタミンK豊富な野菜が薬の効きめをなくす

抗血栓薬として古くから用いられている「**ワルファリンカリウム**（商品名ワーファリン／ワルファリンK「NP」）」には、食品との相互作用が多い。

とくにビタミンKが豊富な食品は、血液を固める作用があり、薬の効きめを軽減してしまう。その結果、血液中に血栓ができ、心《しん》筋《きん》梗《こう》塞《そく》や脳卒中を起こす可能性がある。

*カッコ内は、1食分の分量をあらわしています。
出典：『最新改訂版　からだに効く栄養成分バイブル』中村丁次監修（主婦と生活社）

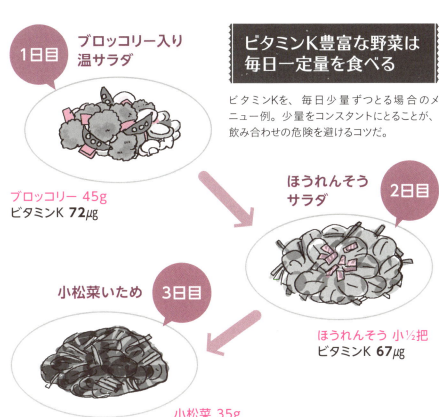

ビタミンK豊富な野菜は毎日一定量を食べる

ビタミンKを、毎日少量ずつとる場合のメニュー例。少量をコンスタントにとることが、飲み合わせの危険を避けるコツだ。

1日目 ブロッコリー入り温サラダ

ブロッコリー 45g
ビタミンK **72μg**

2日目 ほうれんそうサラダ

ほうれんそう 小½把
ビタミンK **67μg**

3日目 小松菜いため

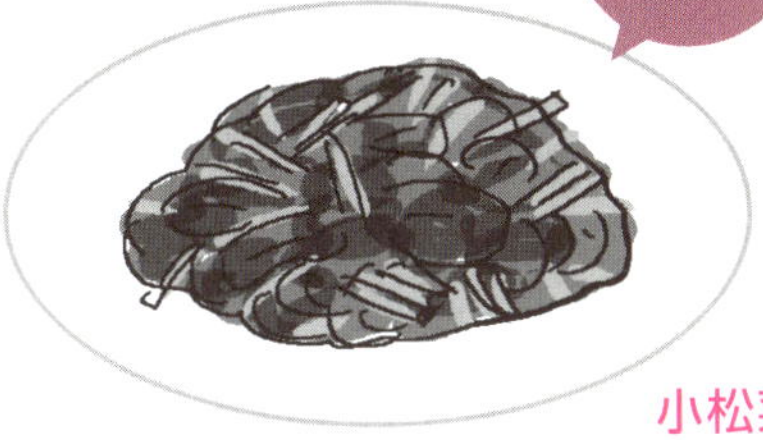

小松菜 35g
ビタミンK **73.5μg**

ビタミンKは骨粗しょう症予防に効果的

薬との相性がよくないからといって、ビタミンKが豊富な食品を完全にやめる必要はない。

ビタミンKは、骨を再石灰化して骨粗しょう症を防ぐなど、骨の健康に欠かせない栄養素だからだ。

毎日少しずつ食べると薬の効きめがそこなわれない

とくに危険と考えられるのは、ビタミンKを含む野菜を一度にたくさん食べすぎたり、食べすぎが何日も続いたりする場合だ。

危険を避けながら、体に必要なビタミンを摂取するには、上図のように少量の野菜を毎日とるといい。

キャベツ × 解熱鎮痛薬・ぜんそくの薬

薬が代謝され、効かなくなる

アブラナ科の野菜で、効きめが落ちる

アブラナ科の野菜は、アセトアミノフェンやテオフィリンの効きめを落とす可能性がある。

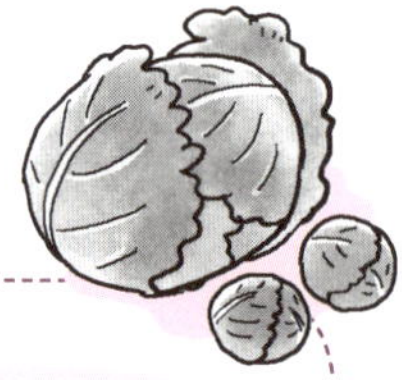

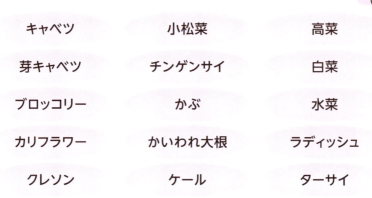

◆アブラナ科の野菜◆

キャベツ	小松菜	高菜
芽キャベツ	チンゲンサイ	白菜
ブロッコリー	かぶ	水菜
カリフラワー	かいわれ大根	ラディッシュ
クレソン	ケール	ターサイ

キャベツやブロッコリーで薬の効果が損なわれる

解熱鎮痛薬の**アセトアミノフェン**は、キャベツなど、アブラナ科の野菜と相性がよくないといわれる。グルクロン酸という成分により、薬が体外に排出され、効きめが減る可能性がある。

市販のせき止めやかぜ薬にも注意する

アブラナ科の野菜には、肝臓の代《たい》謝《しゃ》酵素を増やす作用も認められている。そのため、**テオフィリン**を含むせき止めなどといっしょに飲むと、薬の効きめが低下するおそれがある。

付け合わせのせん切りキャベツ程度なら心配いらないが、食べすぎには注意したほうがいいと思われる。

アセトアミノフェンを含む薬（解熱鎮痛薬・かぜ薬）

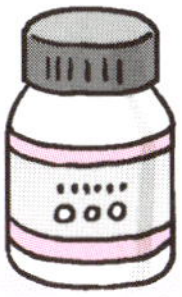

解熱鎮痛薬

病院薬

- アセトアミノフェン
〈商品名 アセトアミノフェン「JG」／カロナール／アンヒバ／アルピニー〉

市販薬

- ノーシン錠（アラクス）
- ハッキリエースa（小林製薬）
- ナロン錠（大正製薬）
- セデス・ハイ（塩野義製薬）
- 小児用バファリンCⅡ（ライオン）
- タイレノールA（武田薬品工業）　など

かぜ薬

病院薬

- PL配合顆《か》粒《りゅう》
- 幼児用PL配合顆粒
- ペレックス配合顆粒
- 小児用ペレックス配合顆粒

市販薬

- コンタック総合かぜ薬昼・夜タイプ（グラクソ・スミスクライン）
- プレコール持続性ファミリー錠（第一三共ヘルスケア）
- 新ルル-A錠s（第一三共ヘルスケア）
- ベンザブロックS（武田薬品工業）
- パブロンS小児液（大正製薬）
- エスタック総合感冒（エスエス製薬）
- 改源かぜカプセル（カイゲンファーマ）　など

テオフィリンを含む薬（せき止め・ぜんそくの薬）

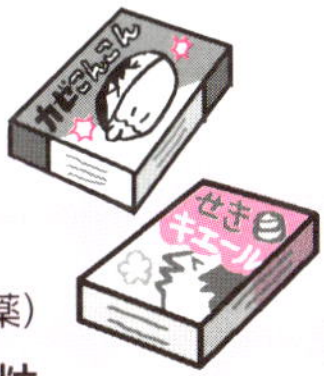

せき止め・ぜんそくの薬

病院薬

- テオフィリン
〈商品名 テオドール／ユニコン／ユニフィルLA／テオロング／スロービッド〉

市販薬

- ミルコデ錠A（佐藤製薬）
- アネトンせき止め顆粒（武田薬品工業）　など

まいたけ・マンゴー × 抗血栓薬

血がサラサラになり、出血が止まらない

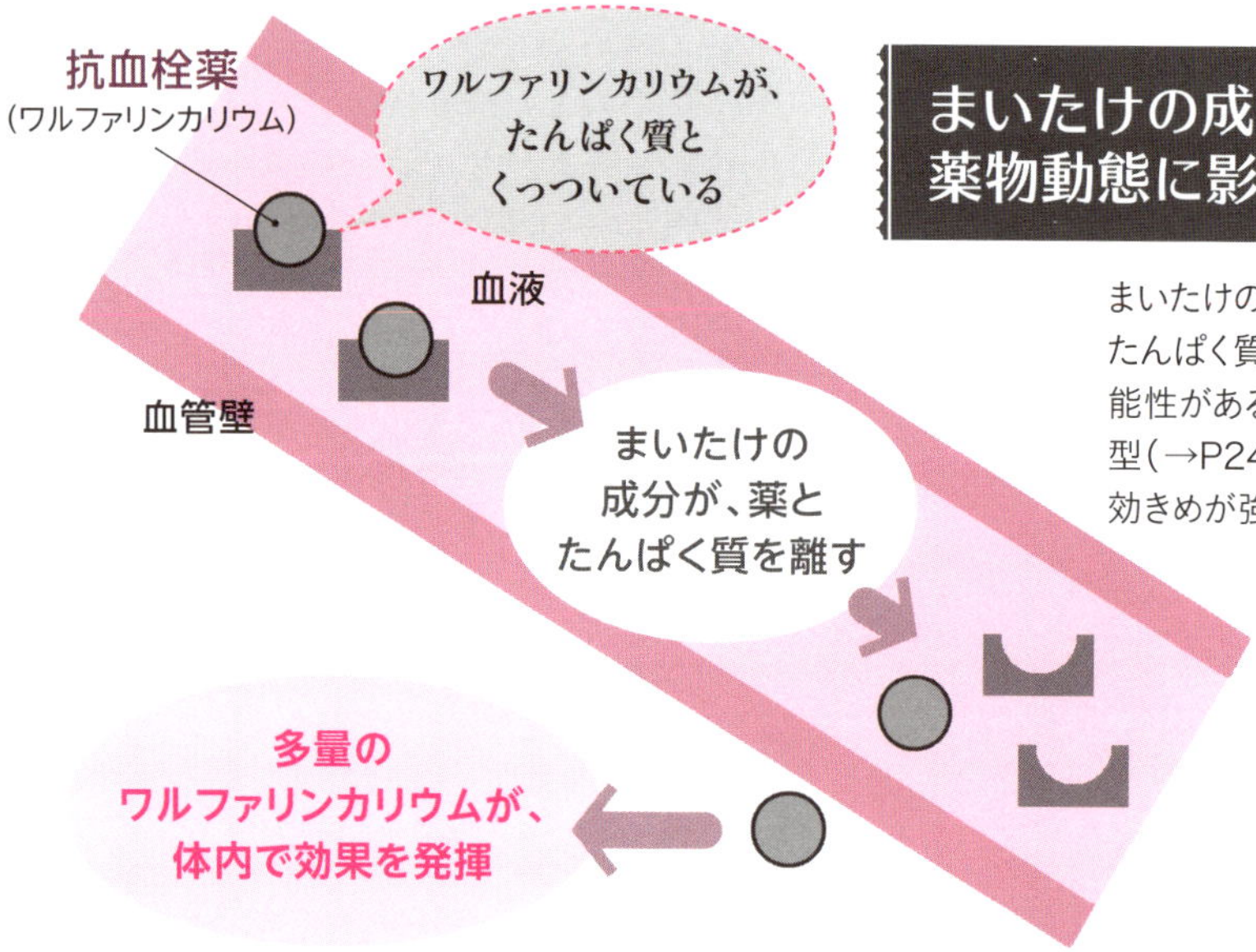
抗血栓薬
（ワルファリンカリウム）
ワルファリンカリウムが、たんぱく質とくっついている
血液
血管壁
まいたけの成分が、薬とたんぱく質を離す
多量のワルファリンカリウムが、体内で効果を発揮

まいたけの成分が薬物動態に影響する

まいたけの成分が、薬とたんぱく質を引き離す可能性がある。すると遊離型（→P24）の薬が増え、効きめが強まる。

まいたけを食べると血液サラサラ効果が増す

きのこに含まれるβ‐グルカンには、血液をサラサラにする作用があるといわれる。抗血栓薬の**ワルファリンカリウム**（→P38）と同時にとると、作用が重複する可能性がある。また、上図のように、血液中のたんぱく質と薬を引き離し、薬の効きめを強める可能性も指摘されている。とくにまいたけやぶなしめじ、たもぎたけは、食べすぎに注意する。きのこのエキスを含むサプリメントも、β‐グルカンのとりすぎにつながりやすい。

服用前に、医師や薬剤師に相談しよう。

マンゴーは一度にたくさん食べない

ワルファリンカリウムを飲んでいる人

ビタミンAを多く含む その他の食品

鶏レバー	うなぎのかば焼き
豚レバー	うなぎの肝《きも》
牛レバー	銀だら
あん肝	ほたるいか
モロヘイヤ	西洋かぼちゃ

ビタミンAが豊富な食材や、ビタミンAの一種であるβ-カロテンのサプリなどは、とりすぎに注意が必要だ。

ビタミンAで、効きめが強まる可能性がある

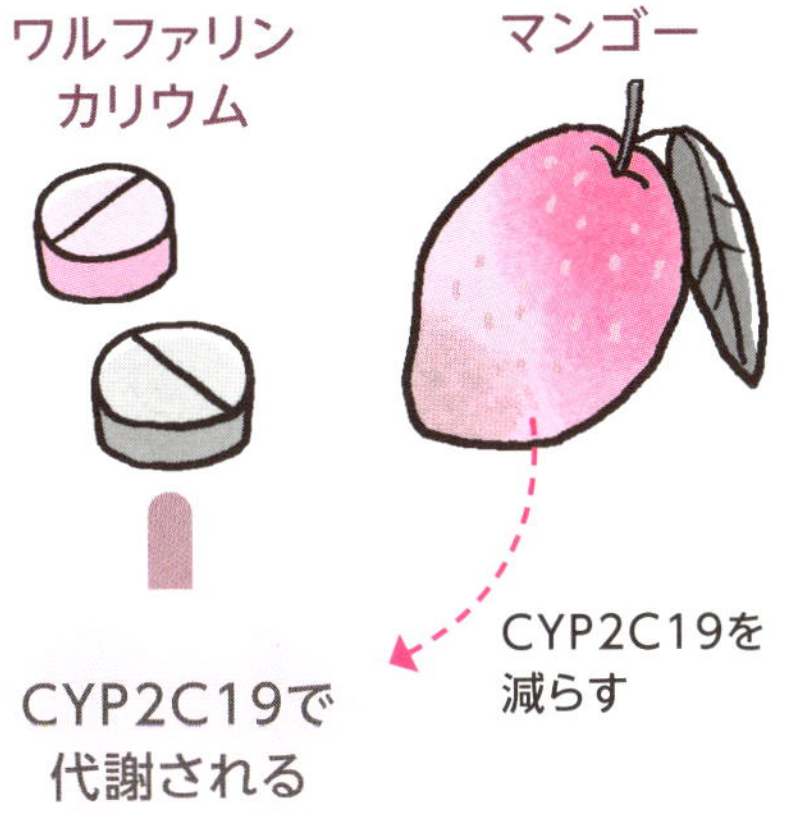

代謝されずに、体内に多量に残る

マンゴーは、代謝酵素・CYP《シップ》2C19のはたらきを阻害するため、ワルファリンカリウムの効きめが強まる可能性がある。

がマンゴーを食べ続けると、まいたけと同様に、血が止まりにくくなるという報告もある。

メカニズムは不明だが、マンゴーに含まれる多量のビタミンAが、肝臓の代謝《たいしゃ》酵素を減らす可能性が指摘されている。

デザートとして少量を食べるぶんには、それほど心配いらないが、毎日食べ続けるのは避けたほうがいいと考えられる。

Column

まいたけには抗がん作用がある？

きのこには抗がん作用があるといわれ、がん患者さんのなかには、サプリメントとして摂取している人もいる。

しかし抗がん作用に関する明確な根拠はなく、「がんが消える」などとうたったサプリメントについて、FDA（米国食品医薬品局）も販売停止警告を発している。体によい作用をもつ可能性はあるが、病気を治す成分ではないことに注意したい。

しょうが × 糖尿病の薬・抗血栓薬

低血糖症状や、出血傾向が強まる

しょうがの成分が血糖値を下げる

6-GSの血糖上昇抑制作用

マウスを対象とした実験。しょうがに含まれる成分（6-GS）を、連日にわたって高濃度に摂取したマウスは、血糖値が上がりにくかった。

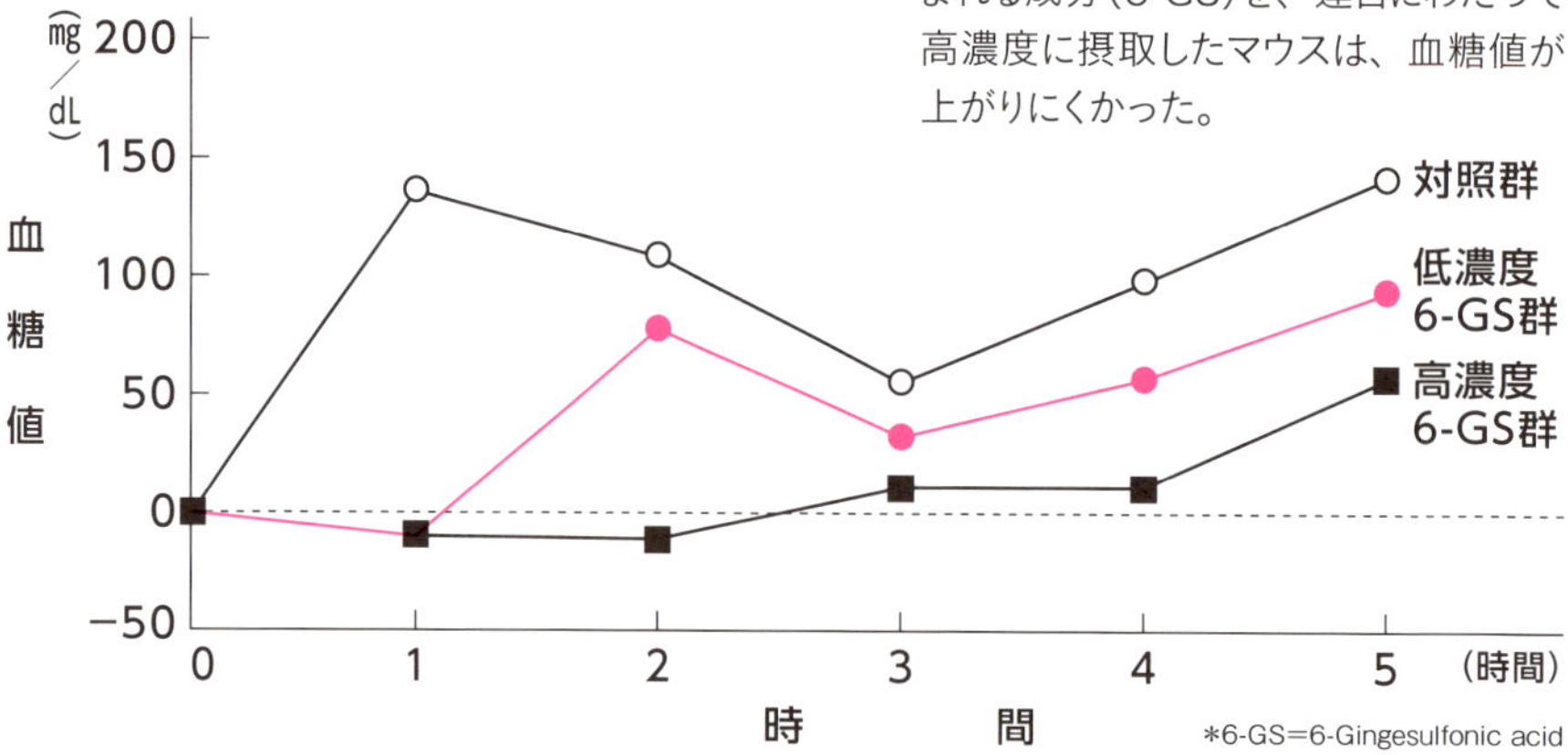

*6-GS＝6-Gingesulfonic acid

血糖値を下げたり、血をサラサラにする作用がある

しょうがは、生姜《しょうきょう》といって、生薬としても長年使われてきた食品だ。体を温めるだけでなく、血糖値の上昇を防いだり、血液をサラサラにする作用があるといわれている。

そのため糖尿病の薬や、抗血栓薬の**ワルファリンカリウム**（→P38）と同時にとると、薬の効きめが強まるおそれがある。

スライス1枚程度をめやすに食べる

しょうがと糖尿病の薬、抗血栓薬の飲み合わせは、あくまで理論上起こりうる反応である。

そのため、しょうがをどのくらい食べ

グラフ出典：『科学研究費補助金研究成果報告書』基盤研究（C）20590011，「血糖調節機構における神経伝達物質の関与に着目した生薬由来の血糖上昇抑制成分の研究」堀 由美子

しょうがには、血をサラサラにする作用がある

しょうがには、血液をサラサラにする成分が含まれる。さらに酵素のはたらきにも影響し、抗血栓薬の効きめを強めると考えられている。

作用1

血小板《けっしょうばん》が集まる機能を下げる

↓

血がサラサラになる

↓

作用2

代謝《たいしゃ》酵素（CYP《シップ》3A4、CYP2C9）のはたらきを阻害

↓

ワルファリンカリウムが代謝されにくくなる

↓

血がサラサラになりすぎて、出血が止まらない

ると危険かは不明だが、1食で1個も食べるようなことは避けたほうがいい。薬味として楽しむ程度、1食につきスライス1枚程度なら安心だろう。

しょうがの代謝酵素阻害作用

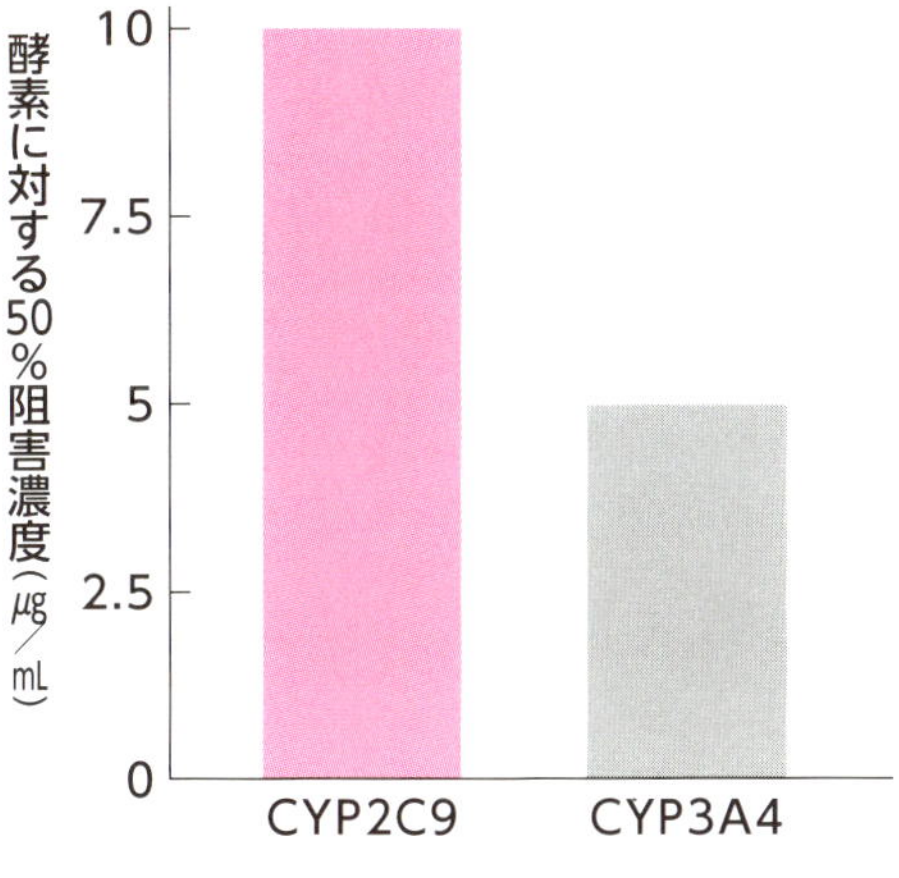

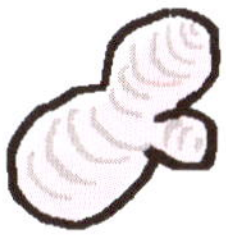

50％阻害濃度が低いほど、酵素を減らす作用が強い。しょうがが、ワルファリンカリウムの代謝酵素であるCYP3A4、CYP2C9を減らす可能性が示唆された。

出典：『浦上財団研究報告書』vol.16,「香辛料食品と医薬品との相互作用に関する基礎研究」伊東秀之

たまねぎ × 抗血栓薬・糖尿病の薬

出血傾向や低血糖症状が出やすい

抗血栓薬・糖尿病の薬と似た作用のある食品

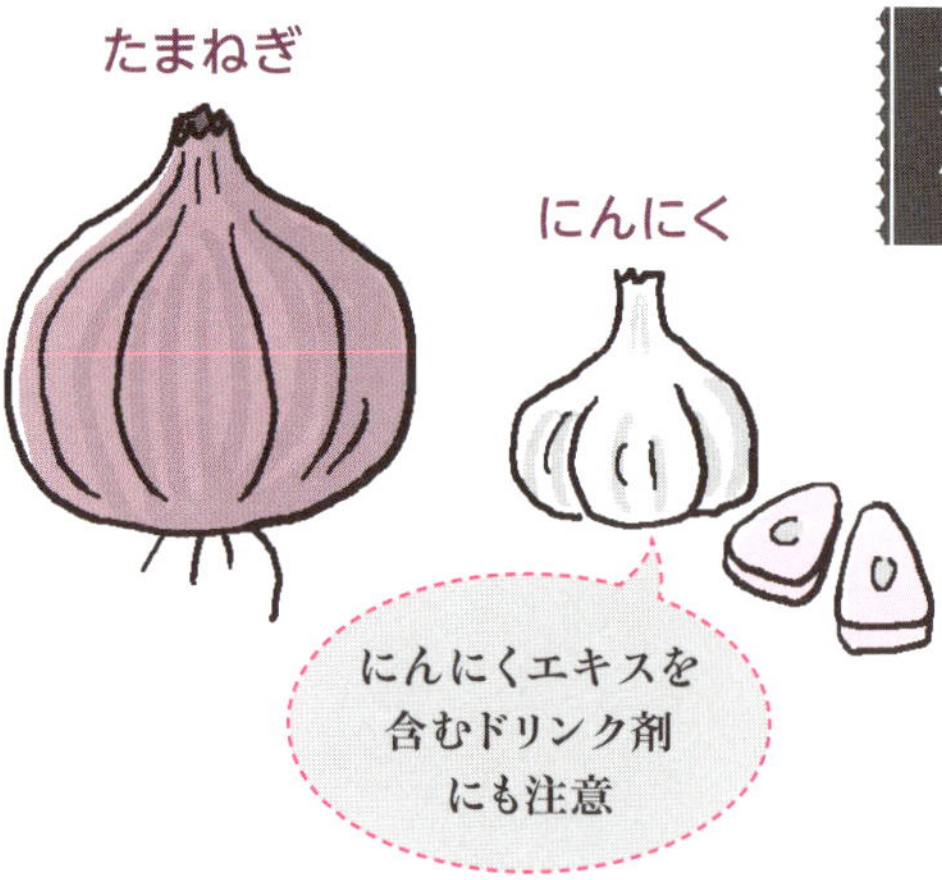

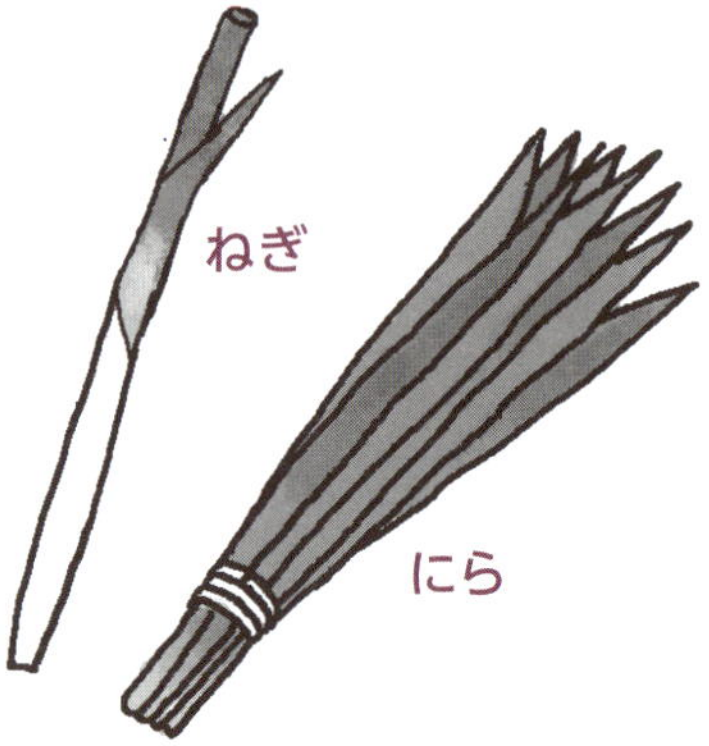

ねぎ類の辛味成分・硫《りゅう》化《か》プロピルや、にんにくの独特の香り成分・アリシンには、血液をサラサラにしたり、血糖値の上昇を防いだりする作用がある。

ねぎ類には、血液サラサラ成分が含まれている

たまねぎなどのねぎ類には、血液をサラサラにしたり、血糖値の上昇を抑えたりする作用がある。そのため、理論上は、薬との飲み合わせの危険がある。

この作用は、加熱調理で消失すると報告されている。薬の服用中は、たまねぎを加熱して食べるか、生で大量に食べないようにする。

手術を控えている人はにんにくの食べすぎに注意

にんにくに含まれるアリシンにも、同様の作用があるといわれる。

手術中に血が止まりにくくなる危険もあるため、とくに手術前の1～2週間は食べすぎに注意する。

Column

糖尿病の予防・治療には、魚のDHA、EPAが役立つ

「血糖値の上昇を防ぐ」といわれる食品は多いが、その多くは根拠に乏しい。そんななか、糖尿病に関する大規模試験で、魚をよく食べる人ほど糖尿病を発症しにくいことがわかった。

また、糖尿病の薬「DPP-4阻《そ》害《がい》薬《やく》」を服用するときは、DHAやEPAが豊富な魚を食べると効果が高まるという報告もある。糖尿病の予防や改善には、脂ののった青魚を食べるといいようだ。

魚介類の摂取量と糖尿病のリスク

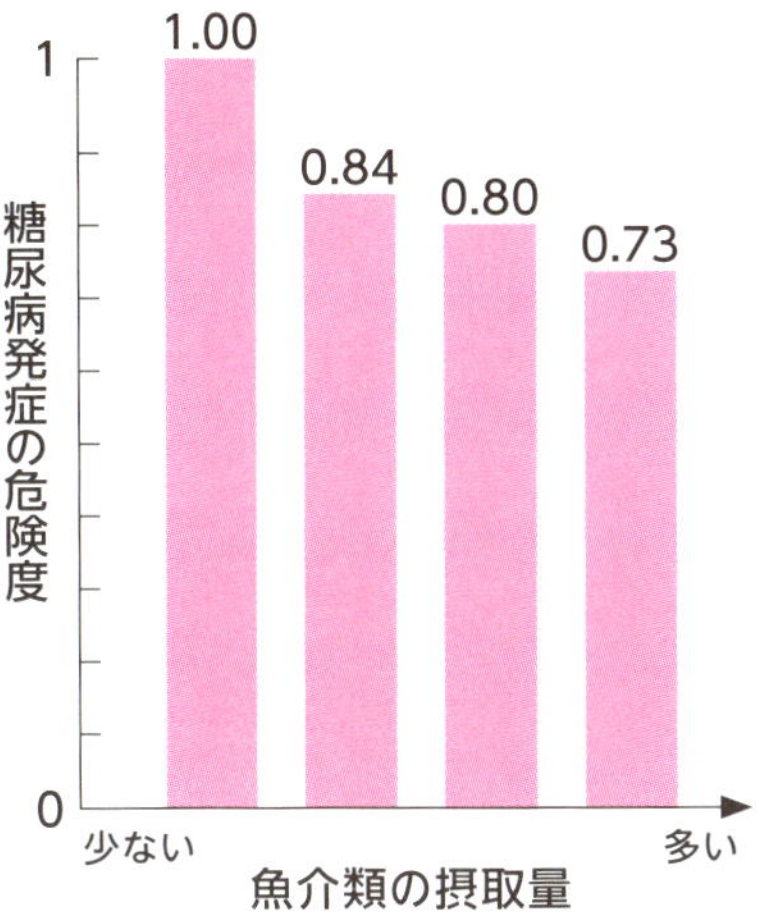

試験の参加者を、魚介類の摂取量別に4群に分け、糖尿病発症率を比較した。摂取量が多いグループほど、糖尿病の発症率が低い。

DHAを多く含む魚

- さんま(1尾100g)……1.7g
- ほんまぐろ(とろ)(50g)……1.6g
- はまち(養殖)(1切れ80g)……1.4g
- ぶり(1切れ80g)……1.4g
- にじます(海面養殖)(1尾100g)……1.4g
- みなみまぐろ(とろ)(50g)……1.3g
- うなぎのかば焼き(1串100g)……1.3g
- きんき(1切れ80g)……1.2g

DHA、EPAが豊富な、脂ののった魚ほど、糖尿病予防に役立つといわれている。

EPAを多く含む魚

- きんき(1切れ80g)……1.2g
- さんま(1尾100g)……0.9g
- まいわし(1尾80g)……0.9g
- はまち(養殖)(1切れ80g)……0.8g
- ぶり(1切れ80g)……0.8g
- うなぎのかば焼き(1串100g)……0.7g

*カッコ内は、1食分の分量をあらわしています。
出典:『最新改訂版　からだに効く栄養成分バイブル』中村丁次監修(主婦と生活社)

グラフ出典:『American Journal of Clinical Nutrition』vol.94,「Fish intake and type 2 diabetes in Japanese men and women: the Japan Public Health Center-based Prospective Study.」Nanri A, Mizoue T, Noda M, Takahashi Y, Matsushita Y, Poudel-Tandukar K, Kato M, Oba S, Inoue M, Tsugane S for the Japan Public Health Center-based Prospective Study Group

チーズ × 抗生物質・パーキンソン病の薬

はげしい頭痛や血圧の上昇が起こる

MAO阻害薬は、脳の神経伝達物質などの代謝をじゃまして、効きめを発揮する。チラミンの代謝も阻害するため、チラミンが多い食品をいっしょにとると、チラミンが過剰になり、血圧上昇などの副作用が出る。

MAO阻害薬が、チラミンの代謝を妨げる

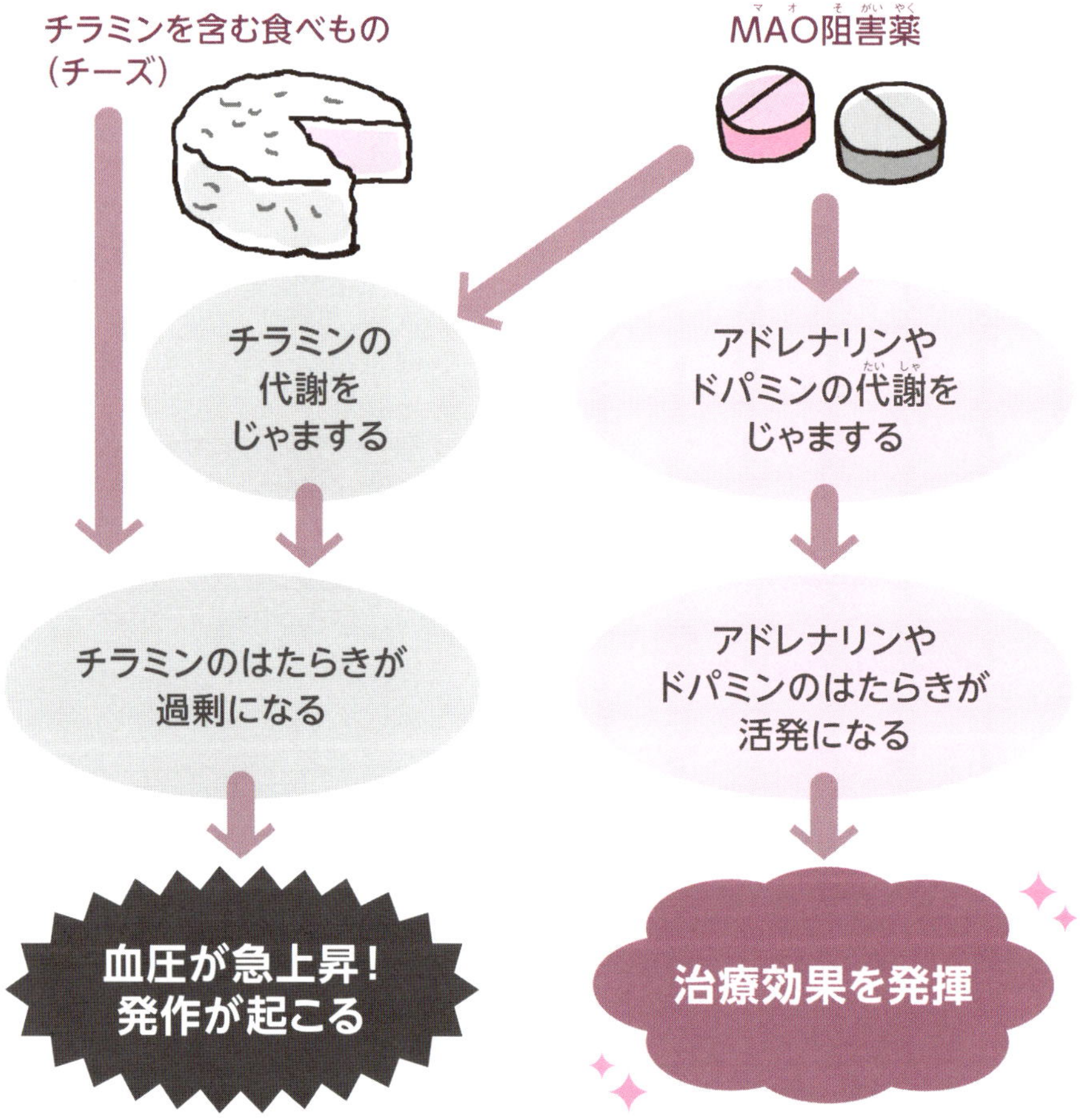

ニオイの強いチーズにはチラミンが多い

種類別・チーズのチラミン含有量(100gあたり)

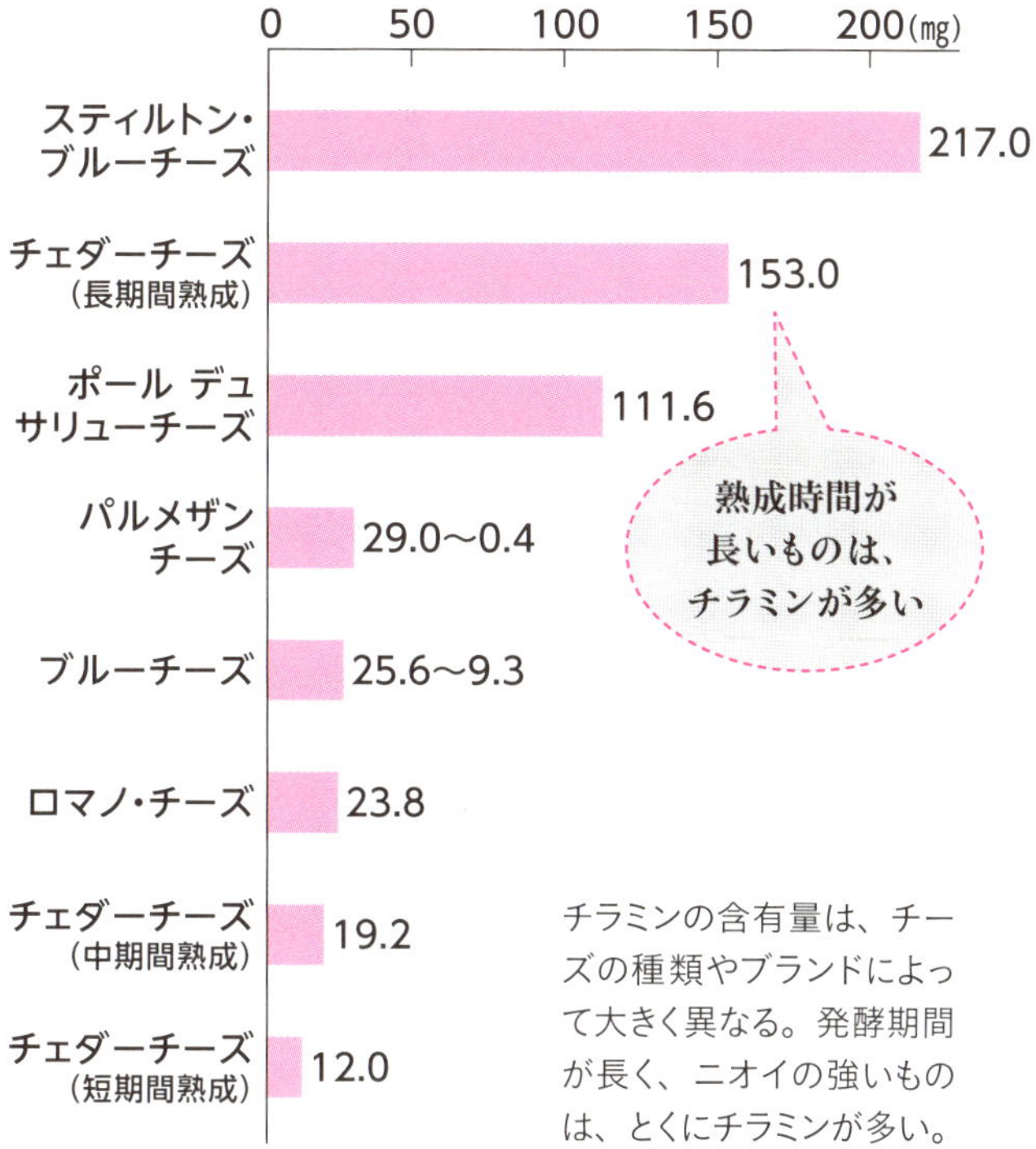

チラミンの含有量は、チーズの種類やブランドによって大きく異なる。発酵期間が長く、ニオイの強いものは、とくにチラミンが多い。

チラミンが多いその他の食品

- にしんの酢漬け
- 牛レバー
- キャベツの酢漬け
- 燻製《くんせい》した肉
- サラミ
- ドライソーセージ
- 生ハム
- そら豆

大量のチーズで脳出血を起こす

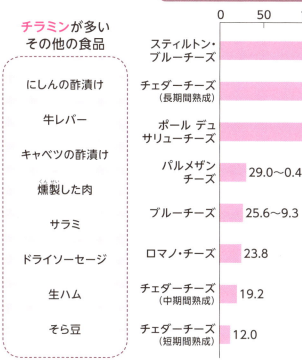

パーキンソン病の治療薬「**セレギリン塩《えん》酸《さん》塩《えん》**(商品名エフピー)」や、抗生物質「**リネゾリド**(商品名ザイボックス)」などの服用中にチーズを食べすぎると、血圧が急上昇するなどして、脳出血で命を落とすこともある。チラミンという成分が、脳の興奮を強めるためだ。

チーズとワインの晩酌は危険!!

チーズとワインだけの晩酌は、とくに危険。チラミンの影響は空腹時に強まるうえ、ワインにもチラミンが含まれるからだ(→P84)。

チーズを食べるときは、食事中に少量を楽しむようにする。

グラフ出典:『調剤と情報』vol.5 (6),「飲食物・嗜好品と薬の相互作用[6] —食品中のチラミン含有量」古泉秀夫

チーズ × 抗生物質・骨粗しょう症の薬

薬が吸収されず、効きが悪くなる

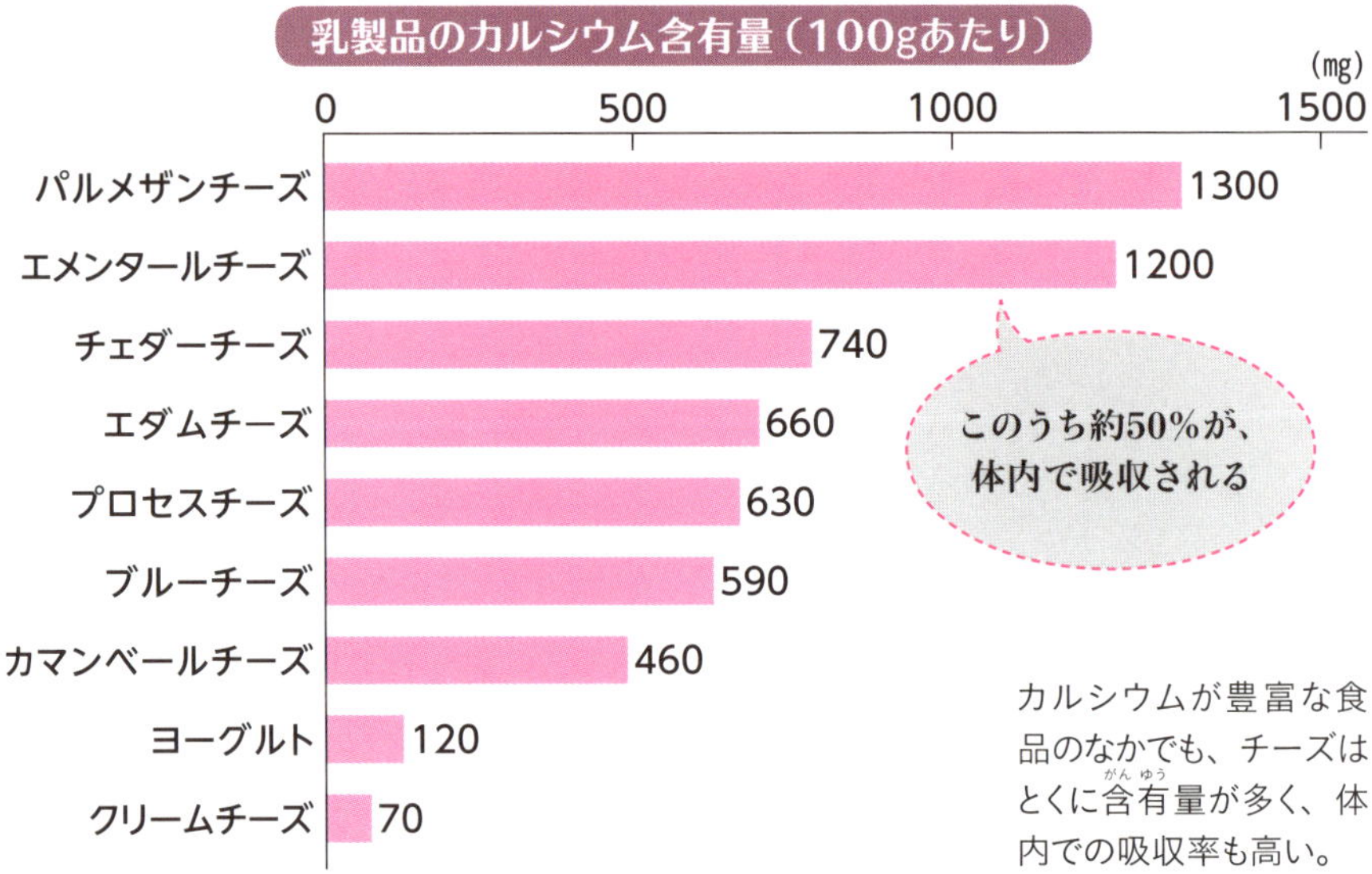

カルシウムが豊富な食品のなかでも、チーズはとくに含有《がんゆう》量が多く、体内での吸収率も高い。

薬がカルシウムとくっついて効果が落ちる

乳製品などに含まれるカルシウムが、薬の成分と結合し、作用を低下させることがある。

効きめが下がるのは、「**シプロフロキサシン**（商品名シプロキサン）」などの**ニューキノロン系抗生物質**、「**テトラサイクリン塩《えん》酸《さん》塩《えん》**（商品名アクロマイシン）」などの**テトラサイクリン系抗生物質**。

骨粗しょう症の薬「**リセドロン酸ナトリウム水《すい》和《わ》物《ぶつ》**（商品名アクトネル／ベネット）」なども、相性がよくない。

しかしカルシウムは、健康な骨をつくるのに必要な成分。そのため一定量は摂取するようにしたい。

最低でも30分、できれば2時間以上あけて適量をとると安心だ。

出典：『日本食品標準成分表 2015年版（七訂）』文部科学省 科学技術・学術審議会 資源調査分科会 報告（2015）

カルシウムが豊富な その他の食品

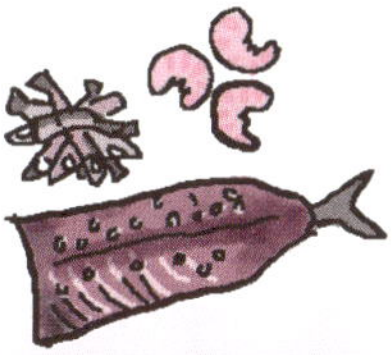

魚介類

- 田づくり(30g)……750mg
- 干しえび(10g)……710mg
- わかさぎ(3尾80g)……360mg
- 煮干し(10g)……220mg
- みりん干し(かたくちいわし)(25g)……200mg
- ししゃも(3尾60g)……198mg
- いわし丸干し(40g)……176mg

小魚は、
30%前後が体内で
吸収される

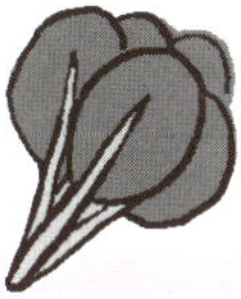

野菜

- 京菜(70g)……147mg
- モロヘイヤ(50g)……130mg
- 大根の葉(50g)……130mg
- 小松菜(70g)……119mg
- 菜の花(50g)……80mg

大豆製品

- がんもどき(80g)……216mg
- 木綿豆腐(½丁・150g)……180mg
- 高野豆腐(20g)……132mg
- 厚揚げ(¼枚・50g)……120mg
- 納豆(½パック・50g)……45mg

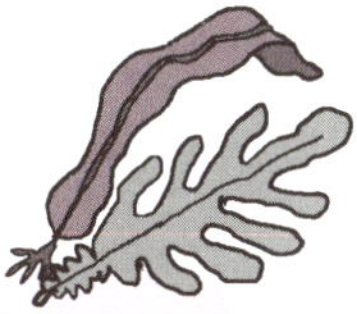

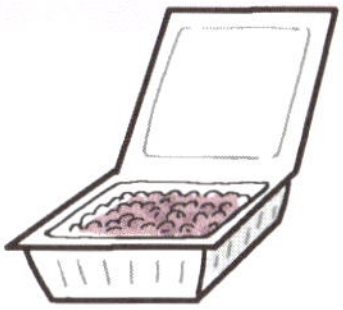

海藻類

- 干しひじき(10g)……140mg
- 刻みこんぶ(10g)……94mg
- おぼろこんぶ(10g)……65mg
- 乾燥わかめ(5g)……39mg

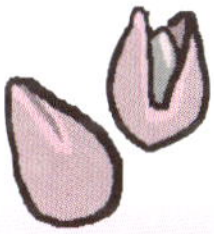

ナッツ類

- ごま(10g)……120mg
- アーモンド(30g)……69mg
- ピスタチオ(30g)……36mg

カルシウムの吸収率は食品によって異なり、
小魚では30%、青菜では18%程度。
チーズと比べると含有量も吸収率も低いが、
上記の食品も、食べすぎに注意する。

*カッコ内は、1食分の分量をあらわしています。
出典:『最新改訂版　からだに効く栄養成分バイブル』中村丁次監修(主婦と生活社)

納豆・サラダ油 × 抗血栓薬

脳卒中や心筋梗塞の危険が高まる

少量の納豆でも薬の効きめが弱まる

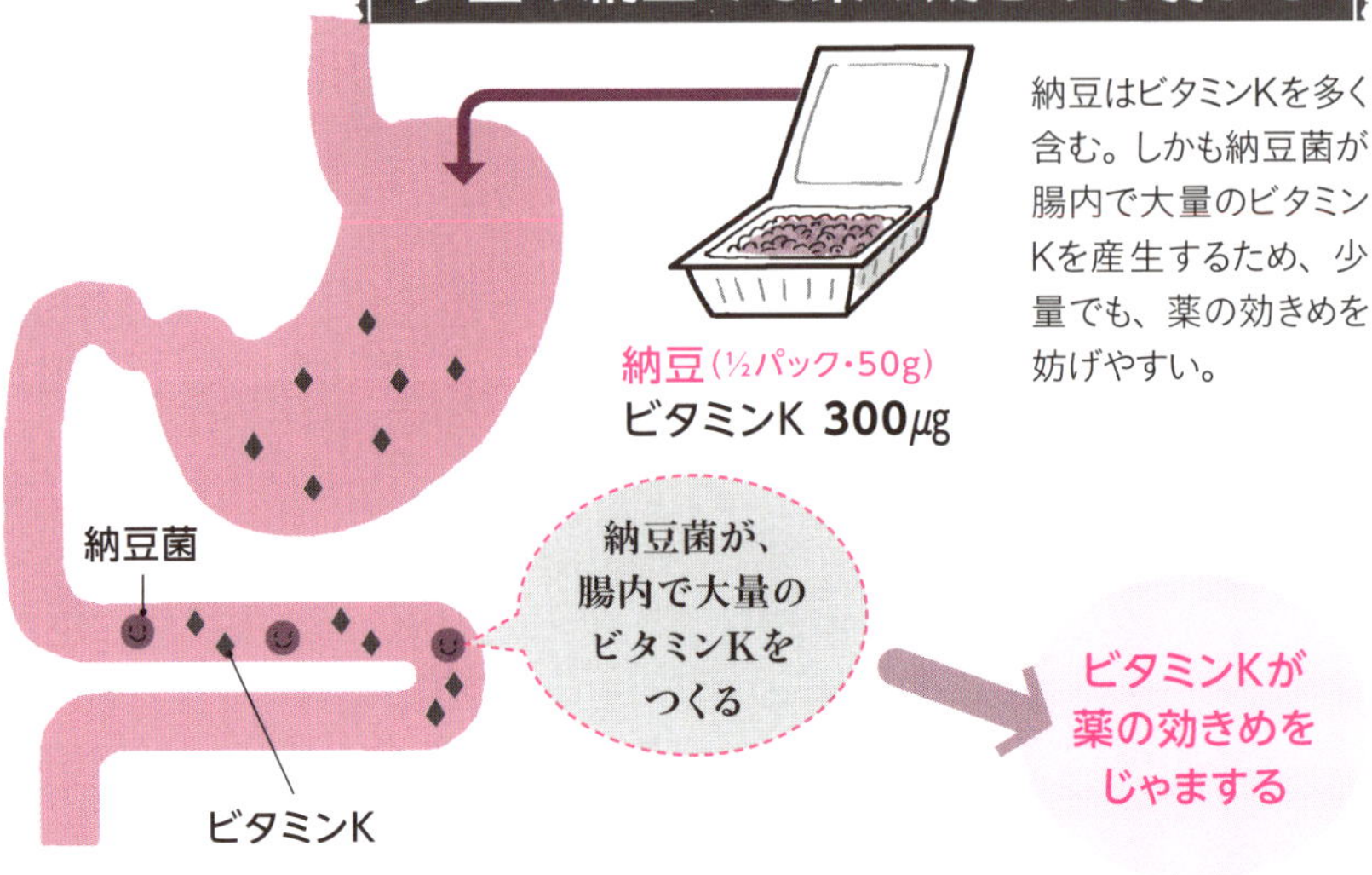
納豆（½パック・50g）
ビタミンK 300μg
納豆菌
ビタミンK
納豆菌が、
腸内で大量の
ビタミンKを
つくる
ビタミンKが
薬の効きめを
じゃまする

納豆はビタミンKを多く含む。しかも納豆菌が腸内で大量のビタミンKを産生するため、少量でも、薬の効きめを妨げやすい。

ビタミンKが豊富なうえ腸内のビタミンKを増やす

抗血栓薬の**ワルファリンカリウム**（→P38）の服用中は、たとえ少量でも、納豆は避ける。ビタミンKが薬の効きめを下げ、血栓ができやすくなるためだ。脳卒中や心《しん》筋《きん》梗《こう》塞《そく》を起こすおそれもある。

納豆はほかの食品に比べ、ビタミンKを非常に多く含んでいる。しかも、腸内で新たにビタミンKをつくるはたらきをもっているため、危険な相互作用が起こりやすい。

アスピリンを飲んでいる人は納豆を食べても平気

解熱鎮痛薬として知られる「**アスピリン**（商品名アスピリン）」も、抗血栓薬として使われることがある。

薬に影響する油

サラダ油などの植物油も、ビタミンKが豊富

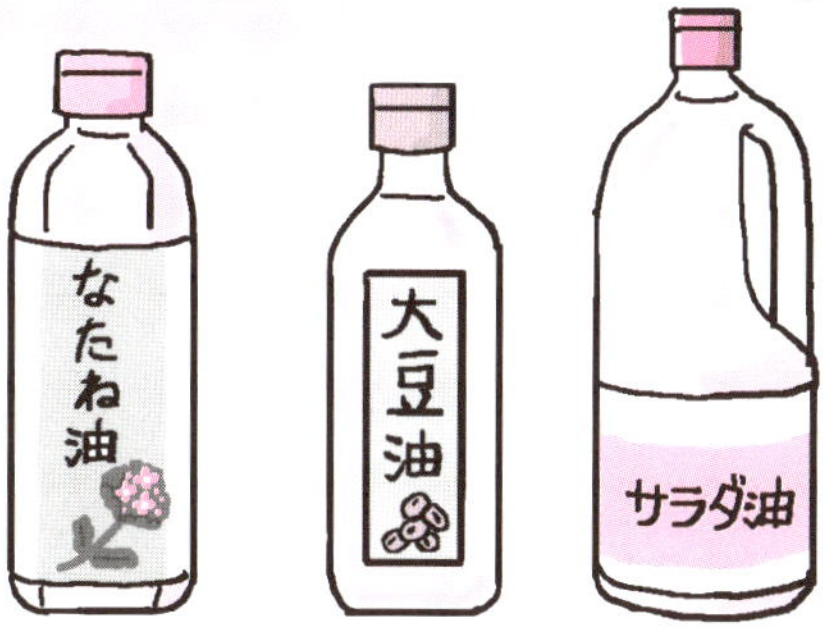

サラダ油で揚げた
フライドポテト
などにも注意

なたね油（10g）
ビタミンK
12μg

大豆油（10g）
ビタミンK
21μg

調合油（サラダ油）（10g）
ビタミンK **17μg**

薬に影響しない油

ひまわり油（10g）
ビタミンK **0.1μg**

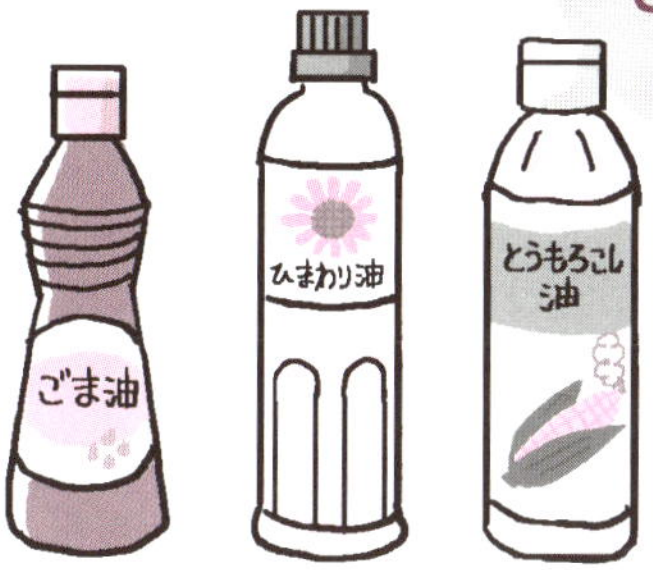

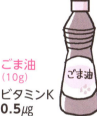

ごま油（10g）
ビタミンK
0.5μg

とうもろこし油（10g）
ビタミンK
0.5μg

ビタミンKが多いのは、なたね油や大豆油、オリーブ油、なたね油などを含むサラダ油だ。

ただしアスピリンは、ワルファリンカリウムとは効くしくみが異なり、ビタミンKの影響を受けない。

そのためアスピリンを飲んでいる人は、納豆を避ける必要はない。

毎日使う調理油は ごま油やひまわり油が安心

料理用の植物油にも、ビタミンKが豊富なものがある。大豆油、なたね油などだ。これらの植物油が配合されたサラダ油も、ビタミンKを豊富に含んでいることが多い。

一度に大量にとることは少ないものの、天ぷらやフライドポテトなどの揚げものでは、注意が必要である。

ワルファリンカリウムを服用している人は、ビタミンKが少ないごま油やひまわり油を使ったほうが安心だ。

出典：『日本食品標準成分表 2015年版（七訂）』文部科学省 科学技術・学術審査会 資源調査分科会 報告（2015）

海藻 × 不整脈の薬

ヨウ素のとりすぎで、甲状腺の病気になる

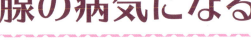

ヨウ素を多く含む食品（100gあたり）

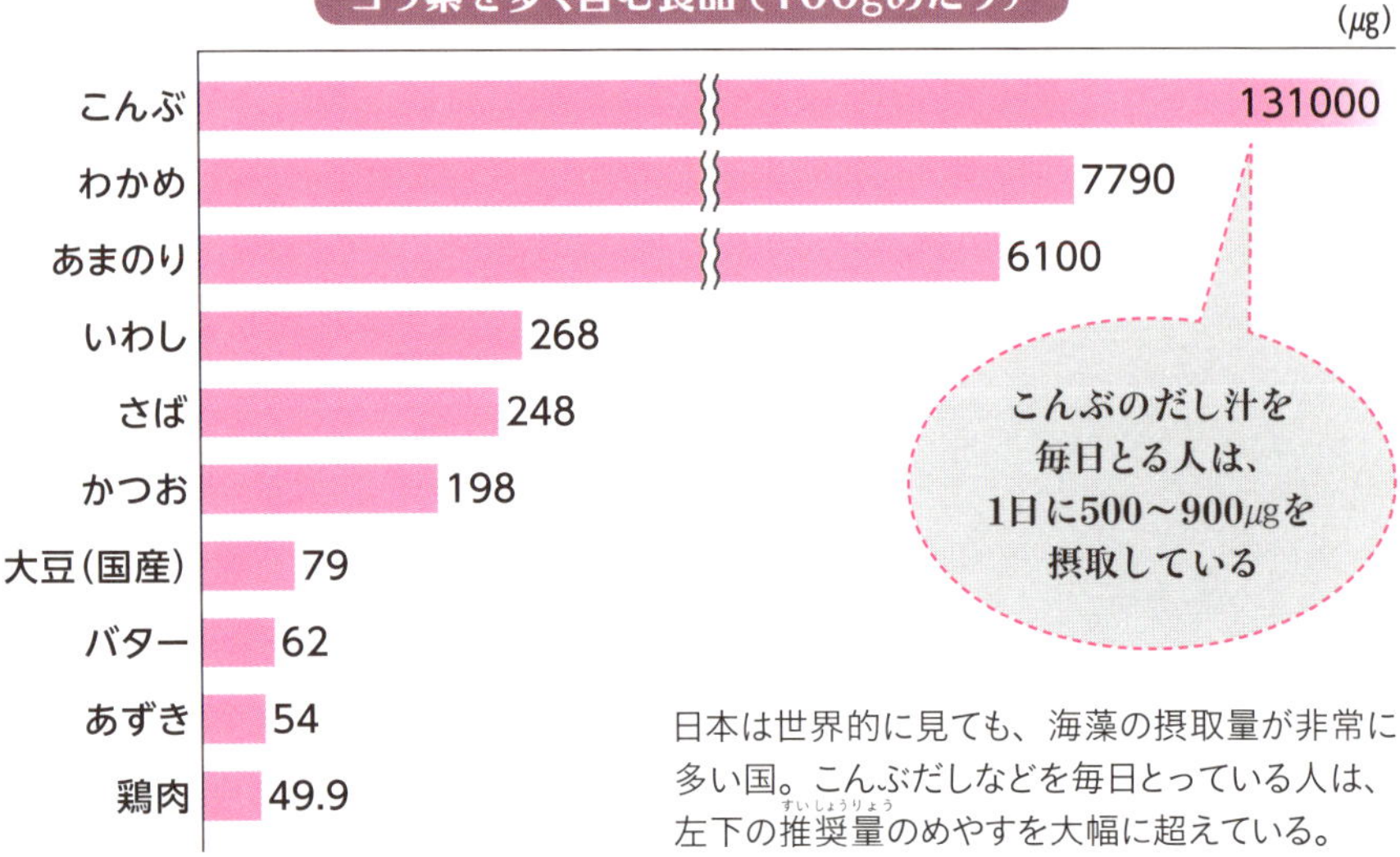

日本は世界的に見ても、海藻の摂取量が非常に多い国。こんぶだしなどを毎日とっている人は、左下の推奨量《すいしょうりょう》のめやすを大幅に超えている。

甲状腺の病気で命が危険にさらされることも

不整脈の薬「**アミオダロン塩酸塩**《えんさんえん》（商品名アンカロン）」の服用中に、海藻を食べ続けると、甲状腺の病気になる危険がある。

原因は、甲状腺ホルモンの材料となるヨウ素。アミオダロン塩酸塩は甲状腺ホルモンに作用する薬なので、海藻中のヨウ素との相互作用で、ホルモンに影響をおよぼすのだ。

年齢別、理想のヨウ素摂取量

年齢	1日の推奨量
1～2歳	60μg
3～5歳	70μg
6～7歳	80μg
8～9歳	100μg
10～11歳	120μg
12～17歳	140μg
18歳以上	150μg
妊婦	上記+110μg
授乳婦	上記+190μg

出典：「重篤副作用疾患別マニュアル　甲状腺機能低下症」厚生労働省（2009）

甲状腺機能低下症の症状が出たら、すぐ病院へ

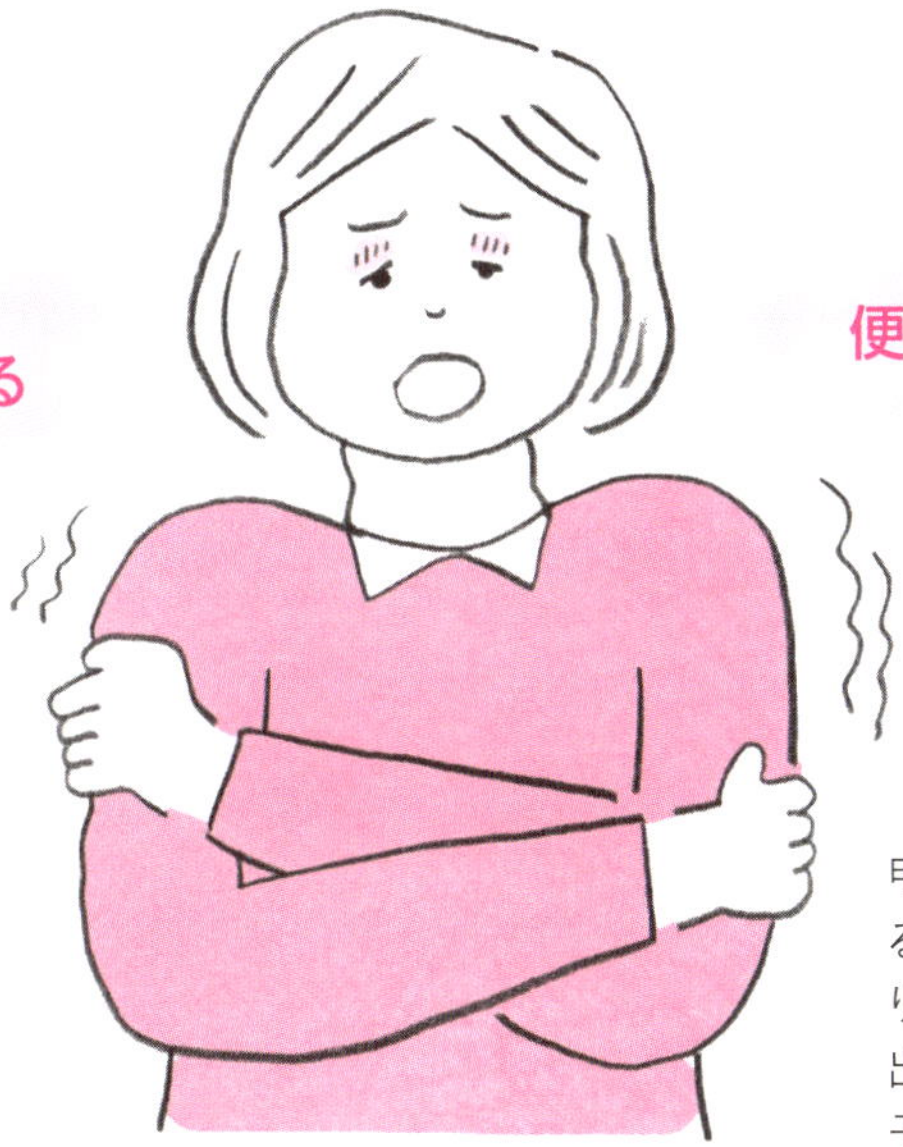
まぶたが腫《は》れる
いつも眠い
のど周辺が腫れる
寒がりになる
声がかすれる
便秘
動きがゆっくりになる
やる気が出ない
体重増加

甲状腺機能低下症になると、新陳代謝が悪くなり、上記のような症状が出る。とくに若い女性や子どもに多い。

うがい薬や消毒薬にもヨウ素が含まれている

うがい薬や消毒薬にも、ヨウ素を使ったものが多い。ヨウ素は粘《ねん》膜《まく》からも吸収されるので、うがい薬などを使うときは、医師、薬剤師に相談しておくと安心だ。

甲状腺の病気は、痛みなどをともなわないため、見過ごされやすい。

薬の服用中に上の症状が出たら、早めに医療機関で検査を受けよう。

Column

ヨウ素は、放射線対策にも使われる

ヨウ素剤が放射性物質の吸収を抑えることは、東日本大震災により、広く知られるところとなった。一方、混乱の影響で、大量の海藻を食べたり、うがい薬を飲む人もいたようだ。ヨウ素剤以外では効果が期待できないので、根拠のないうわさにまどわされないようにしたい。

酢・梅 × 胃腸薬・解熱鎮痛薬

アルミニウム脳症の危険がある

クエン酸とアルミニウムを同時にとらない

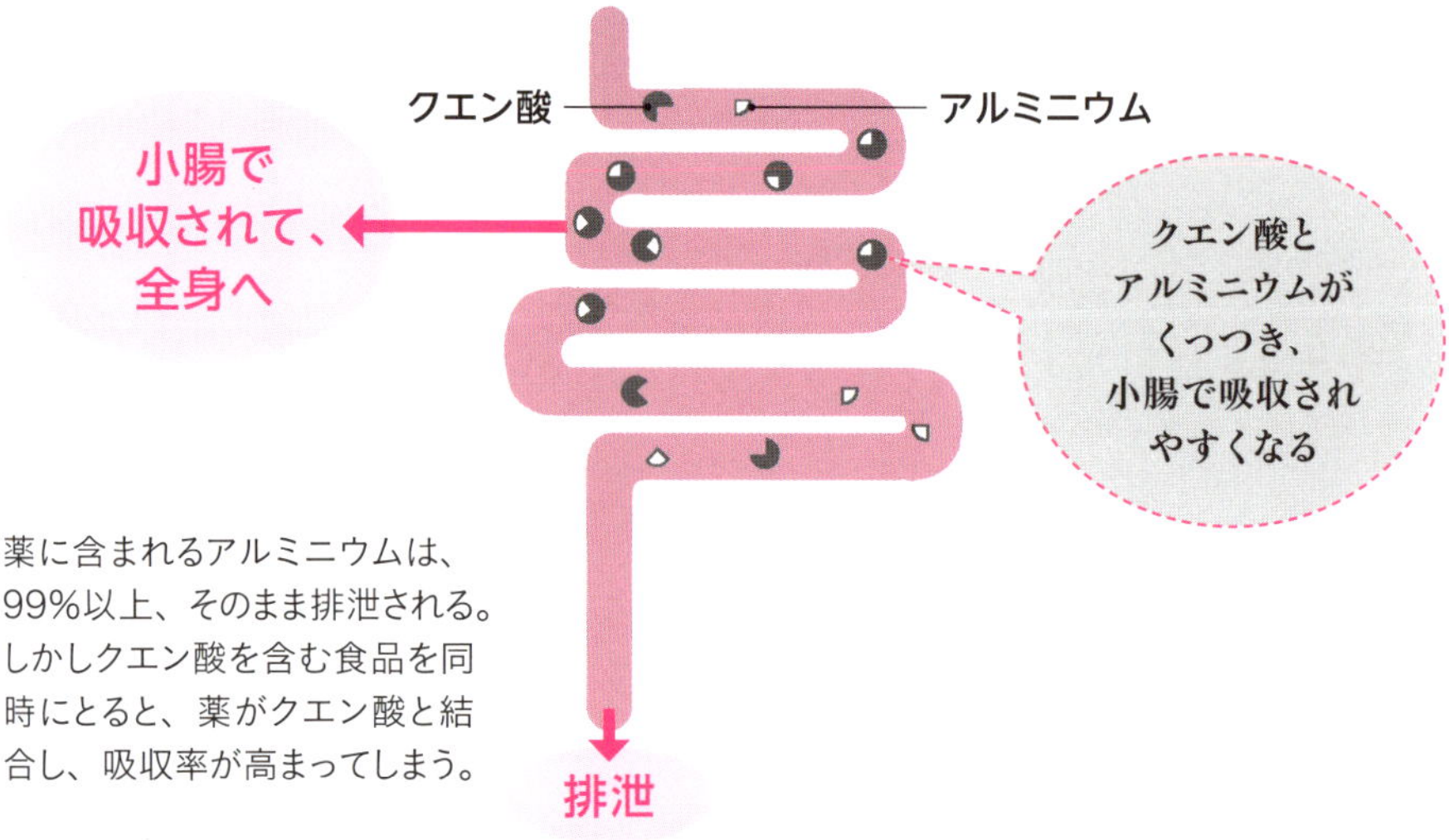
クエン酸
アルミニウム
小腸で吸収されて、全身へ
クエン酸とアルミニウムがくっつき、小腸で吸収されやすくなる
排泄

薬に含まれるアルミニウムは、99%以上、そのまま排泄される。しかしクエン酸を含む食品を同時にとると、薬がクエン酸と結合し、吸収率が高まってしまう。

薬に含まれるアルミニウムと食品中の酸が反応する

市販の胃薬や解熱鎮痛薬には、**アルミニウム**が含まれるものが少なくない。

しかしアルミニウムを長期にとり続けると、アルミニウム脳症やアルミニウム骨症になり、認知症に似た症状や、骨の痛みなどが起こることがわかっている。

酢や梅干しなど、クエン酸を含む食品を同時にとると、その危険はさらに増す。また、クエン酸を含む食品をアルミ容器に入れると、アルミニウムがとけ出しやすい。お弁当の詰めかたなどにも気を配りたい。

腎臓の悪い人は必ず薬剤師に相談を

アルミニウムを含む薬は、食品との相

クエン酸が多く含まれる食品

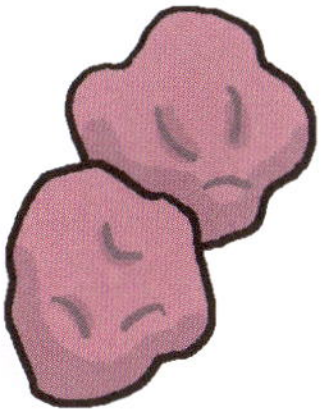

梅干し

一度にたくさん食べない。お弁当では、アルミ容器にふれないようにする。

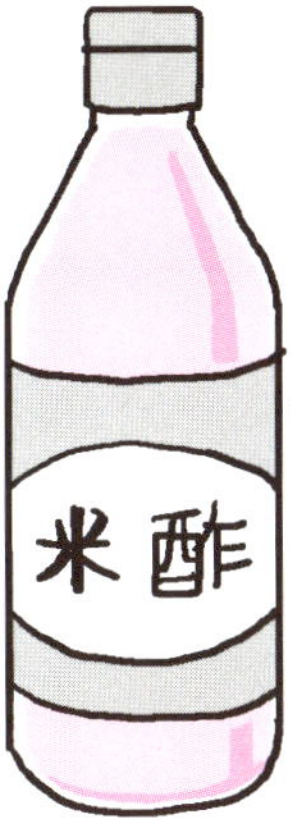

酢

ドリンク用のりんご酢などは、飲みすぎに注意。酢のものは、アルミ容器に入れないようにする。

スポーツドリンク

運動後の疲労回復などをうたった飲料にも、クエン酸を含むものがある。

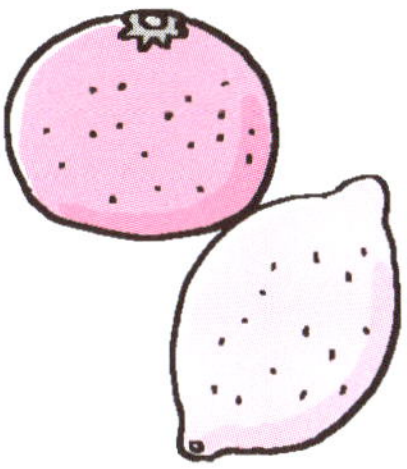

くだもの

- 温州《うんしゅう》みかん、夏みかん
- レモン
- キウイフルーツ
- グレープフルーツ
- 桃　・なし
- パイナップル
- メロン　・いちご

レモンのように酸味の強いくだものだけでなく、桃やメロンにも含まれている。

性以外にも注意が必要だ。腎臓が悪く、透析療法を受けている人はとくに、アルミニウム脳症などを起こす危険があるので避ける。市販の胃薬などを買うときは、おくすり手帳を活用し、透析を受けていることを薬剤師に伝えよう。

また、ウーロン茶などの飲料に、アルミニウムが含まれている場合もある。

薬や飲みものに関する注意点も、主治医によく確認しておくと、より安心だ。

Column

アルミニウムが原因で、アルツハイマーになる？

アルミニウムをとりすぎると、アルツハイマー型認知症になるという説がある。アルミニウム脳症と、症状が似ているためだ。

しかし両者に関連があるかどうかは、いまの段階では明確ではない。アルミニウムの過剰摂取には注意が必要だが、「アルツハイマー型認知症になる」という決めつけは禁物だ。

Column

「医薬部外品」は、薬ではない

確実に効く成分は薬にしか入っていない

サプリメントや制汗剤、薬用化粧品などに書かれた「医薬部外品」の表示。誰もが一度は見たことがあるはずだ。薬（医薬品）との最大の違いは、使用目的である。医薬品は病気の治療のためのもの。一方の医薬部外品は、不快感の解消や、清潔、美容などのために使われる製品だ。

その違いを明確に規定しているのが、薬の法律「医薬品医療機器等法（医薬品、医療機器等の品質、有効性及び安全性の確保等に関する法律）」である。

薬用化粧品には国が指定した成分が含まれる

医薬品医療機器等法の規制対象は、「医薬品」「医薬部外品」「化粧品」の3つ。

化粧品の場合は、効果が確立された有効成分が入っていれば、医薬部外品（薬用化粧品）に分類される。指定成分は9つあり、ひとつでも含まれていれば、医薬部外品に指定される。

それ以外の化粧品は、体の美化が目的の製品。「シミを防ぐ」といった、明確な効能表示は禁じられている。

表示区分を見て、期待できる効果の度合いを理解してから、購入しよう。

医薬部外品でも副作用は起こりうる

医薬部外品の作用は、薬には遠くおよばない。しかし少量とはいえ、有効成分が含まれている。

使いすぎや、誤った使いかたで毒性があらわれることもある。表示どおり正しく使うことが大切だ。

Part 3

ジュースや牛乳、酒では飲まない

「薬はコップ1杯の水で」といわれるのには、わけがある。
水以外の飲みものには、ビタミンやミネラル、脂肪、カフェインなど、
薬と反応しやすい成分が含まれているからだ。
ミネラルウォーターで、薬の効きめが落ちることもある。

グレープフルーツジュース

さまざまな薬の副作用を強める

過剰な量の成分が全身をめぐる

グレープフルーツジュースで飲むと……

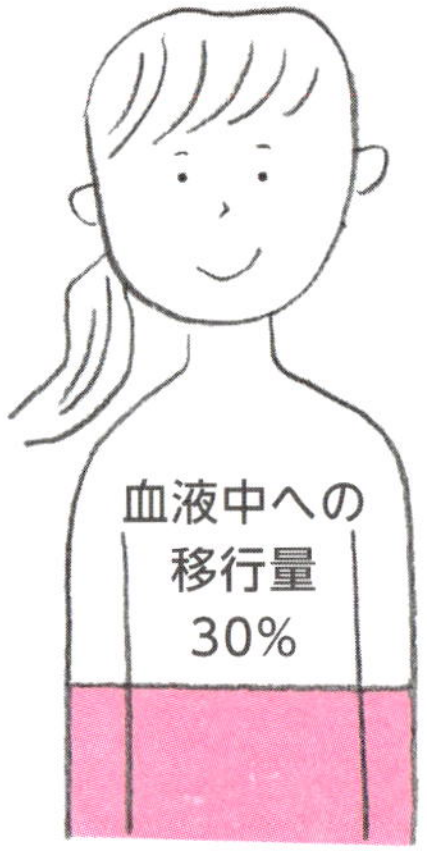
血液中への
移行量
30%

水で飲むと……

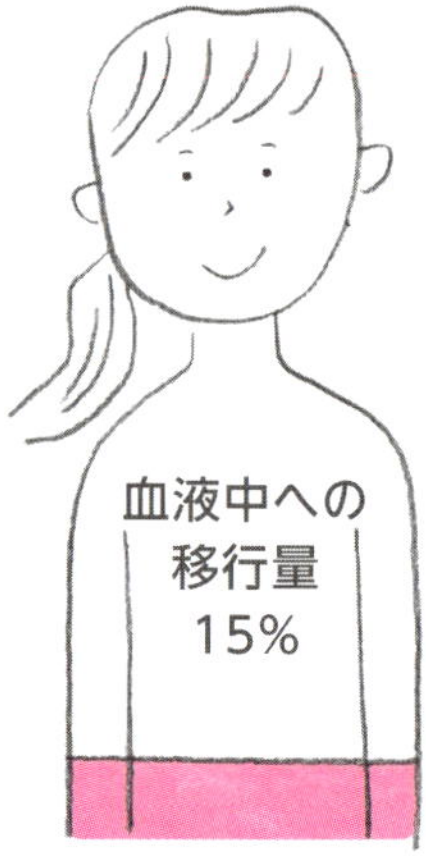
血液中への
移行量
15%

高血圧の薬・フェロジピンの場合、薬15%が血液中に移行し、ちょうどよく効く。しかしグレープフルーツジュースで飲むと、血中濃度が高くなりすぎてしまう。

グレープフルーツが酵素のはたらきをじゃまする

グレープフルーツジュースほど、薬との相性が悪い飲みものもない。

高血圧の薬をはじめ、心臓病や片《へん》頭《ず》痛《つう》の薬など、さまざまな薬の作用を強める。薬の濃度が、通常の10倍以上になることもあり、危険な副作用につながる。

高血圧の薬の場合は、急激な血圧降下で、めまいや頭痛などが起こりうる。

原因は、グレープフルーツの果肉に含まれる「フラノクマリン」という成分だ。

ジュースのほうがフラノクマリンの含有量が多くなるが、生で食べる場合も、副作用の可能性はある。薬の服用時間とはずらして食べたほうがいい。

フラノクマリンは、ルビータイプよりホワイトタイプの品種に多く含まれる。

服用後、血中濃度が急激に上がる

高血圧の薬（ニソルジピン）の血中濃度

カルシウム拮抗薬のニソルジピンをグレープフルーツジュースで飲むと、血中濃度が急激に高まり、副作用が起きやすくなる。

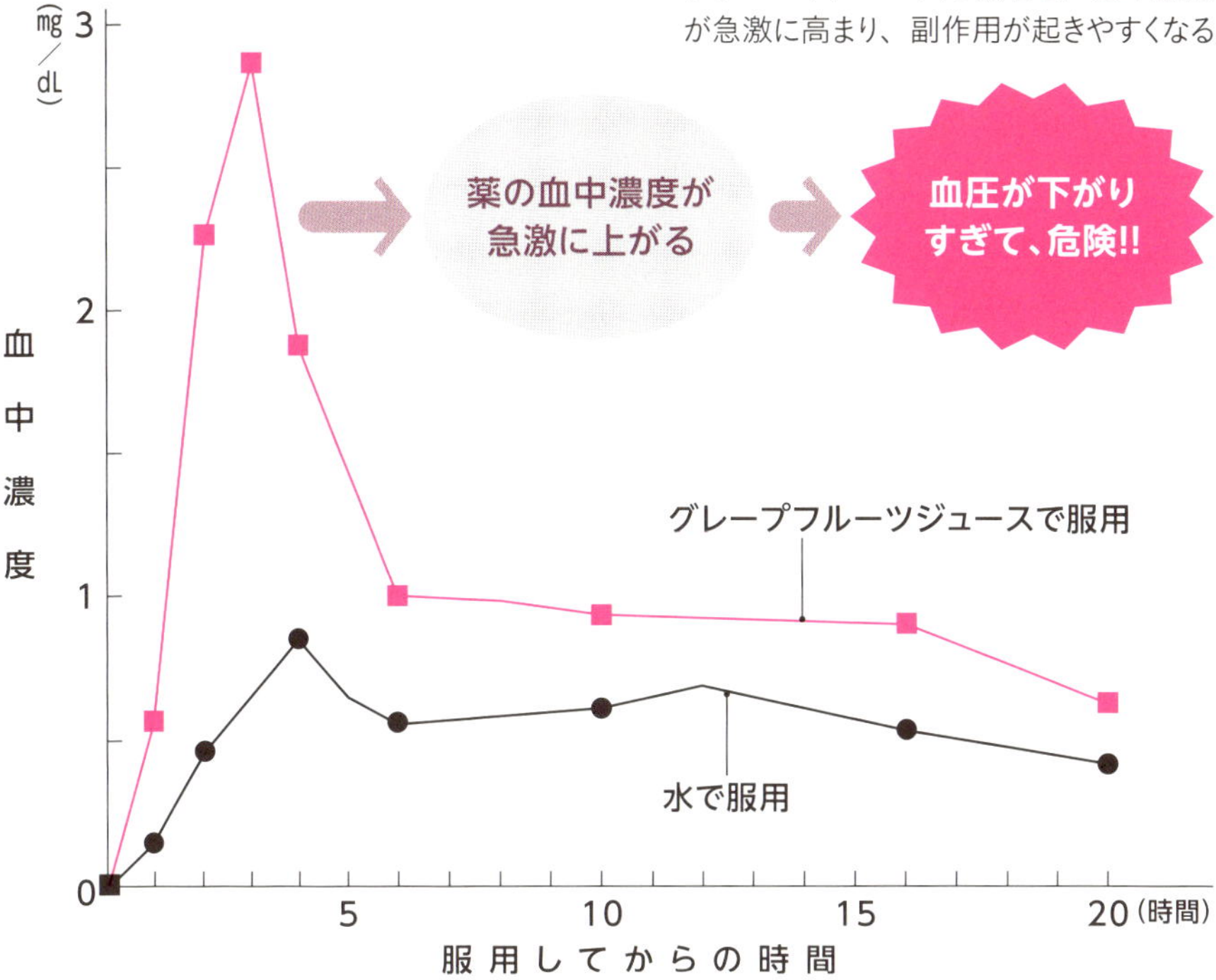

長く効く薬の服用中は飲んではいけない

どうしても飲みたいときは、最低でも1時間はあけ、少量を飲む。「1日1回服用」と指示のある薬の服用中は、いっさい飲まないのが基本。

グレープフルーツジュースの影響は長く続くため(→P27)、危険な相互作用が起こりやすいからだ。

スウィーティやはっさくで飲み合わせが起こることも

P62、63で紹介している薬以外にも、相性の悪いものは多い。薬の種類を問わず、同時間帯には飲まないようにしたほうが安心だ。

スウィーティやはっさくでも、効きめが強まるという報告もある。

グラフ出典：『Clinical Pharmacology and Therapeutics』 vol.54,
「Effect of grapefruit juice and naringin on nisoldipine pharmacokinetics.」 Bailey,D.G., et al.

CYP《シップ》3A4という酵素で代謝《たいしゃ》される薬は、グレープフルーツジュースと相性が悪い。代表的なのが、医療機関で処方される以下の薬だ。

グレープフルーツジュースと相性の悪い薬（病院薬）

◆高血圧の薬◆

カルシウム拮抗薬《きっこうやく》

- シルニジピン〈商品名 アテレック〉
- ベニジピン塩酸塩《えんさんえん》〈商品名 コニール〉
- アラニジピン〈商品名 サプレスタ／ベック〉
- アゼルニジピン〈商品名 カルブロック〉
- ニトレンジピン〈商品名 バイロテンシン〉
- フェロジピン〈商品名 スプレンジール〉
- バルニジピン塩酸塩〈商品名 ヒポカ〉
- マニジピン塩酸塩〈商品名 カルスロット〉
- ニソルジピン〈商品名 バイミカード〉
- ニカルジピン塩酸塩〈商品名 ペルジピン／ペルジピンLA〉
- ニフェジピン〈商品名 アダラート〉

AⅡ受容体拮抗薬

- ロサルタンカリウム〈商品名 ニューロタン〉
- ロサルタンカリウム・ヒドロクロロチアジド配合〈商品名 プレミネント〉 など

降圧利尿薬

- エプレレノン〈商品名 セララ〉 など

レニン阻害薬

- アリスキレンフマル酸塩〈商品名 ラジレス〉 など

血圧が下がりすぎて頭痛がしたり、意識を失うおそれもある

血圧の薬は、1日1回服用のタイプが増えていて、時間をずらしても危険！ とくに頭痛やめまい、手足のむくみなどが起こりやすい。

◆心臓病の薬◆

不整脈・狭心症の薬

- ベラパミル塩酸塩〈商品名 ワソラン〉
- ジソピラミド〈商品名 リスモダン〉
- ジソピラミドリン酸塩〈商品名 リスモダンP〉 など

不整脈の薬

- キニジン硫酸塩水和物《りゅうさんえんすいわぶつ》〈商品名 硫酸キニジン「ホエイ」／キニジン硫酸塩「ファイザー」〉
- アミオダロン塩酸塩〈商品名 アンカロン〉 など

血圧が下がりすぎて頭痛やめまいがしたり、気分が悪くなる

不整脈や狭心症の治療で使われる薬。血圧が下がりすぎる、脈が遅くなるなどの副作用が出る。

◆脂質異常症の薬◆

- アトルバスタチンカルシウム水和物〈商品名 リピトール〉
- アムロジピンベシル酸塩・アトルバスタチンカルシウム水和物〈商品名 カデュエット〉（高血圧の薬との合剤）
- シンバスタチン〈商品名 リポバス〉
- ロミタピドメシル酸塩〈商品名 ジャクスタピッド〉

コレステロールが下がりすぎ、胃の不快感などの副作用が出る

骨格筋がとけてしまう「横紋筋融解症《おうもんきんゆうかいしょう》」など、重大な副作用につながる。

◆頭痛の薬◆

- エレトリプタン臭化水素酸塩《しゅうかすいそさんえん》〈商品名 レルパックス〉
- エルゴタミン配合〈商品名 クリアミン〉　など

めまいや眠気、吐き気などの副作用が出る

◆抗生物質◆

- エリスロマイシン〈商品名 エリスロシン〉
- クラリスロマイシン〈商品名 クラリス／クラリシッド〉
- ジョサマイシン〈商品名 ジョサマイシン／ジョサマイ〉　など

吐き気や下痢、胃の痛みなどの副作用が起こる

◆抗血栓薬◆

- アピキサバン〈商品名 エリキュース〉
- リバーロキサバン〈商品名 イグザレルト〉
- チカグレロル〈商品名 ブリリンタ〉
- シロスタゾール〈商品名 プレタール〉　など

血がサラサラになりすぎて、出血が止まりにくくなる

◆抗不安薬◆

- ジアゼパム〈商品名 セルシン／ホリゾン〉
- タンドスピロンクエン酸塩〈商品名 セディール〉
- ロフラゼプ酸エチル〈商品名 メイラックス〉　など

眠気やふらつき、頻脈などの副作用が出やすい

◆ED治療薬◆

- シルデナフィルクエン酸塩〈商品名 バイアグラ〉
- タダラフィル〈商品名 シアリス〉
- バルデナフィル塩酸塩水和物〈商品名 レビトラ〉

ほてりや顔の赤らみ、頭痛などが起こる

◆睡眠薬◆

- トリアゾラム〈商品名 ハルシオン〉
- ブロチゾラム〈商品名 レンドルミン〉
- ゾピクロン〈商品名 アモバン〉
- エスゾピクロン〈商品名 ルネスタ〉
- スボレキサント〈商品名 ベルソムラ〉　など

めまい、ふらつき、だるさなどが起こる

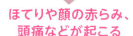

オレンジジュース × 骨粗しょう症の薬

薬の効きめが下がる

オレンジジュースが吸収率を下げる

不整脈の薬・セリプロロール塩酸塩の吸収率

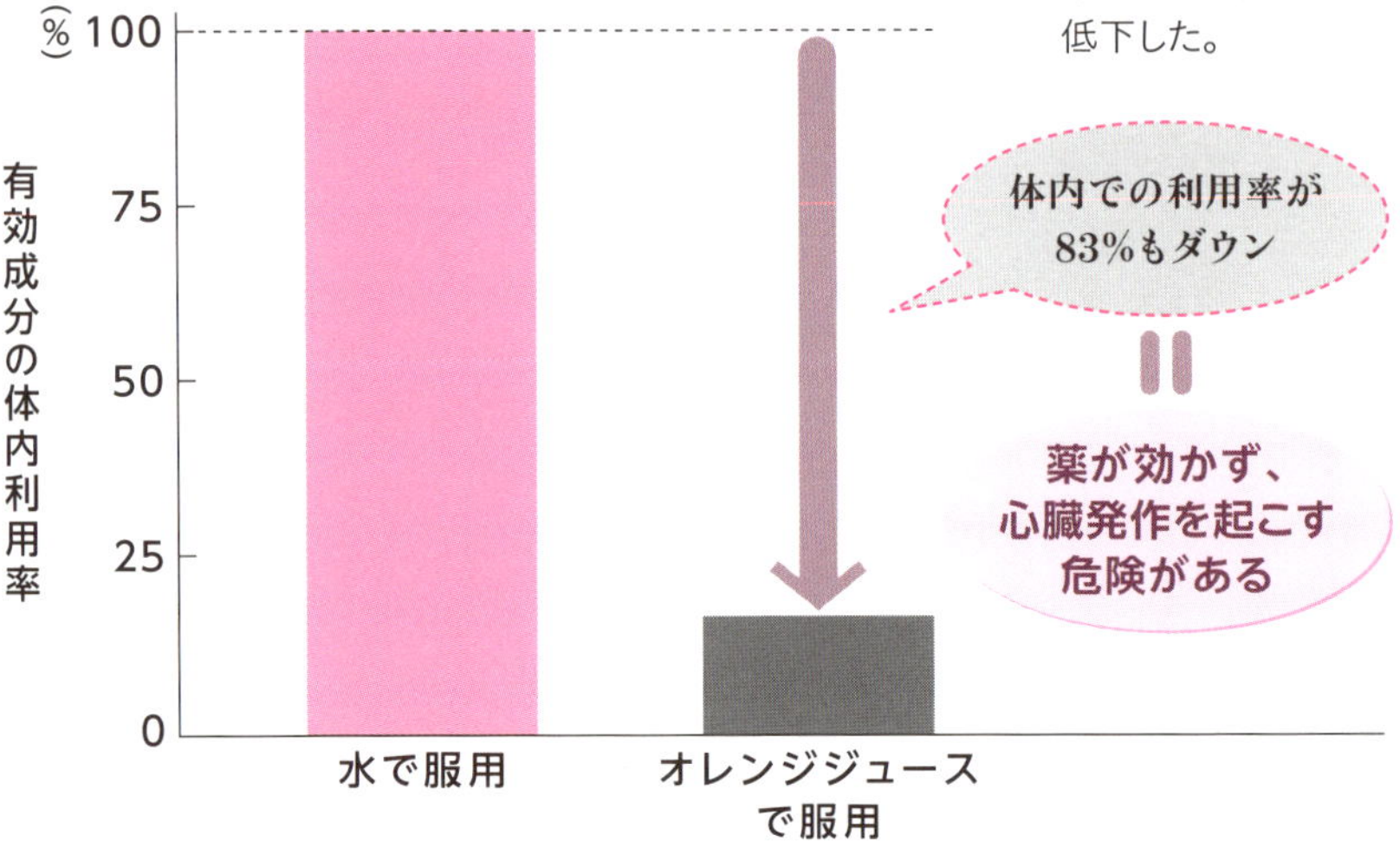

オレンジジュースで飲むと、薬の吸収率が8割以上も低下した。

オレンジジュースが薬の吸収をじゃまする

オレンジジュースは、薬の効きめを下げることがある。

とくに相性が悪いのは、骨粗しょう症の薬「**アレンドロン酸ナトリウム水《すい》和《わ》物《ぶつ》**（商品名フォサマック／テイロック／ボナロン）」や、「**リセドロン酸ナトリウム水和物**（商品名アクトネル／ベネット）」だ。

心臓病や高血圧の薬「**セリプロロール塩《えん》酸《さん》塩《えん》**（商品名セレクトール）」、花粉症治療などに使われる「**フェキソフェナジン塩酸塩**（商品名アレグラ）」なども、オレンジジュースで飲むと、効果が下がる。

子ども用の抗生物質はジュースで苦くなることも

子どもに薬を飲ませるときに、苦味を

出典：『東京都医薬品情報』vol.358,「オレンジジュースはβアドレナリン遮断薬Celiprololのバイオアベイラビリティーを大幅に減少させる：健常者における無作為交差試験」日本医薬情報センター

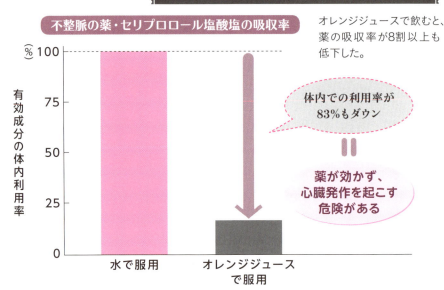

酸性の飲みものほど薬の味に影響する

酸性のジュースは、薬の苦味を強める。とくにマクロライド系抗生物質の顆《か》粒《りゅう》、細粒は、苦味が強まりやすい。

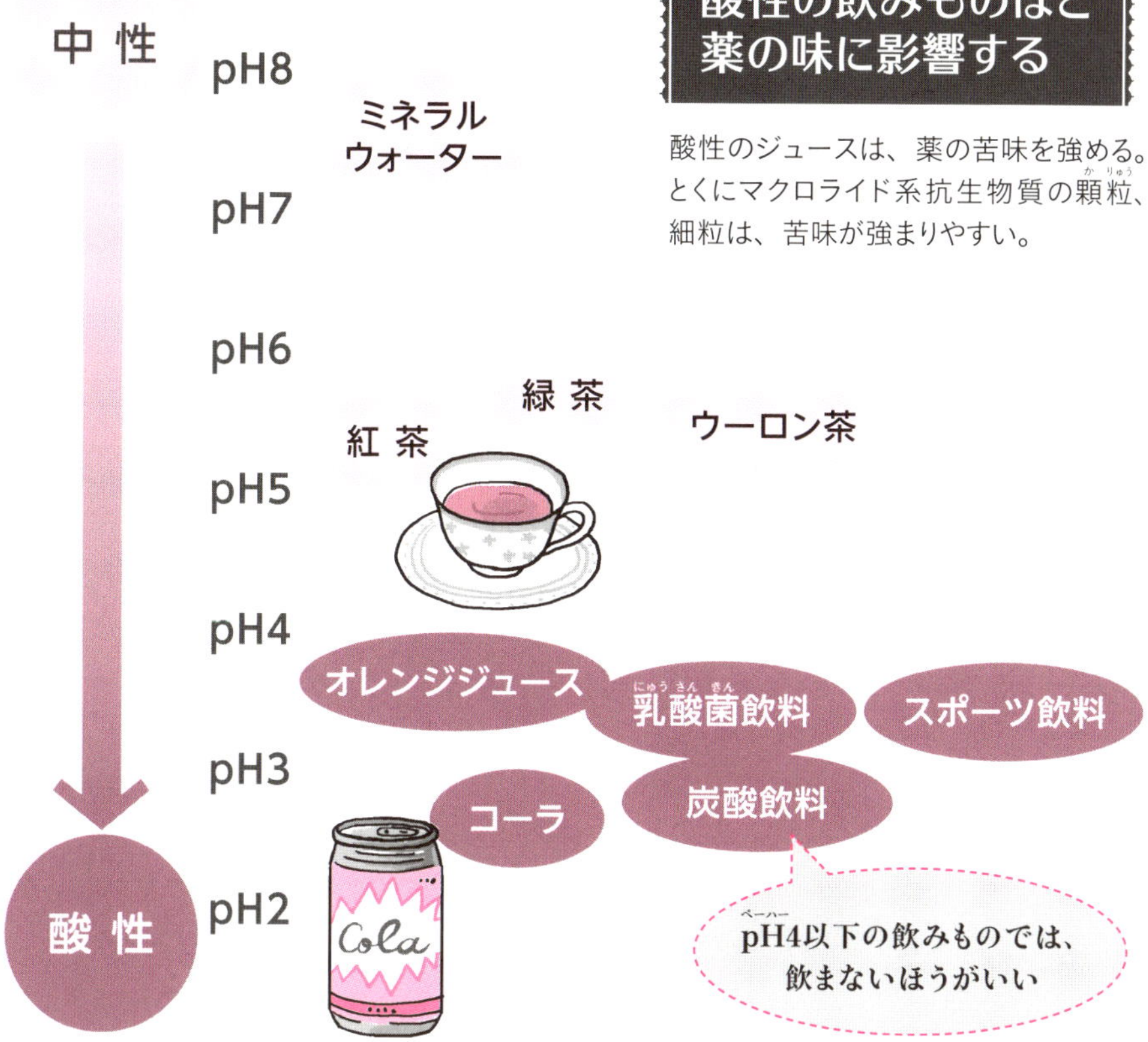

隠すため、ジュースで飲ませることがある。しかしオレンジジュースのように酸味の強いものは、抗生物質などの苦味を強めてしまう。

苦味を隠すためのコーティングが、はがれてしまうためだ。

とくに**マクロライド系抗生物質「アジスロマイシン水和物**（商品名ジスロマック）」などとは、いっしょに飲ませないようにする。

Column

りんごジュースやグレープジュースなら、薬に影響しない？

グレープフルーツジュースやオレンジジュース以外なら、薬といっしょに飲んでも平気なのだろうか？答えはノーだ。りんごジュースなどでも、一部だが飲み合わせの報告がある。

未知の副作用が起こる可能性もあるので、薬をジュースで飲むのはやめよう。

バナナジュース × パーキンソン病の薬

薬が効かず、悪化する危険がある

バナナジュースで飲むと、薬が吸収されにくい

パーキンソン病の薬への、バナナジュースの影響

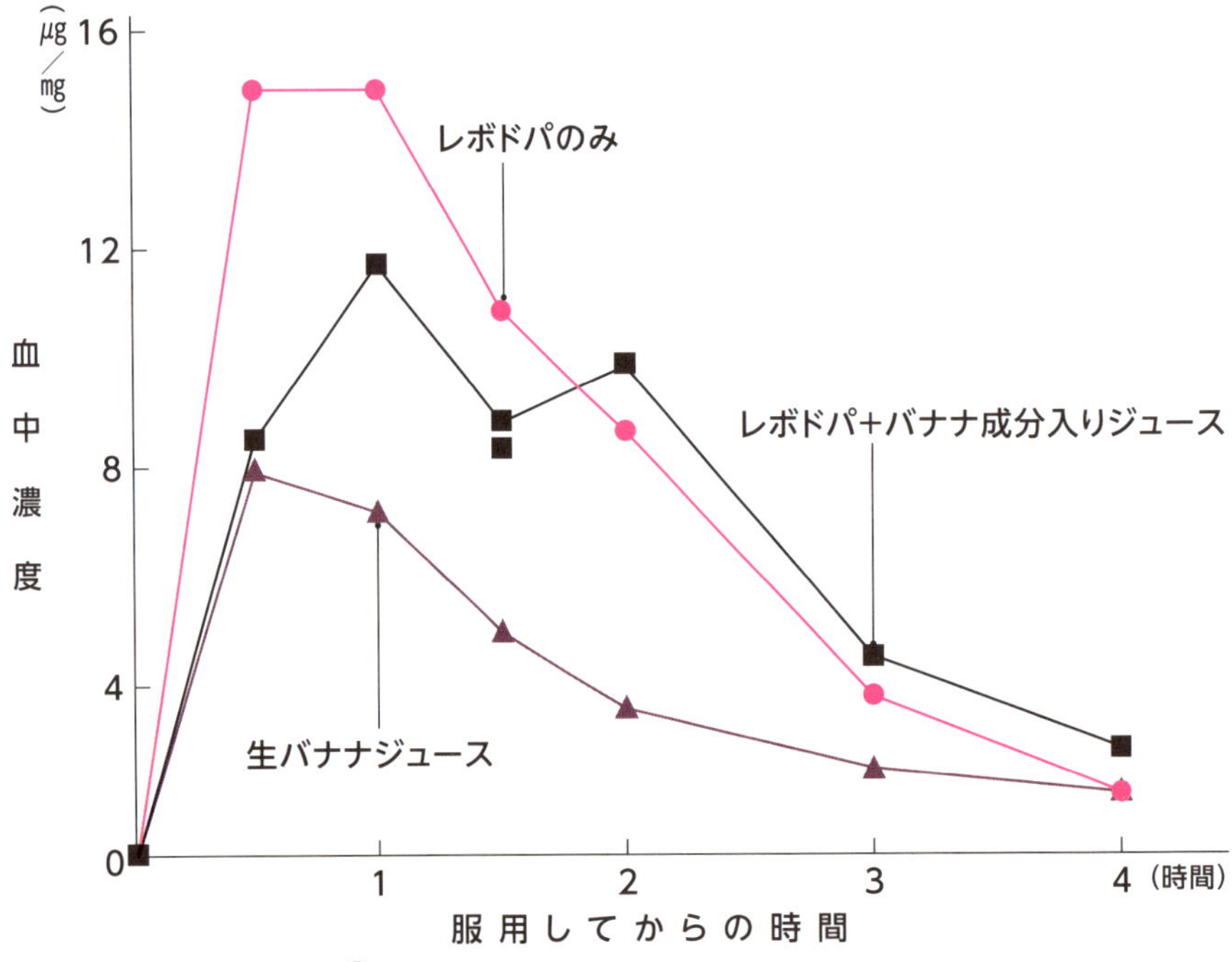

生バナナジュースと薬を同時に飲むと、効きめが半分程度になる

パーキンソン病の薬・レボドパ（商品名ドパストン／ドパゾール）の血中濃度を、水で飲んだ場合と、バナナジュースで飲んだ場合とで比較。とくにフレッシュのバナナジュースでは、薬の吸収率が低下した。

グラフ出典：『薬学雑誌』vol.125（12），「バナナジュースはレボドパ製剤のバイオアベイラビリティを低下させる」小合由起・砂金信義・太田隆文・宇留野 強

子ども用かぜ薬にも、バナナジュースが影響する？

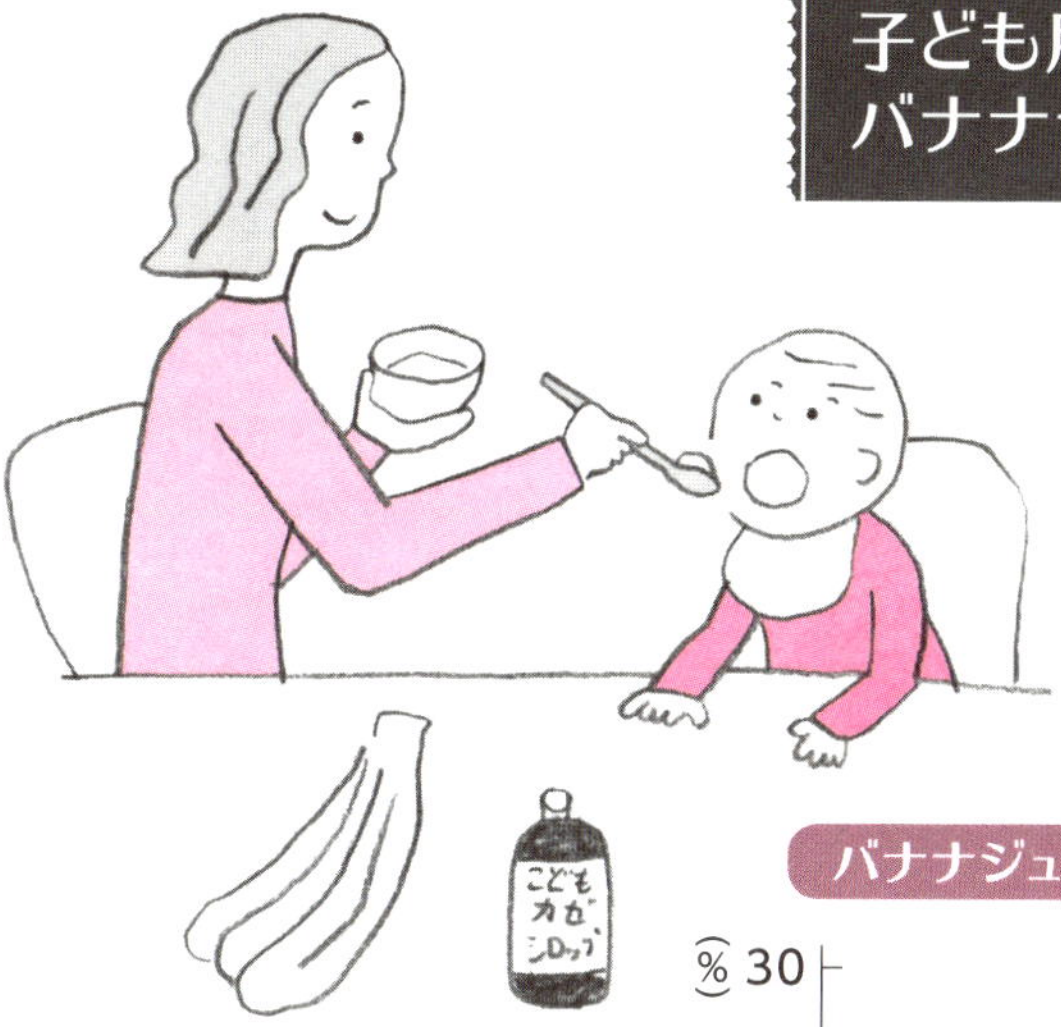

つぶしたバナナと混ぜたり、バナナジュースで飲ませると、有効成分のアセトアミノフェン(→P41)が効きにくくなる。

バナナジュースによる、有効成分の消失率

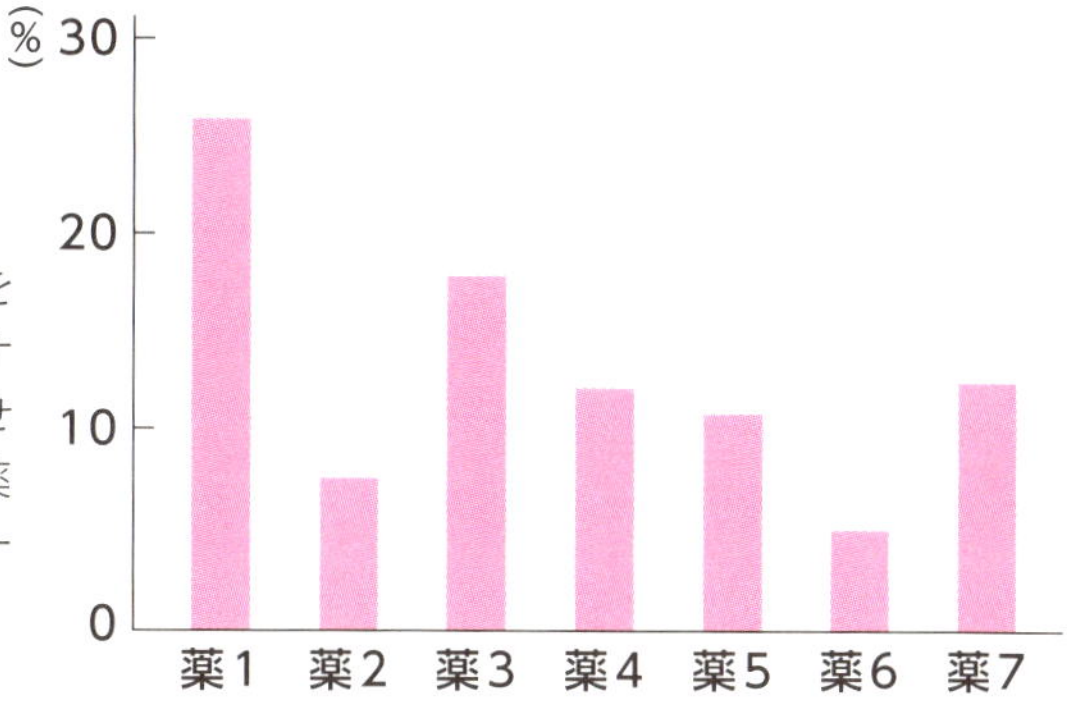

アセトアミノフェンを含む市販薬と、バナナ果汁を混ぜ合わせた実験結果。どの薬でも、有効成分の一部が消失した。

バナナに含まれる酵素が薬の効きめを悪くする

バナナジュースや、バナナを含む自家製野菜ジュースは、パーキンソン病の薬の効きめを下げる。

原因はあきらかになっていないが、バナナに含まれる「ポリフェノールオキシダーゼ」が、薬の成分に影響する可能性が指摘されている。

薬局の子ども用ゼリーで危険な飲み合わせを避ける

バナナジュースは、子ども用の解熱鎮痛薬やかぜ薬とも相性が悪く、効きめを下げるおそれがある。

薬をそのまま飲めない子には、薬局で市販されているゼリーなどを使うのが、いちばん安心だ。

グラフ出典：『一般医薬品セルフメディケーション振興財団 2008年度調査報告書』、「バナナの摂食が小児用OTC薬の解熱成分に与える影響」植沢芳広

青汁 × 抗血栓薬・抗生物質

抗血栓作用や、殺菌作用が弱まる

青汁のビタミンやミネラルが薬のはたらきを抑える

青汁は、野菜不足の現代人にうってつけの飲みもの。健康のために欠かさず飲んでいる人も多い。

しかし、たった1杯で野菜不足を補えるのは、それだけ多量のビタミンやミネラルが含まれているから。食物繊維も豊富で、薬の吸収が阻害されやすい。

代表的なのは、抗血栓薬**ワルファリンカリウム**(→P38)との飲み合わせだ。

脳梗塞や心筋梗塞のリスクが高まる

ワルファリンカリウムは、ビタミンKと相性が悪い(→P38)。青汁には大量のビタミンKが含まれているため、薬の効きが悪くなる。血栓ができて、心筋梗塞《しんきんこうそく》や脳卒中を起こす危険もある。

青汁だけでなく、生の野菜ジュースにも注意が必要だ。ほうれんそうのように緑の濃い野菜ほど、ビタミンKが豊富に含まれている。

扁桃炎や気管支炎が悪化し肺炎になることも

抗生物質にも、青汁と相性の悪いものがある。「**シプロフロキサシン**(商品名シプロキサン)」などの**ニューキノロン系抗生物質**、「**ミノサイクリン塩酸塩**《えんさんえん》(商品名ミノマイシン)」などの**テトラサイクリン系抗生物質**だ。

青汁に含まれる豊富なミネラルが、薬のミネラルと結合し、吸収を妨げる。すると薬の効きめが弱まってしまい、感染症が長引いたり、悪化したりすることがある。

青汁の材料は、薬に影響するものばかり

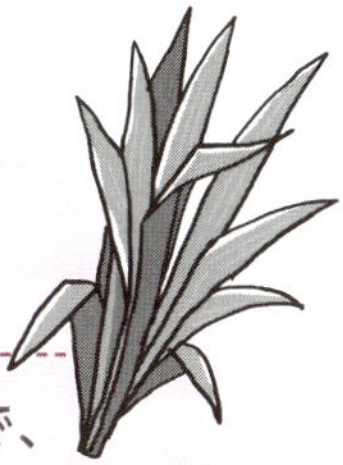

大麦若葉

食物繊維が豊富で、薬の吸収をじゃまする

大麦が実をつける前の葉っぱの部分。食物繊維などが豊富。コレステロール値を下げるという報告があり、脂質異常症の薬とも相性が悪い可能性がある。

あしたば

大量のビタミンが、ワルファリンカリウムと反応

ビタミンKの含有量は、緑黄色野菜のなかでもトップクラス。ワルファリンカリウムの服用中は、とらないほうがいい。

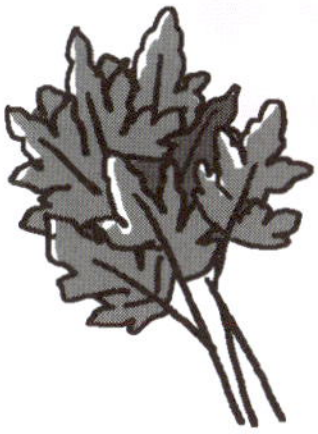

緑 茶

ミネラルやカフェインが、薬の効きめを変える

ビタミンKやミネラル、カフェインを含む。お湯で抽出した緑茶は、ビタミンKがゼロに近いが、青汁では原料として使われるため、含有《がんゆう》量が多い。

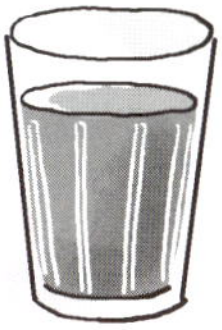

ケール

血糖値を下げるため、糖尿病の薬にも影響

ビタミンCやβ-カロテン、食物繊維、カルシウムなどが豊富で、薬の吸収率を下げる可能性が高い。血糖値を下げるという報告があり、糖尿病の薬に影響するおそれもある。

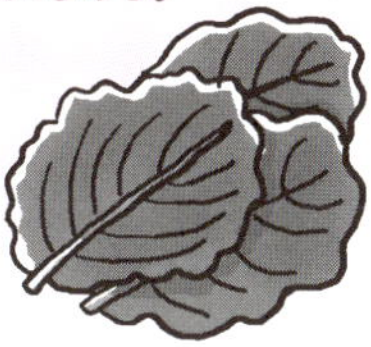

クロレラ

ビタミンKが豊富で、血が固まりやすくなる

ビタミンやミネラルが豊富。とくにマグネシウムの含有量が多く、薬の成分とくっついて、薬を効きにくくするおそれがある。

上の5つは、青汁によく使われる食材。いずれもビタミンやミネラルが豊富で、健康食品に近い。抗血栓薬をはじめ、さまざまな薬の効きめに影響するおそれがある。

牛乳 × 抗生物質・骨粗しょう症の薬

カルシウムの影響で、効きめが低下

ひと口の牛乳で、効きが悪くなることも

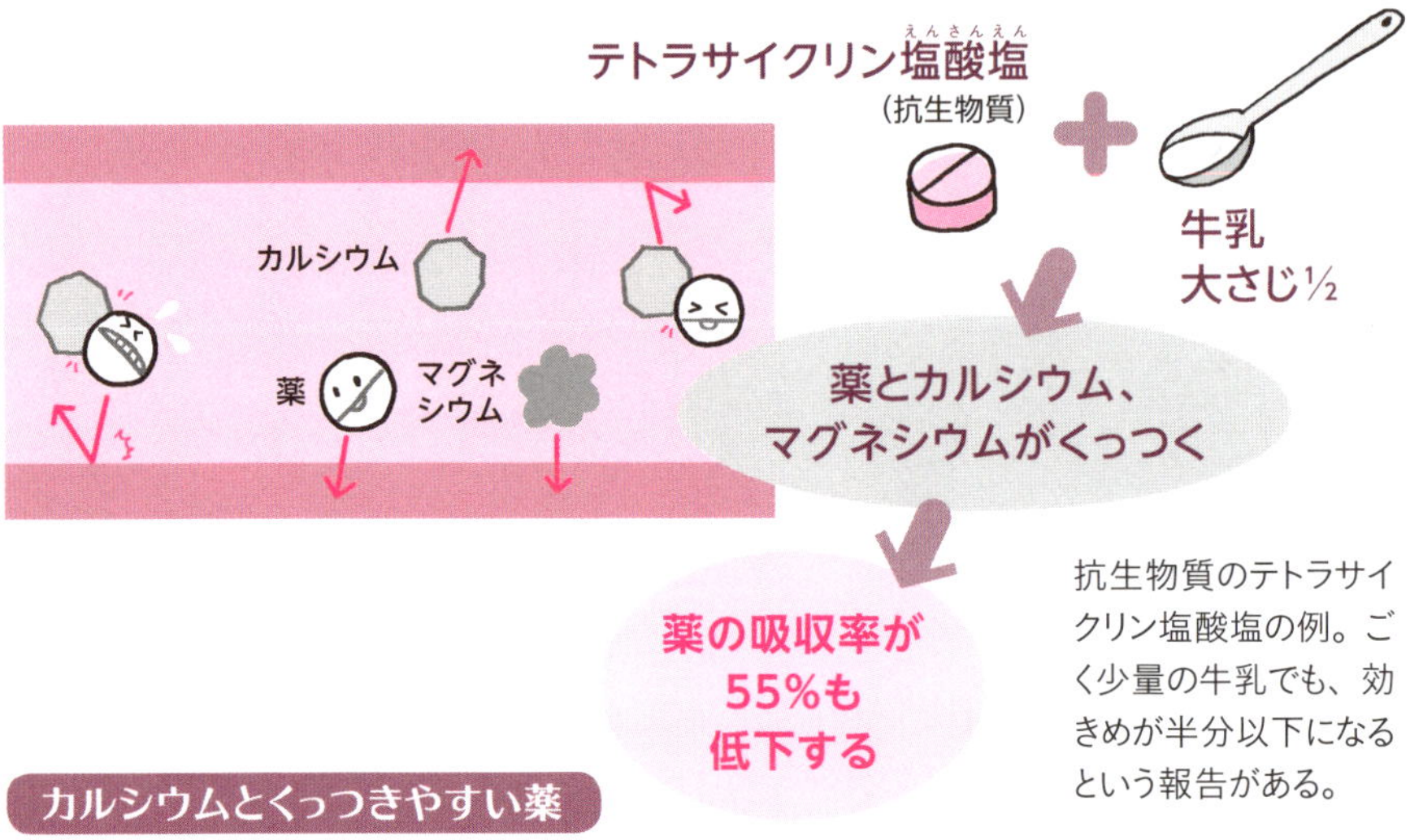

抗生物質のテトラサイクリン塩酸塩の例。ごく少量の牛乳でも、効きめが半分以下になるという報告がある。

牛乳と薬は2時間以上あけて飲む

牛乳は、カルシウム豊富な食品の代表。そのため、カルシウムと反応しやすい薬は、牛乳で飲んではいけない(左記参照)。薬がカルシウムとくっついて離れなくなり(キレート形成)、効きめを失うからだ。アルミニウムを含む胃腸薬(**制酸剤**)にも、注意が必要だ。

カルシウムとくっつきやすい薬

抗生物質

- テトラサイクリン塩酸塩〈商品名 アクロマイシン〉
- ドキシサイクリン塩酸塩水和物《すいわぶつ》〈商品名 ビブラマイシン〉
- ノルフロキサシン〈商品名 バクシダール〉
- シプロフロキサシン〈商品名 シプロキサン〉
- ロキシスロマイシン〈商品名 ルリッド〉
- セフロキシム　アキセチル〈商品名 オラセフ〉　など

骨粗《こつそ》しょう症の薬

- エチドロン酸二ナトリウム〈商品名 ダイドロネル〉
- アレンドロン酸ナトリウム水和物〈商品名 フォサマック／テイロック／ボナロン〉
- リセドロン酸ナトリウム水和物〈商品名 アクトネル／ベネット〉
- ミノドロン酸水和物〈商品名 リカルボン／ボノテオ〉
- イバンドロン酸ナトリウム水和物〈商品名 ボンビバ〉　など

Column

かぜに抗生物質はいらない!?

かぜをひいて医療機関に行くと、細菌を殺すための抗生物質を処方されることがある。

かぜの原因はウイルスなので、抗生物質では治らない。目的は、気管支炎などの二次感染症の予防だ。抗生物質の乱用は、薬が効かない耐性菌を増やすため、安易な使用はよくないといわれている。

もともと日本は、世界的に見ても、「抗生物質を使いすぎる」といわれてきた国。のどのはげしい炎症や高熱などの症状がなければ、抗生物質は必要ないと考えたほうがいい。

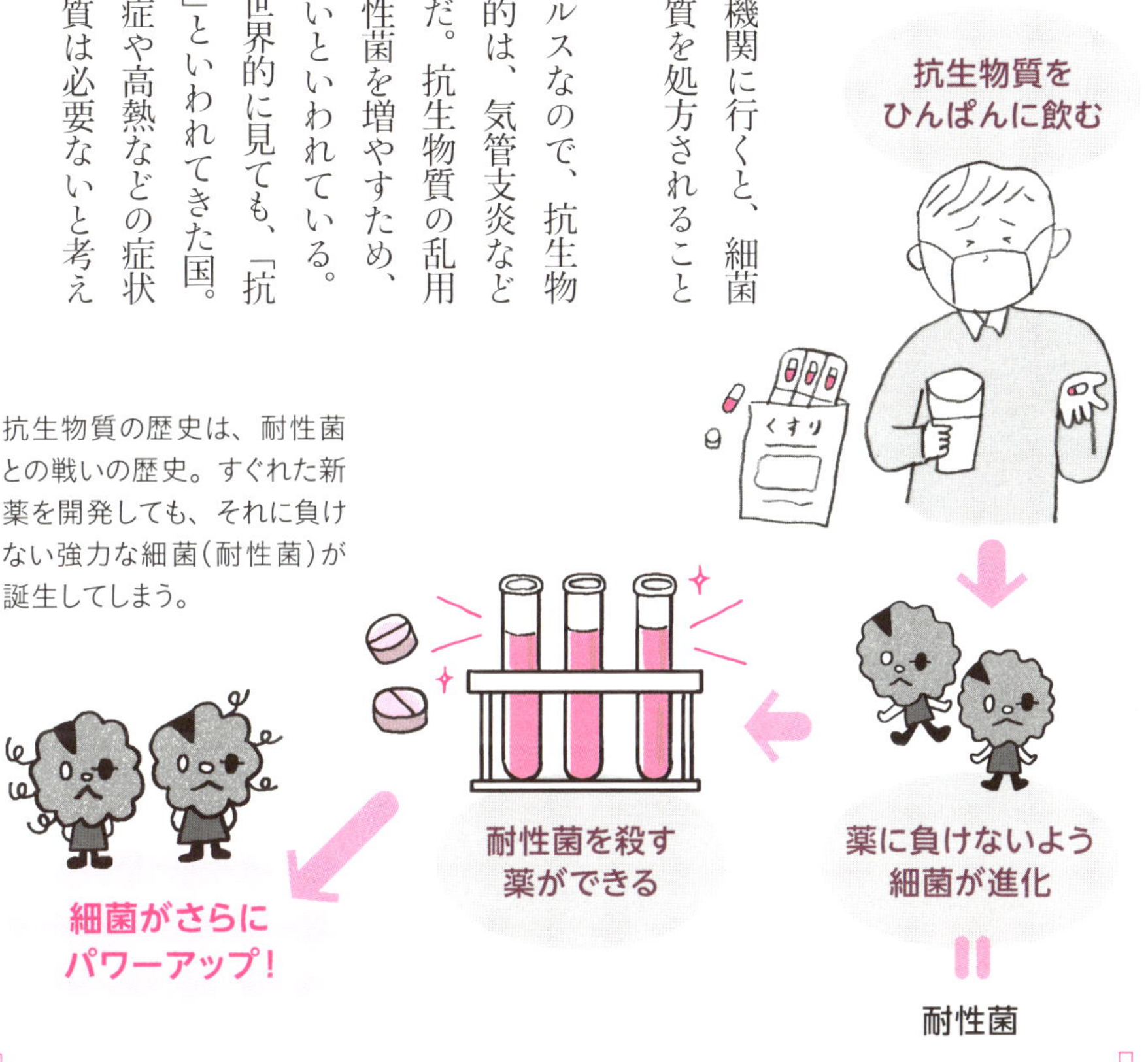
抗生物質をひんぱんに飲む
くすり
薬に負けないよう細菌が進化
=
耐性菌
耐性菌を殺す薬ができる
細菌がさらにパワーアップ!

抗生物質の歴史は、耐性菌との戦いの歴史。すぐれた新薬を開発しても、それに負けない強力な細菌（耐性菌）が誕生してしまう。

牛乳 × 睡眠薬

めまいや息苦しさが起こる

食後服用の薬を飲まなくてはいけないのに、食欲がない。そんなときは牛乳などの飲みものではなく、クッキーなどを1枚でも食べておくといい。

食欲がないときは、牛乳よりクッキーを

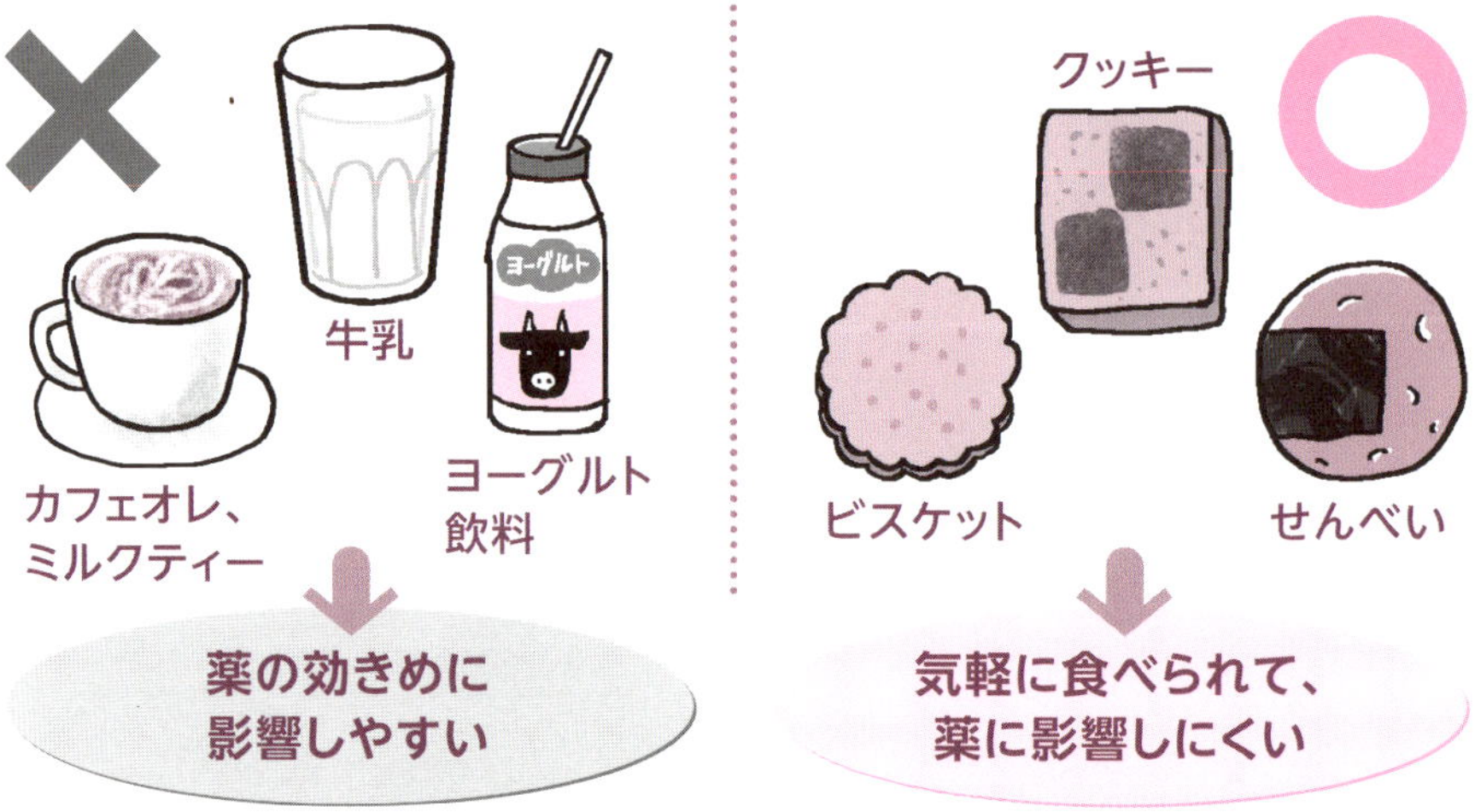
牛乳
ヨーグルト
カフェオレ、
ミルクティー
ヨーグルト
飲料
薬の効きめに
影響しやすい
クッキー
ビスケット
せんべい
気軽に食べられて、
薬に影響しにくい

脂溶性の薬は牛乳で効きめが強まる

脂にとけやすい薬を牛乳で飲むと、薬が乳脂肪分でとけて、吸収がよくなる。その結果、重大な副作用をまねく可能性もある。

とくに注意したいのは、睡眠薬の「**クアゼパム**（商品名ドラール）」だ。飲みもの、食べものと相性の悪い薬で、とくに牛乳で飲むと吸収がよくなる。起き上がれない、息苦しいなどの危険な副作用も起こりうる。

脂質異常症の薬「**プロブコール**（商品名シンレスタール／ロレルコなど）」なども、脂にとけやすい性質をもつ。

クアゼパムに比べれば危険性は低いが、副作用が出るおそれがある。牛乳で飲むのは避けたほうが安心といえる。

牛乳 × 便秘薬

胃の不快感が起こり、効果も出にくい

牛乳で飲むと、成分が腸に届かない

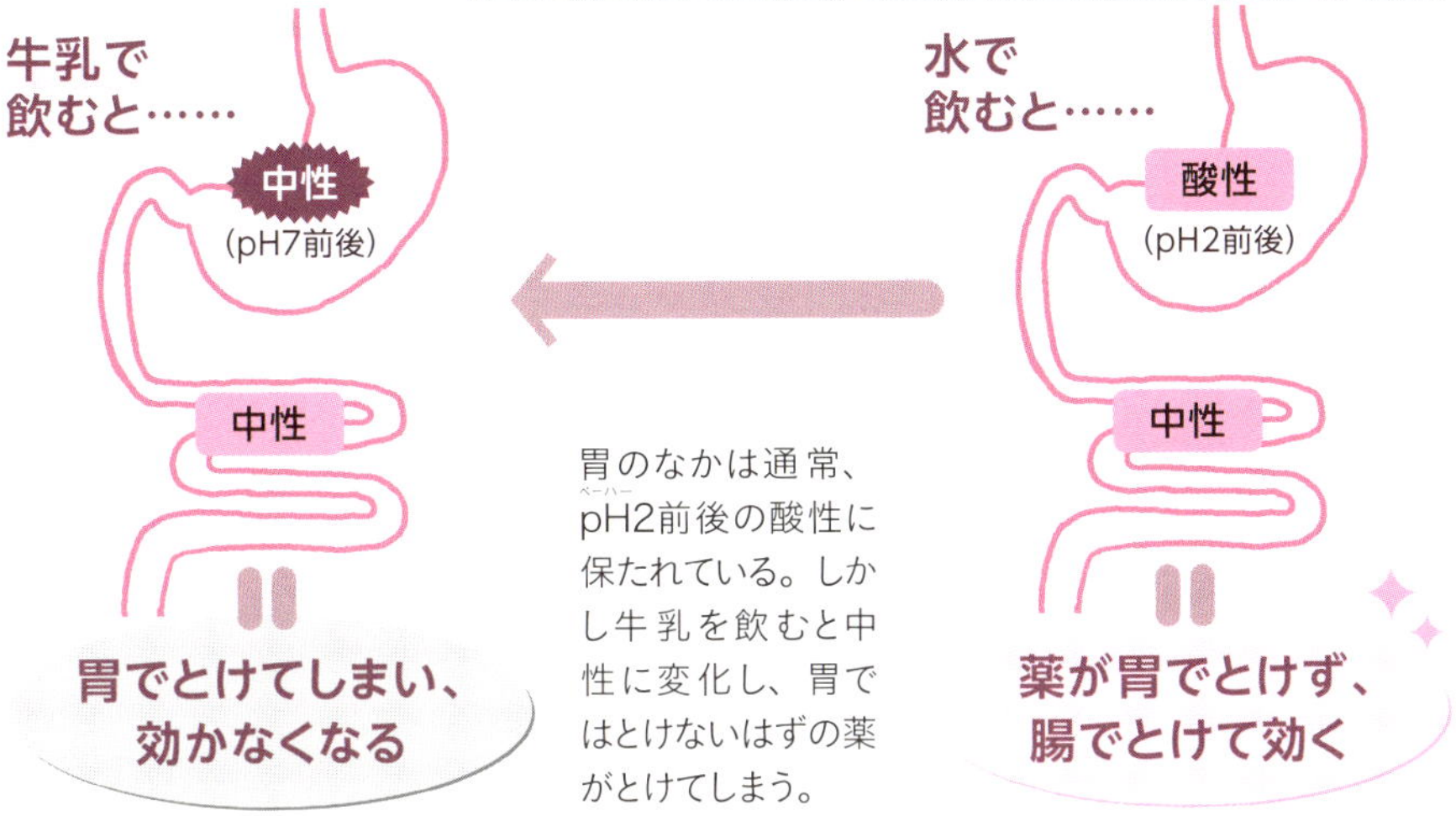
牛乳で飲むと……
中性
(pH7前後)
中性
胃でとけてしまい、効かなくなる
水で飲むと……
酸性
(pH2前後)
中性
薬が胃でとけず、腸でとけて効く

胃のなかは通常、pH2《ペーハー》前後の酸性に保たれている。しかし牛乳を飲むと中性に変化し、胃ではとけないはずの薬がとけてしまう。

腸でとける薬が胃でとけてしまう

胃でとけず、腸でとけるように工夫された薬を、「腸溶《ちょうよう》製剤《せいざい》」という。酸性の環境ではとけず、中性でとけるようにコーティングがされている。

代表的なのが、便秘薬だ。このタイプの便秘薬を牛乳で飲むと、便秘が治らないうえ、胃が荒れて、むかつきや吐き気などの不快な症状が起こる。

1日1回服用のかぜ薬など、長時間作用型の薬にも注意する。

長く効く薬は、有効成分が徐々にとけ出すようにつくられている。しかし牛乳を飲むと、薬が胃で一気にとけてしまい、効果を発揮できなくなる。

牛乳を飲んだら、最低1時間はあけて薬を飲むようにしたい。

カフェイン飲料 × かぜ薬・解熱鎮痛薬

カフェインのとりすぎで、頭痛がする

カフェインが添加された
炭酸飲料にも注意

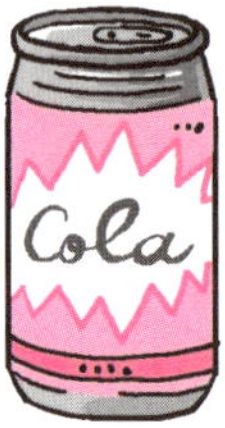

コーラ
(350mL)
40〜60mg

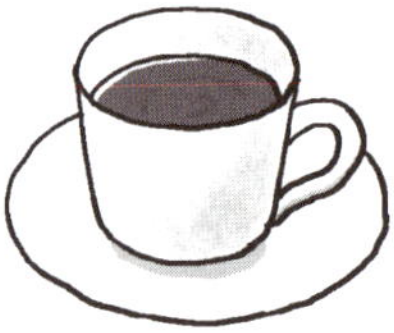

コーヒー(140mL)
40〜50mg

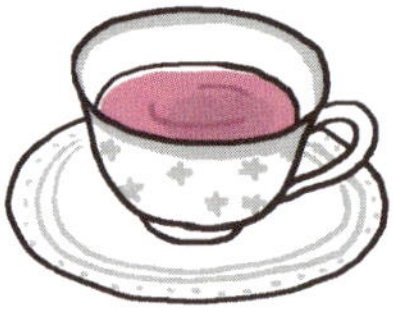

紅茶(140mL)
20〜50mg

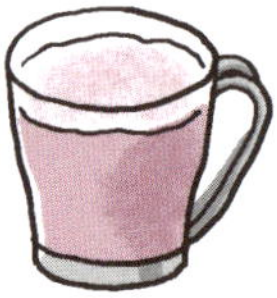

ココア
(140mL)
20mg

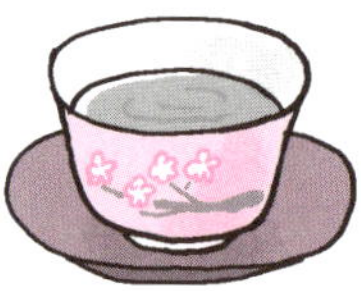

煎茶
(100mL)
20mg

カフェインを多く含む飲みもの

カフェインの摂取上限量は、1日400mg程度と考えられている。子どもの場合は、体重1kgあたり2.5mgまでがめやす。

カフェインのとりすぎは脳に悪影響を与える

コーヒーなどで日常的に摂取しているカフェインだが、とりすぎると中毒症状が起こる。脳神経系が過剰に刺激され、頭痛やめまい、興奮、ふるえ、動悸などの症状が出る。アメリカでは、カフェインを大量摂取した少女の死亡例も報告されている。カフェイン入り飲料で、カフェインが入った薬を飲むのは危険だ。

代表的なのが、かぜ薬や解熱鎮痛薬。眠気を抑えたり、効果を高めたりするために、カフェインが添加されていることがある。

カフェインを含む飲食物も多い。栄養ドリンクや刺激の強い炭酸飲料、高カカオチョコレートにも、カフェインが多く含まれている。

解熱鎮痛薬・かぜ薬

病院薬

- アスピリン〈商品名 アスピリン〉
- ロキソプロフェンナトリウム水和物《すいわぶつ》〈商品名 ロキソニン〉 など

市販薬

- バイエルアスピリン（佐藤製薬）
- ノーシン錠（アラクス）
- エスタックイブ（エスエス製薬） など

ぜんそくの薬・せき止め

病院薬

- エフェドリン塩酸塩〈商品名 エフェドリン塩酸塩／エフェドリン塩酸塩「ナガヰ」など〉
- テオフィリン〈商品名 テオロング／テオドール／スロービッド／ユニフィルLA／ユニコン〉
- 麻黄湯《まおうとう》〈商品名 ツムラ顆粒《かりゅう》（27）／コタロー細粒（N27）／クラシエ細粒（KB-27／EK-27）〉 など

市販薬

- アネトンせき止め顆粒（武田薬品工業） など

酔い止め

市販薬

- マイトラベル錠（興和）
- トラベルミン内服液（エーザイ）
- トリブラ ソフト（大木製薬） など

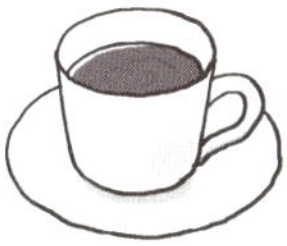

カフェインと相性がよくない薬

脳に作用する薬は、カフェインと相性が悪い。下記以外にも、カフェインと相性が悪い薬があるので、カフェインが入った飲みもので薬を飲むのは避ける。

片頭痛《へんずつう》の薬

病院薬

- スマトリプタン〈商品名 イミグラン〉
- ナラトリプタン塩酸塩《えんさんえん》〈商品名 アマージ〉
- リザトリプタン安息香酸塩《あんそくこうさんえん》〈商品名 マクサルト〉
- エレトリプタン臭化水素酸塩《しゅうかすいそさんえん》〈商品名 レルパックス〉 など

鼻炎薬

市販薬

- コンタック600プラス（グラクソ・スミスクライン）
- コルゲンコーワ鼻炎持続カプセル（興和）
- ルル鼻炎ミニカプセル（第一三共ヘルスケア）
- パブロン鼻炎錠S（大正製薬） など

眠気防止薬

市販薬

- エスタロンモカ錠（エスエス製薬）
- カフェロップ（第一三共ヘルスケア）
- トメルミン（ライオン） など

抹茶 × 抗血栓薬

効果が下がり、血栓ができやすくなる

抗血栓薬服用中は抹茶より緑茶がいい

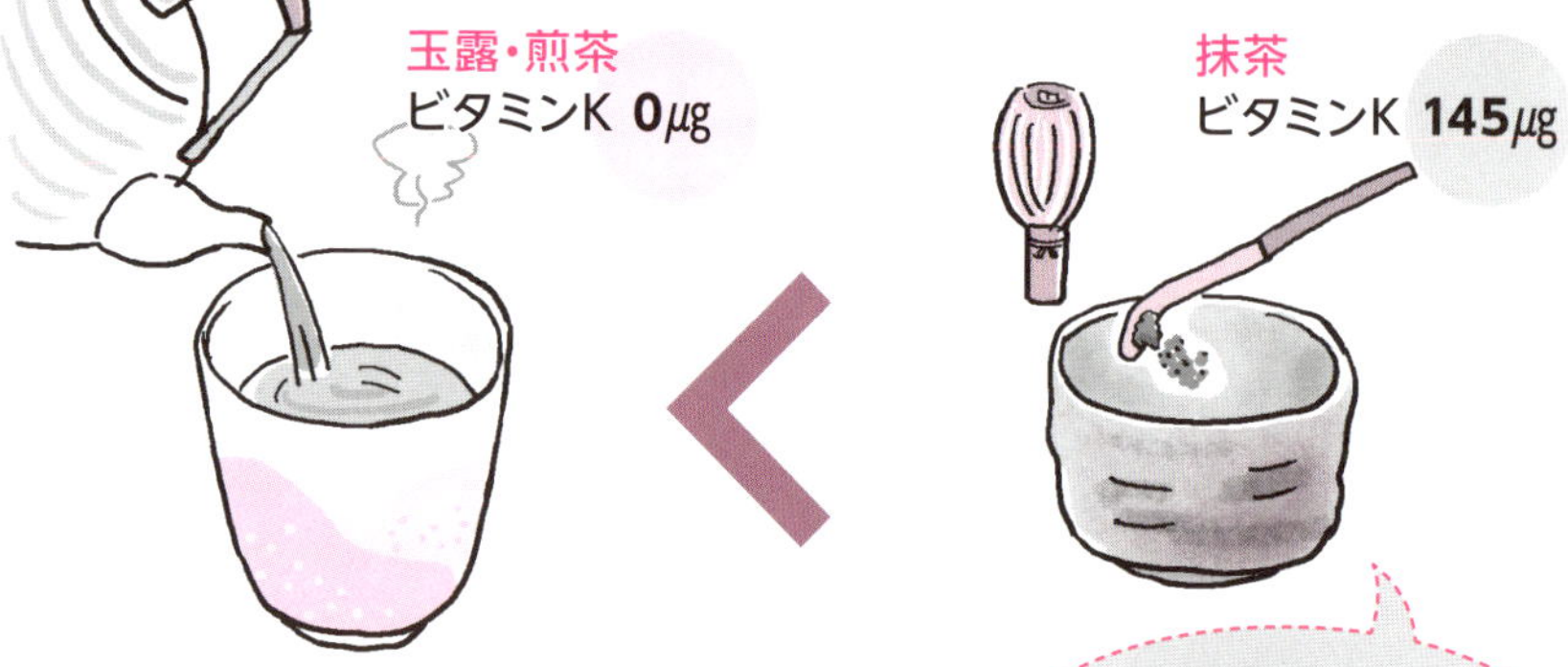
玉露・煎茶
ビタミンK 0μg
抹茶
ビタミンK 145μg
原料をそのまま
とかすため、ビタミンKが
減らない

日本茶の茶葉は、いずれもビタミンKが豊富。しかしお湯で抽出して飲む玉露や煎茶の場合、ビタミンKはほぼゼロになる。抗血栓薬の服用中は、抹茶より緑茶がいい。

緑茶、ほうじ茶なら薬の効きめに影響しにくい

抗血栓薬の**ワルファリンカリウム**（→P38）は、抹茶と相性が悪い。抹茶にはビタミンKが多く含まれ、薬の作用を打ち消してしまう。

どうしても日本茶が飲みたいときは、時間をあけて、緑茶やほうじ茶を飲むようにしよう。

抹茶アイス、抹茶ラテは食後に少量を楽しむ

和風デザートとして人気の抹茶アイス、抹茶風味のドリンク類には、抹茶エキスでなく、抹茶の粉がそのまま使われていることがほとんどだ。

ビタミンKが豊富に含まれているため、食べすぎ、飲みすぎに注意しよう。

紅茶 × 解熱鎮痛薬・かぜ薬

気分が悪くなり、頭痛がする

アセトアミノフェンは、解熱鎮痛薬やかぜ薬の有効成分。紅茶がもつWの作用で、頭痛や吐き気などの副作用をまねくおそれがある。

市販のかぜ薬とはWで相性が悪い

かぜ薬　紅茶

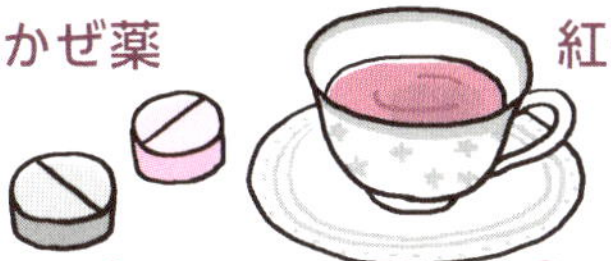

飲み合わせ 1
アセトアミノフェンの効きめを強める
↓
副作用 1
気分が悪くなったり、食欲が落ちたりする

飲み合わせ 2
カフェインのとりすぎになる
↓
副作用 2
頭痛や胸のドキドキ、めまいが起こる

体を温めたいときは白湯で飲む

紅茶は、CYP《シップ》2E1という代謝《たいしゃ》酵素に影響を与える可能性がある。この酵素で代謝される薬の代表は、**アセトアミノフェン**（→P41）だ。

少量の紅茶なら心配ないが、飲みすぎると薬の効果が強まり、頭痛などを引き起こす可能性がある。

ビタミンKが豊富な茶葉は抗血栓薬と相性が悪い

紅茶の茶葉によっては、ビタミンKの含有量が多く、抗血栓薬の**ワルファリンカリウム**（→P38）の効きめを下げるものもある。

紅茶の茶葉を使った焼き菓子などにも注意する。

ミネラルウォーター × 抗生物質・骨粗しょう症の薬

硬水で薬を飲むと、効きめが落ちる

硬水のミネラル量は、水道水の20倍以上

水道水とミネラルウォーターの、硬度の比較

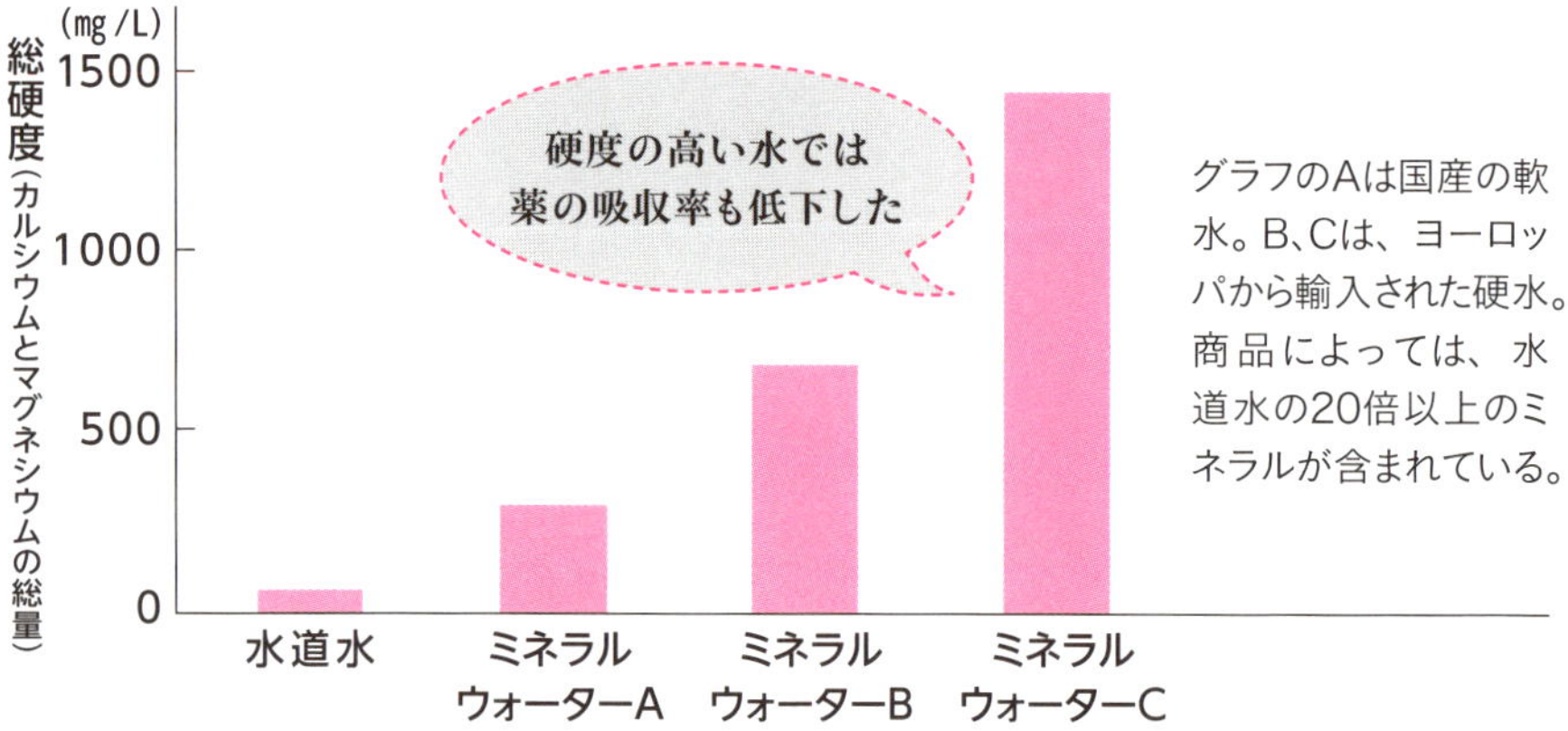

グラフのAは国産の軟水。B、Cは、ヨーロッパから輸入された硬水。商品によっては、水道水の20倍以上のミネラルが含まれている。

ミネラルウォーターの分類

低

- 0〜60mg/L 軟水
- 60〜120mg/L 中程度の軟水
- 120〜180mg/L 硬水
- 180mg/L以上 非常な硬水

高

購入時に成分表示をチェック。ミネラル含《がん》有《ゆう》量によって、上記のように、軟水〜硬水に分類される。

薬を飲むときは水道水がいちばん

薬は、水で飲むのが基本。しかしミネラルウォーターは例外だ。

抗生物質や骨粗しょう症の薬を硬水で飲むと、薬がミネラルと結合し、効きめが落ちてしまう。

薬を飲むときは水道水にするか、硬度の低い軟水を選ぼう。

出典：『東九州短期大学研究紀要』vol.11，「中津市近郊の湧水、水道水および市販ミネラルウォーター類の水質評価」篠原寿子・飯盛勝義

ミネラルウォーター × 漢方薬

硬水で薬を煮出すと、効果が下がる

ミネラルウォーターが成分量に影響する

漢方薬「柴胡《さいこ》加《か》竜骨《りゅうこつ》牡《ぼ》蛎湯《れいとう》」を、硬水で煎じた試験。抽出エキスの総量は増加したが、有効成分の一種・サイコサポニンb_2の量は減少した。薬の成分に複雑な影響を与えている。

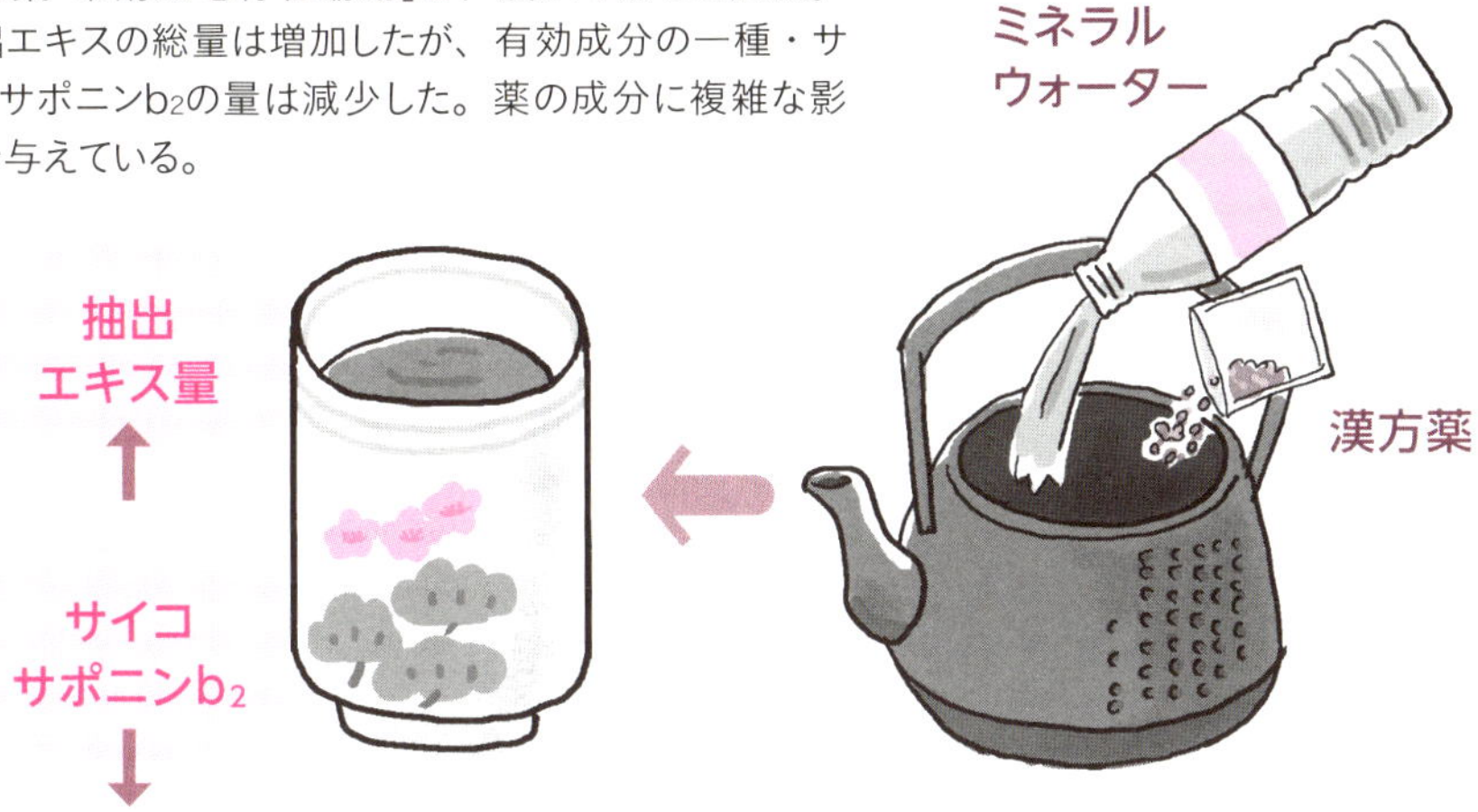

煎じて飲む薬は水の影響を受けやすい

現代の漢方薬は、手軽な顆粒《かりゅう》タイプが一般的だ。しかし伝統的な煎じ薬が処方されるケースもある。

薬を煎じるときに硬水を使うと、薬の成分とミネラルが結合し、効きにくくなる可能性がある。

煎じ薬のための水は、軟水である水道水を使うのが確実だ。

Column

災害用の備蓄水には軟水を選ぶ

災害対策として、ミネラルウォーターを備蓄する家庭が増えている。持病があり、日常的に薬を飲まなくてはいけない人は、水の種類にも気を配りたい。

いざというときに薬の効果が変わらないよう、硬水ではなく軟水のミネラルウォーターをストックしておこう。

出典：『日本東洋医学雑誌』vol.51（2）,「市販ミネラルウォーターが漢方薬の煎出に及ぼす影響」坂田幸治・金 成俊・山田陽城

アルコール飲料 × 解熱鎮痛薬・かぜ薬

脳機能が低下し、意識がぼんやりする

脳のはたらきが過剰に抑えられる

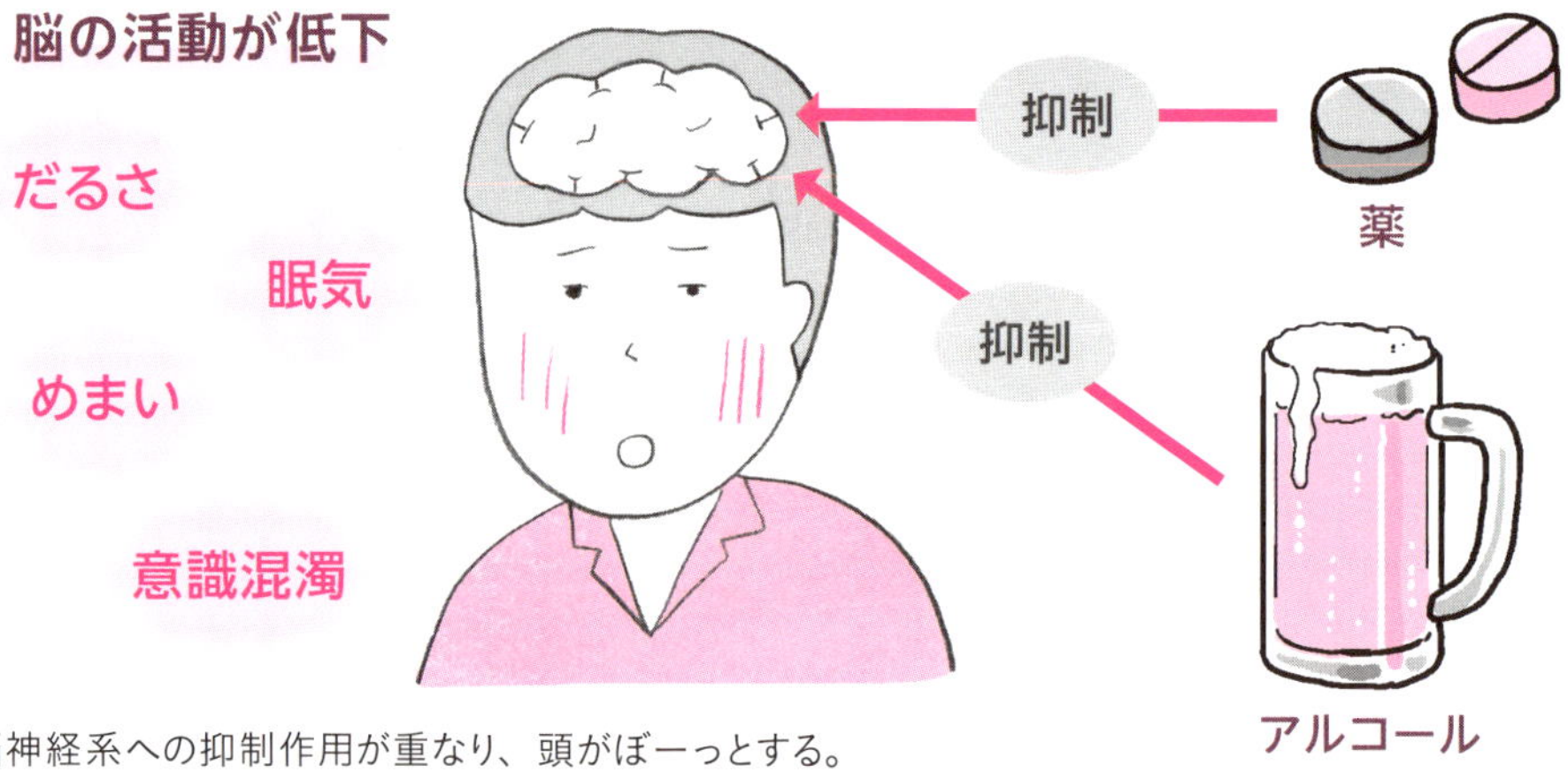

脳神経系への抑制作用が重なり、頭がぼーっとする。
飲み合わせや酒量によっては、意識を失うこともある。

意識や記憶をなくし昏睡状態になる

解熱鎮痛薬やかぜ薬、鼻炎薬などは、脳神経系の過剰なはたらきを抑え、効果を発揮するものが多い。

このような薬は、お酒といっしょに飲んではいけない。脳神経系への抑制作用が重なり、意識レベルが低下しやすいからだ。

最悪の場合、死にいたる危険もある。

眠くなりやすい薬はお酒といっしょに飲まない

添付文書(→P172)に「車の運転は避ける」と書かれた薬は、とくに危険な副作用が起こりやすい。

脳神経系への抑制作用で眠くなりやすく、お酒とは非常に相性が悪い。

解熱鎮痛薬

病院薬

- アスピリン〈商品名 アスピリン〉
- アセトアミノフェン
〈商品名 カロナール／アセトアミノフェン「JG」／アンヒバ／アルピニー〉
- ロキソプロフェンナトリウム水和物《すいわぶつ》
〈商品名 ロキソニン〉 など

市販薬

- バイエルアスピリン（佐藤製薬）
- バファリンA（ライオン）
- ロキソニンS（第一三共ヘルスケア）

など

抗アレルギー薬・鼻炎薬

病院薬

- dl-クロルフェニラミンマレイン酸塩《さんえん》
〈商品名 アレルギン／クロダミン／クロルフェニラミンマレイン酸塩／ネオレスタミンコーワ〉
- クレマスチンフマル酸塩
〈商品名 タベジール〉

市販薬

- アレジオン10（エスエス製薬）
- ザジテンAL鼻炎カプセル
（ノバルティスファーマ） など

抗うつ薬

病院薬

- ミルタザピン
〈商品名 レメロン／リフレックス〉
- デュロキセチン塩酸塩《えんさんえん》
〈商品名 サインバルタ〉
- 塩酸セルトラリン〈商品名 ジェイゾロフト〉
- パロキセチン塩酸塩水和物
〈商品名 パキシル／パキシルCR〉 など

脳のはたらきを抑えるタイプの薬

かぜ薬

病院薬

- PL配合顆粒《かりゅう》
- ペレックス配合顆粒 など

市販薬

- パブロン50（大正製薬）
- ジキニン錠エースIP（全薬工業）
- ベンザブロックIP（武田薬品工業）
- 新コンタックかぜ総合
（グラクソ・スミスクライン） など

睡眠薬

病院薬

- トリアゾラム
〈商品名 ハルシオン〉
- スボレキサント
〈商品名 ベルソムラ〉
- ラメルテオン
〈商品名 ロゼルム〉 など

市販薬

- ドリエル（エスエス製薬）
- アンミナイト（ゼリア新薬工業）

など

精神科で処方される薬は、
お酒といっしょに飲まない

睡眠薬や抗うつ薬はとくに危険。どうしても飲みたい場合は、どのくらい時間をあければよいか、薬剤師、医師に確認しておく。

アルコール飲料 × 抗生物質・糖尿病の薬

禁断症状のような発作が起こる

強烈な発作「ジスルフィラム様反応」に注意

一部の抗生物質、糖尿病の薬をアルコールで飲むと、「ジスルフィラム様反応」といって、急激に気分が悪くなることがある。

少量でも
お酒を飲むと……

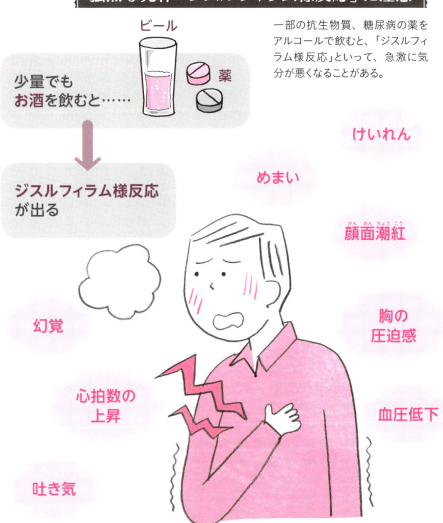

↓

ジスルフィラム様反応
が出る

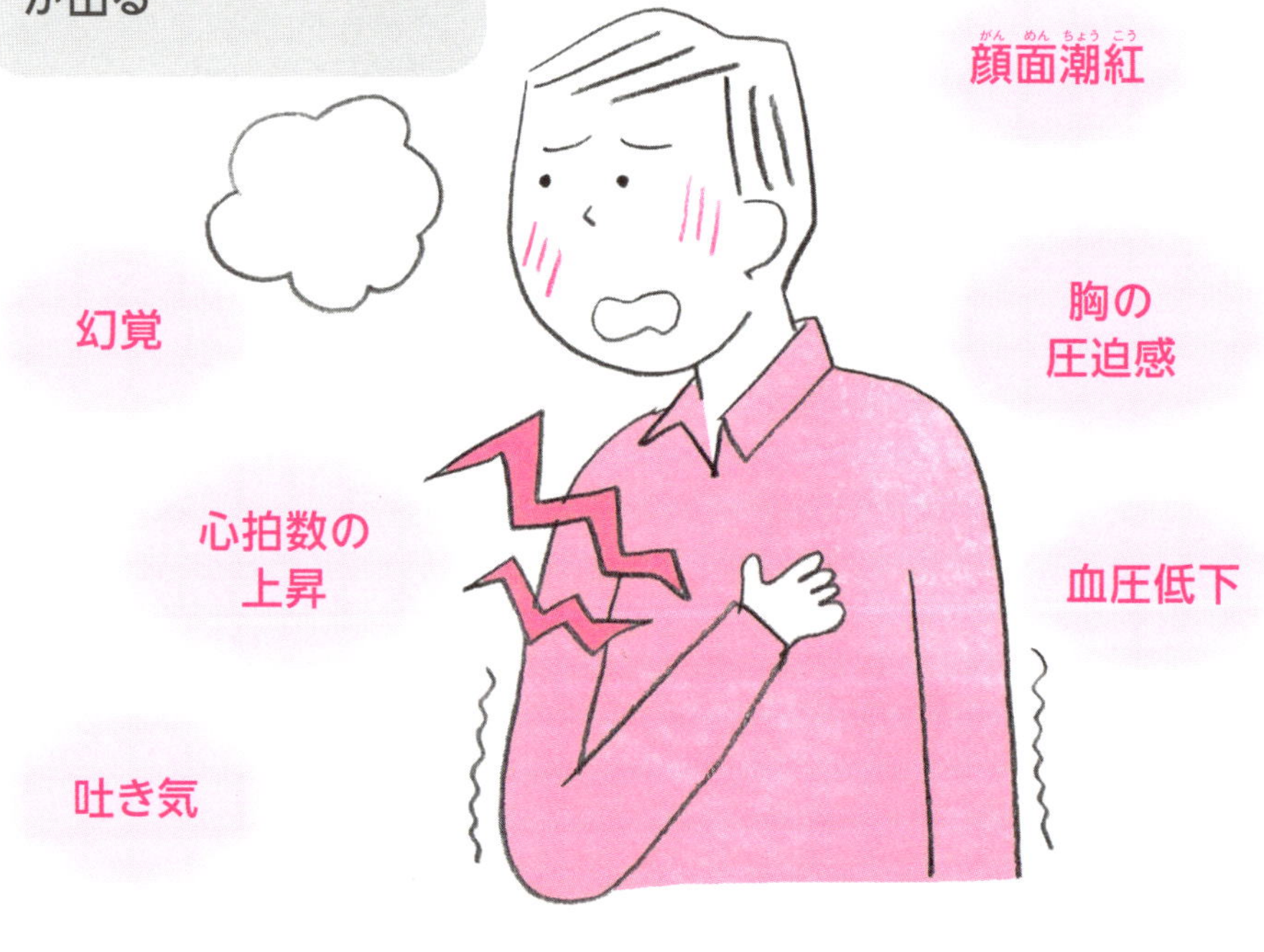

ジスルフィラム様反応が起こる薬

糖尿病の薬（スルホニル尿素類）

病院薬

- グリメピリド〈商品名 アマリール〉
- グリベンクラミド〈商品名 オイグルコン／ダオニール〉
- グリクラジド〈商品名 グリミクロン／グリミクロンHA〉
- クロルプロパミド〈商品名 アベマイド〉
- アセトヘキサミド〈商品名 ジメリン〉
- グリクロピラミド〈商品名 デアメリンS〉

胃潰瘍の薬（ヘリコバクター・ピロリ除菌薬）

- ランピオンパック
- ラベファインパック
- ボノピオンパック

抗生物質（セフェム系）

病院薬

- セフォペラゾンナトリウム〈商品名 セフォペラジン／セフォビッド〉
- セフメタゾールナトリウム〈商品名 セフメタゾン〉
- セフミノクスナトリウム水和物《すいわぶつ》〈商品名 メイセリン〉
- ラタモキセフナトリウム〈商品名 シオマリン〉
- セフメノキシム塩酸塩《えんさんえん》〈商品名 ベストコール〉
- セフォペラゾンナトリウム・スルバクタムナトリウム配合〈商品名 スルペラゾン〉

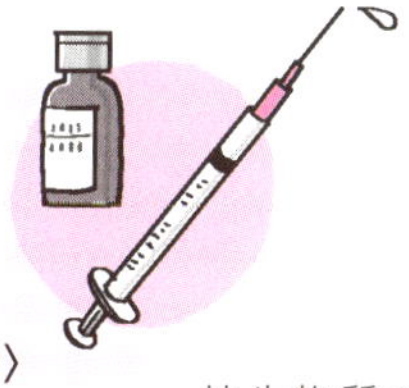

抗生物質の使用は一時的だが、糖尿病の薬、胃潰瘍の薬は、毎日飲むもの。お酒を飲む場合は、どのくらい時間をあければよいか、薬剤師や医師に確認しておこう。

アルコールの代謝酵素に作用し、発作症状を起こす

アルコール依存症の治療には、抗酒剤という薬が使われる。抗酒剤の服用中にお酒を飲むと起こる不快な症状を、「ジスルフィラム-アルコール反応」という。

この症状は、抗酒剤以外の薬でも起こりうる。**スルホニル尿素類**という糖尿病の薬や、胃潰瘍の薬、**セフェム系抗生物質**の一部だ。薬が肝臓の酵素のはたらきを低下させ、二日酔いを起こす成分「アセトアルデヒド」が分解されにくくなる。

この状態でお酒を飲むと、急激に顔が赤くなり、めまいや吐き気が起こることがある。ジスルフィラム様《よう》反応といって、きわめて危険な症状だ。

これらの薬とお酒は、同じ時間帯に飲まないように注意する。

紹興酒・ワイン・ビール × 結核の薬

脳が興奮し、血圧が急上昇する

チラミンを多く含むアルコール飲料

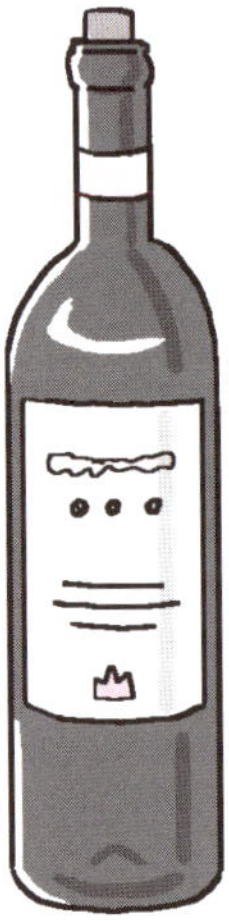

赤ワイン(100mL)
平均0.19㎎

ワインでは、白より赤に多い。発酵過程によって含有量が異なり、軽めの赤ワインに多く含まれるといわれる。

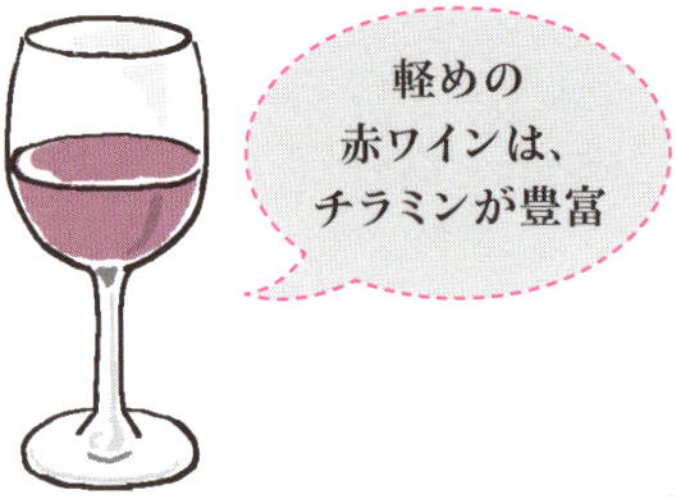
軽めの
赤ワインは、
チラミンが豊富

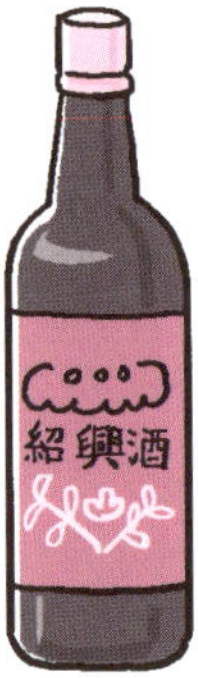
紹興酒

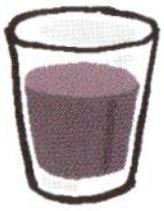

紹興酒(100g)
平均3.80㎎

チラミンの含《がん》有《ゆう》量がもっとも多いお酒。ただしまったく含まないものから、9.6㎎も含むものまで、商品によってばらつきがある。

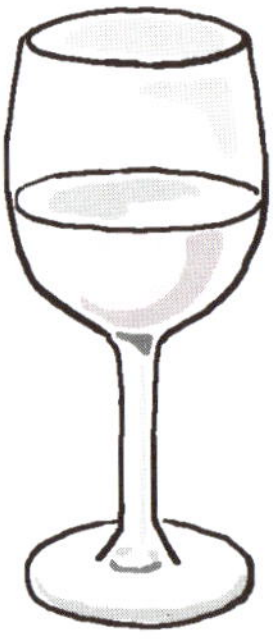

白ワイン(100mL)
平均0.09㎎

ほかのアルコール飲料に比べれば、含有量はわずかだが、飲みすぎには注意する。

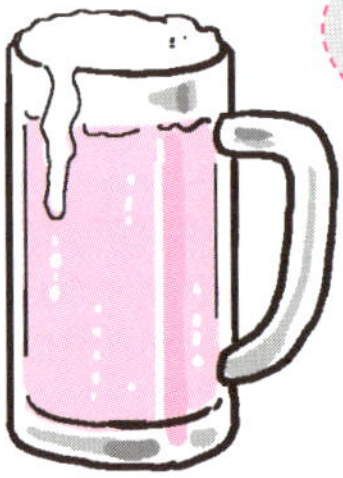

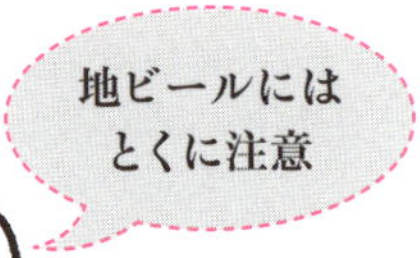
地ビールには
とくに注意

ビール(100g)
〈外国産〉
平均0.45㎎
〈国産〉
平均0.11㎎

外国産ビールは、国産に比べて含有量が多い。地ビールでは、25㎎以上ものチラミンを含むものもある。

**1回の摂取量は
6㎎以下をめやすにする**

出典:『東京都健康安全研究センター年報』vol.55,「発酵食品に含まれるアミン類」井部明広

寝酒にワインやビールを飲むのは、逆効果

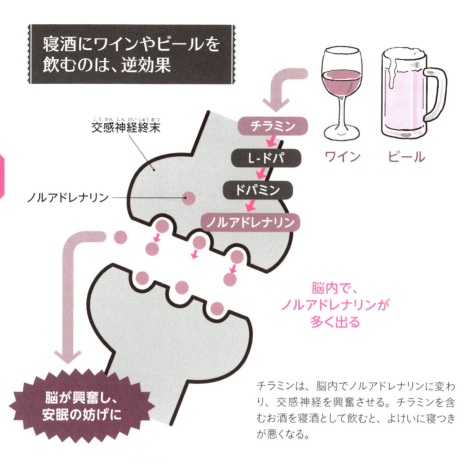

チラミンは、脳内でノルアドレナリンに変わり、交感神経を興奮させる。チラミンを含むお酒を寝酒として飲むと、よけいに寝つきが悪くなる。

はげしい頭痛など、脳の興奮症状が出る

結核の薬「**イソニアジド**（商品名イスコチン／ヒドラ）」の服用中は、紹興酒や赤ワインの飲みすぎに注意する。

薬が、お酒に含まれるチラミンの分解を妨げ、急激な血圧上昇などの危険な症状をまねくからだ。

パーキンソン病の薬「**セレギリン塩酸《えんさん》塩《えん》**（商品名エフピー）」も、チラミンと相性が悪い。

しょうゆやみそにもチラミンが含まれている

みそやしょうゆなどの発酵調味料にも、チラミンが豊富だ。

大量にとることはあまりないが、濃い味つけが好きな人は注意しよう。

アルコール飲料 × 胃腸薬・鼻炎薬

いつもより 酔いがまわりやすい

薬が、アルコールの血中濃度を高める

胃腸薬や鼻炎薬などに含まれる成分が、アルコールの分解をじゃますることもある。

かぜ薬

病院薬

- PL配合顆《か》粒《りゅう》

市販薬

- ベンザブロックL
（武田薬品工業）
- 新エスタック顆粒
（エスエス製薬）
- プレコールエース顆粒
（第一三共ヘルスケア）
- 新ジキニン顆粒
（全薬工業）　など

抗アレルギー薬・鼻炎薬

病院薬

- dl-クロルフェニラミンマレイン酸塩《さんえん》
〈商品名 アレルギン／クロダミン／クロルフェニラミンマレイン酸塩／ネオレスタミンコーワ〉

市販薬

- アレルギール錠
（第一三共ヘルスケア）
- コンタック600プラス
（グラクソ・スミスクライン）　など

胃腸薬

病院薬

- ラニチジン塩酸塩《えんさんえん》
〈商品名 ザンタック〉
- シメチジン
〈商品名 タガメット〉

市販薬

- ガスター10
（第一三共ヘルスケア）
- ニチブロック10
（新新薬品工業）　など

酔いが早くまわり 悪酔いしやすい

薬ではなく、アルコールの血中濃度を高める飲み合わせもある。**H_2ブロッカー**とよばれるタイプの胃腸薬や、鼻炎薬やかぜ薬に含まれる**抗ヒスタミン剤**だ。

これらの薬の服用中にお酒を飲むと、少量でも酔っぱらいやすい。

花粉症の人は 薬剤師と相談する

抗ヒスタミン剤は、花粉症治療の主役。そして花粉症のシーズンは、花見のシーズンでもある。

どうしてもお酒を飲みたい場合は、薬剤師に相談のうえ、朝だけ服用するなどの工夫が必要だ。

Column

お酒が好きな人は、薬が効きにくい

「お酒は、飲むうちに強くなるもの」といわれる。この言葉で飲酒を強要するのはもってのほかだが、これは一部では事実といえる。

深酒を毎日のように続けていると、肝臓が刺激されて、アルコールを代謝《たいしゃ》する酵素であるCYP《シップ》が増えるのである。

しかし酵素が多すぎる状態は、あまり望ましくない。薬を飲んでも、大量の酵素でどんどん代謝されてしまい、効きめが低下するからだ。

反対に、普段は適量しか飲まない人がいきなり大量に飲むと、薬の効きめが倍増する傾向がある。

生活習慣病などで日常的に薬を飲む人は、酒量を正しく医師に伝え、処方量を調節してもらう。

そのうえで、適度な量に抑えるように心がけよう。

大量の酵素が薬を不活化する

お酒を大量に飲み続けると、アルコールを分解する酵素が増える。すると薬を飲んでも、体外に排泄《はいせつ》されやすくなる。

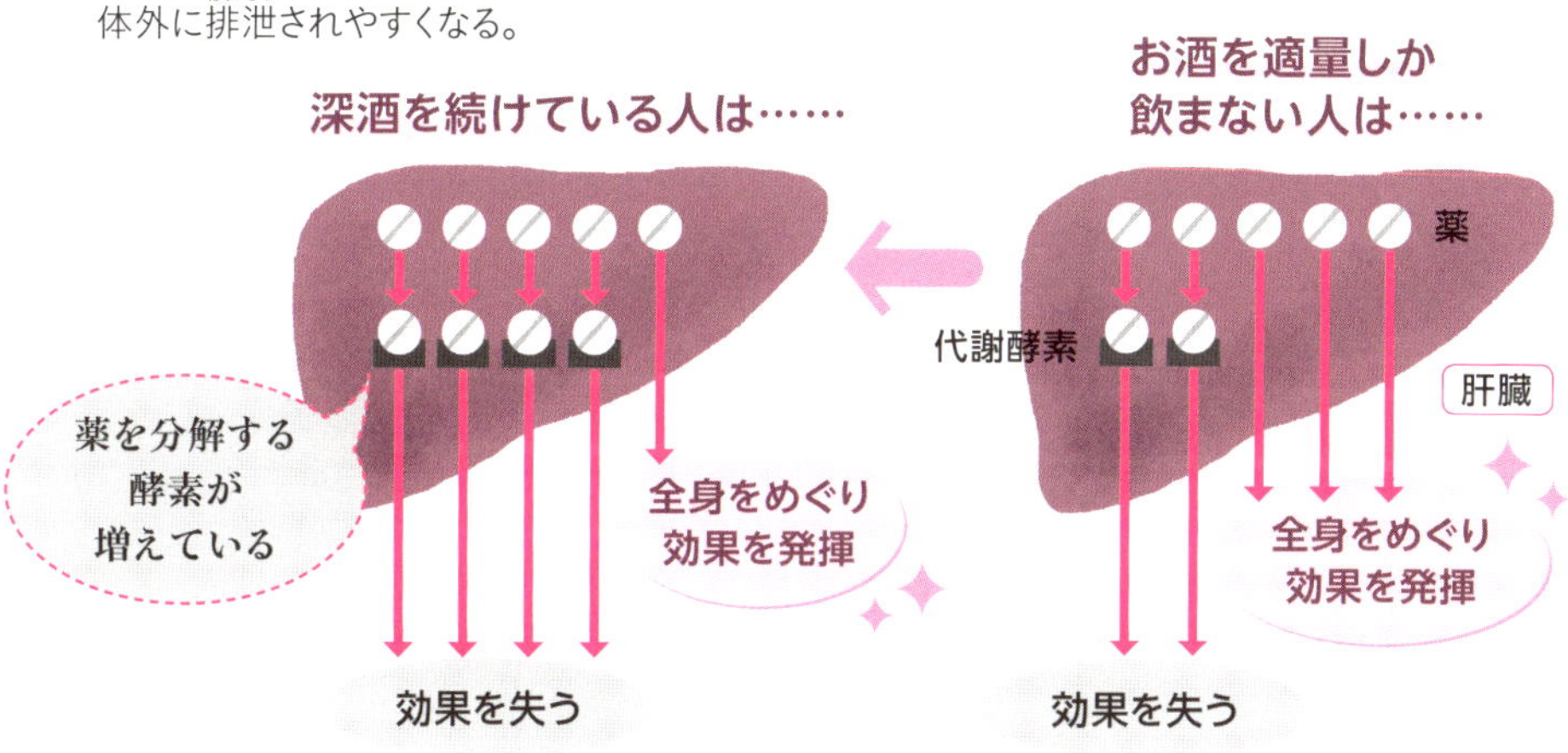

深酒を続けている人は……
お酒を適量しか飲まない人は……
薬
代謝酵素
肝臓
薬を分解する酵素が増えている
全身をめぐり効果を発揮
全身をめぐり効果を発揮
効果を失う
効果を失う

アルコール飲料 × 解熱鎮痛薬・結核の薬

肝障害などの副作用が出やすい

薬とアルコールで、酵素を奪い合う

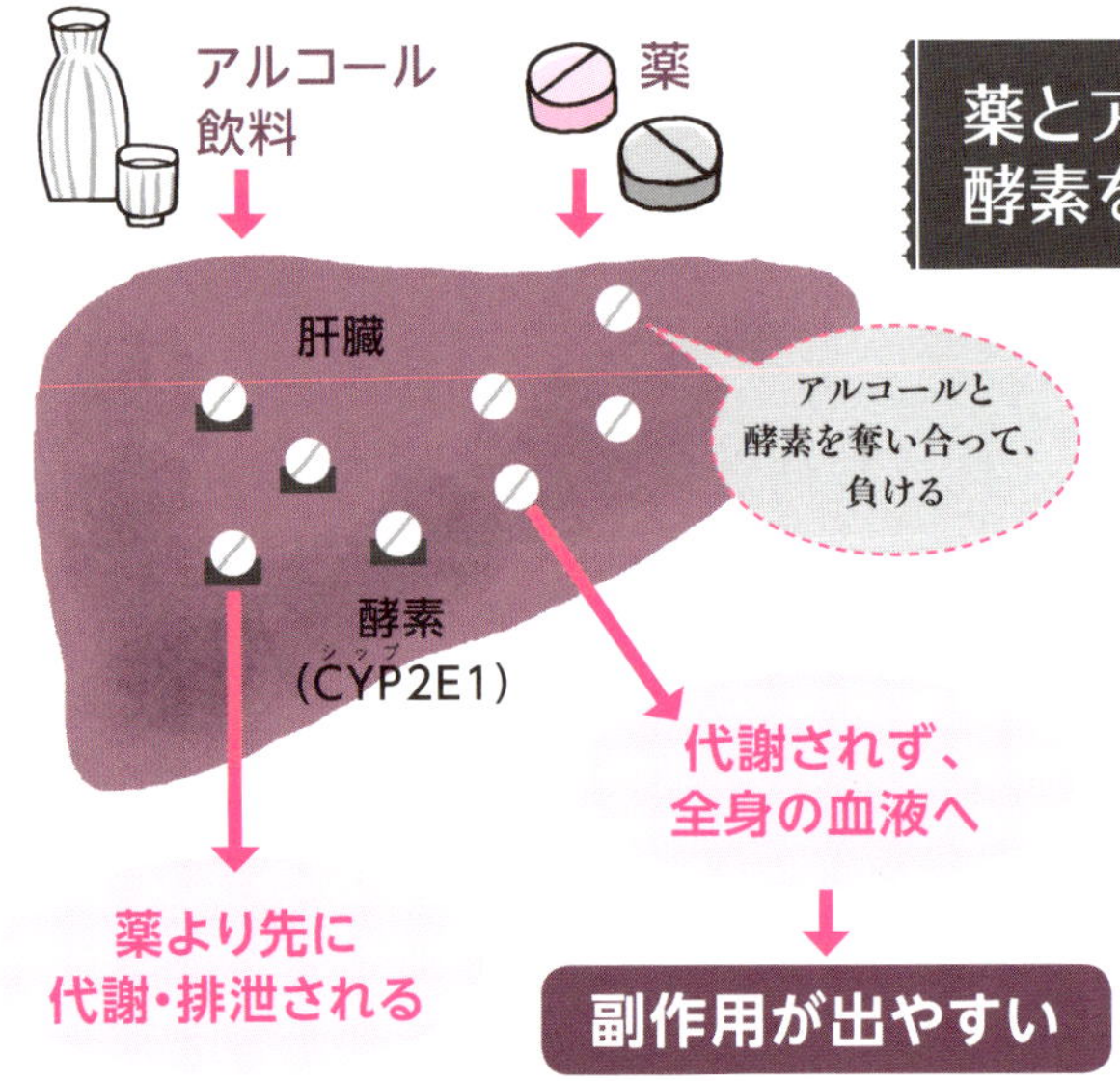

薬とお酒を同時に飲むと、肝臓内で酵素の奪い合いが起こる。勝つのはアルコールで、薬の代謝は後まわしになることが多い。

肝臓がダメージを受けもとに戻らないこともある

薬とアルコールを同時に摂取すると、薬が代謝《たいしゃ》されにくくなる。

その結果、解熱鎮痛薬「**アスピリン**」（→P52）や、結核の薬「**イソニアジド**」（商品名イスコチン／ヒドラ）」などの薬が過剰に吸収される。

副作用が強まり、消化管出血や肝障害を引き起こすことがある。

ALT、ASTが高い人は薬が原因かもしれない

お酒を適量しか飲まないのに、健康診断で肝臓の数値が上がっていたら、薬が原因の可能性もある。

お酒と同時に飲んでいる人は、薬の飲みかたを見直そう。

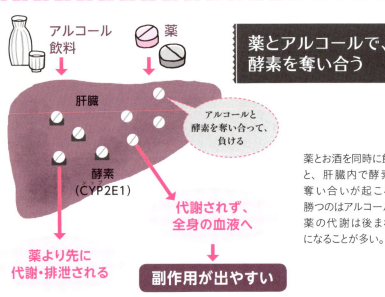

アルコール飲料 × 心臓病・高血圧の薬

血圧が下がりすぎ、めまいがする

飲み薬だけでなく、テープ剤も危険

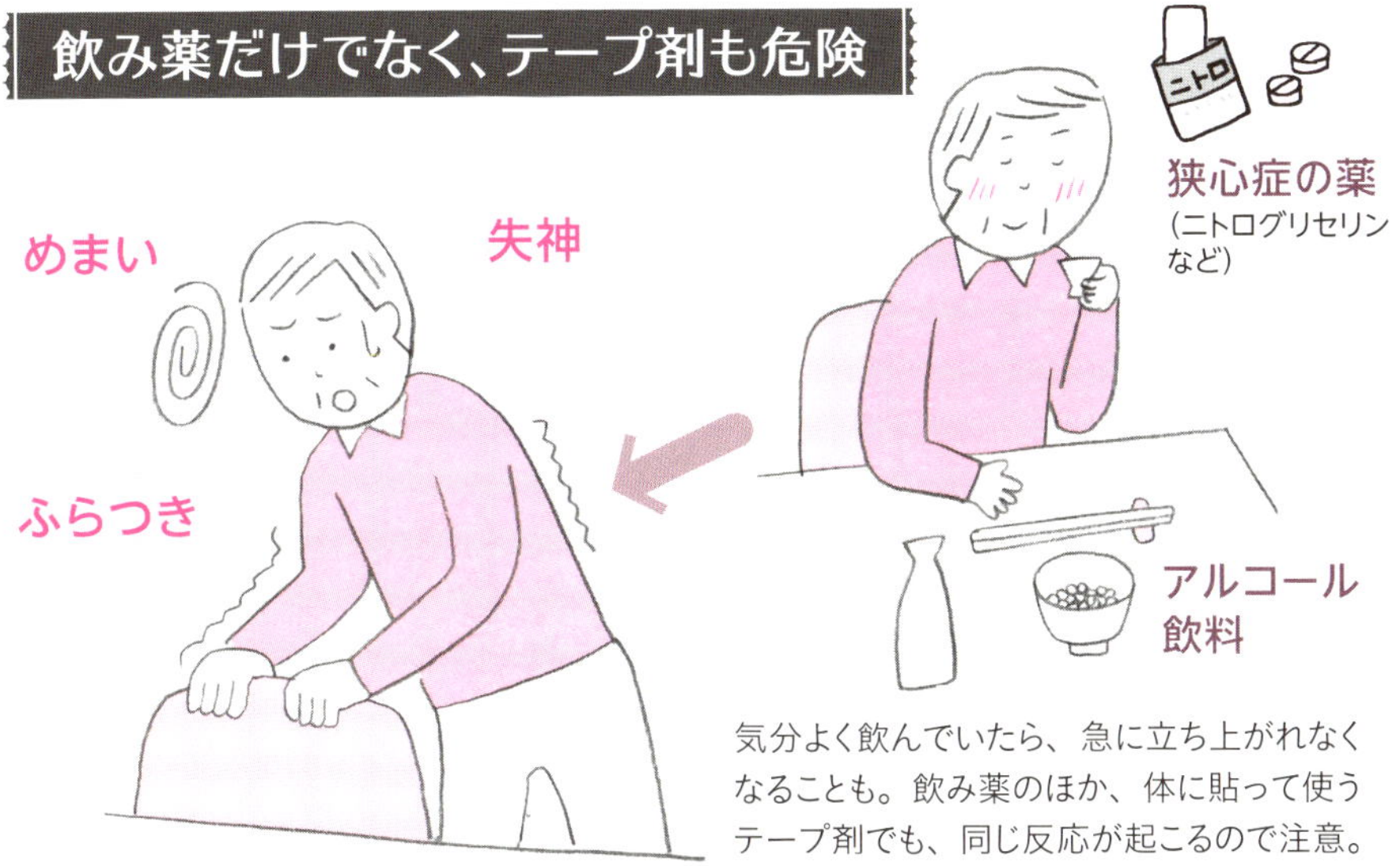

気分よく飲んでいたら、急に立ち上がれなくなることも。飲み薬のほか、体に貼って使うテープ剤でも、同じ反応が起こるので注意。

顔が青白くなって立ち上がれなくなることも

アルコールには血管を広げる作用がある。心臓病や高血圧の薬の一部にも、同じはたらきがある。狭心症の薬「**ニトログリセリン**（商品名ニトログリセリン「NK」など）」や、カルシウム拮抗薬「**ニフェジピン**（商品名アダラート／セパミット）」などだ。これらの薬とお酒を同時に飲むと、危険な低血圧症状が出る。

低血圧症状が出たら横になって足を上げる

万が一、血圧が下がりすぎたときは、横になって足を高く上げるといい。ただしあまりにも苦しいときは、救急外来などで、昇圧剤を投与してもらう必要がある。

Column

市販の薬にも依存性がある

長く飲み続けると同じ量では効かなくなる

いつもの薬を飲まないとイライラする、不安になる、頭がぼんやりしてくる――。いずれも、薬物依存のサインである。

薬物依存の原因は、麻薬や覚せい剤といった、いわゆる「ドラッグ」だけではない。病院の薬や、薬局で買える市販薬でも起こりうる。とくに注意したいのが、脳神経系に作用する薬。抗うつ薬や抗不安薬、睡眠薬、解熱鎮痛薬などである。

これらの薬を長く使い続けると、徐々に薬が効きにくくなる。「耐性」といわれる状態だ。すると増量したり、服用回数を増やしたりするようになり、依存症にいたる。

重度の依存症の場合、薬なしでは普通の生活が送れなくなってしまう。

市販の痛み止めなどは1～2週間でやめる

病院で処方される薬の場合は、耐性や依存性を考慮して、医師が飲みかたを決めている。勝手に増量したり、飲むのを急にやめたりせず、指示どおりに飲むことが大切だ。

市販薬の場合は、「使用上の注意」を確認しよう。依存性のある薬には「長期連用しないこと」という注意書きがある。期間が明記されている場合は、期間内に服薬をやめる。

添付文書に明記されていない場合も、長くて2週間程度までが限度と考える。

市販薬を1週間ほど使ってみても、症状が改善しない場合は、薬があっていない可能性が高い。悪化しないうちに、医療機関で診察を受けるようにしよう。

Part 4

サプリメントやトクホで、薬が効きすぎる

健康のために飲んでいるサプリメントが
薬の効果を増強してしまい、副作用をまねくことも多い。
慢性の病気で、薬を毎日飲んでいる人は、とくに注意が必要。
サプリやトクホ食品をとる前に、医師や薬剤師に相談しよう。

セント・ジョーンズ・ワート × 抗うつ薬・片頭痛の薬

不安やイライラなどの精神症状が出る

セロトニン症候群の原因となる薬

セント・ジョーンズ・ワートに含まれるピペルフォリンには、抗うつ薬などと似た作用がある。いっしょに飲むと副作用が強まり、危険。

抗うつ薬

病院薬

- フルボキサミンマレイン酸塩《さんえん》
〈商品名 デプロメール／ルボックス〉
- 塩酸セルトラリン
〈商品名 ジェイゾロフト〉
- パロキセチン塩《えん》酸《さん》塩《えん》水《すい》和《わ》物《ぶつ》
〈商品名 パキシル／パキシルCR〉
- デュロキセチン塩酸塩
〈商品名 サインバルタ〉
- ミルタザピン
〈商品名 リフレックス／レメロン〉
- ベンラファキシン塩酸塩
〈商品名 イフェクサーSR〉
- エスシタロプラムシュウ酸塩
〈商品名 レクサプロ〉

など

抗不安薬・気分安定薬

病院薬

- タンドスピロンクエン酸塩
〈商品名 セディール〉
- 炭酸リチウム〈商品名 リーマス〉

など

パーキンソン病の薬

病院薬

- セレギリン塩酸塩
〈商品名 エフピー〉

片《へん》頭《ず》痛《つう》の薬

病院薬

- エレトリプタン臭《しゅう》化《か》水《すい》素《そ》酸塩《さんえん》
〈商品名 レルパックス〉

せき止め

病院薬

- デキストロメトルファン
臭化水素酸塩水和物
〈商品名 メジコン〉

薬の効果とセント・
ジョーンズ・ワートの
作用が重なり、
セロトニン症候群に

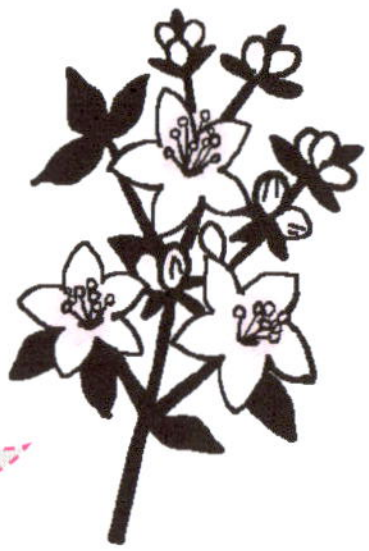

セロトニン症候群の症状が出たら、すぐ病院へ

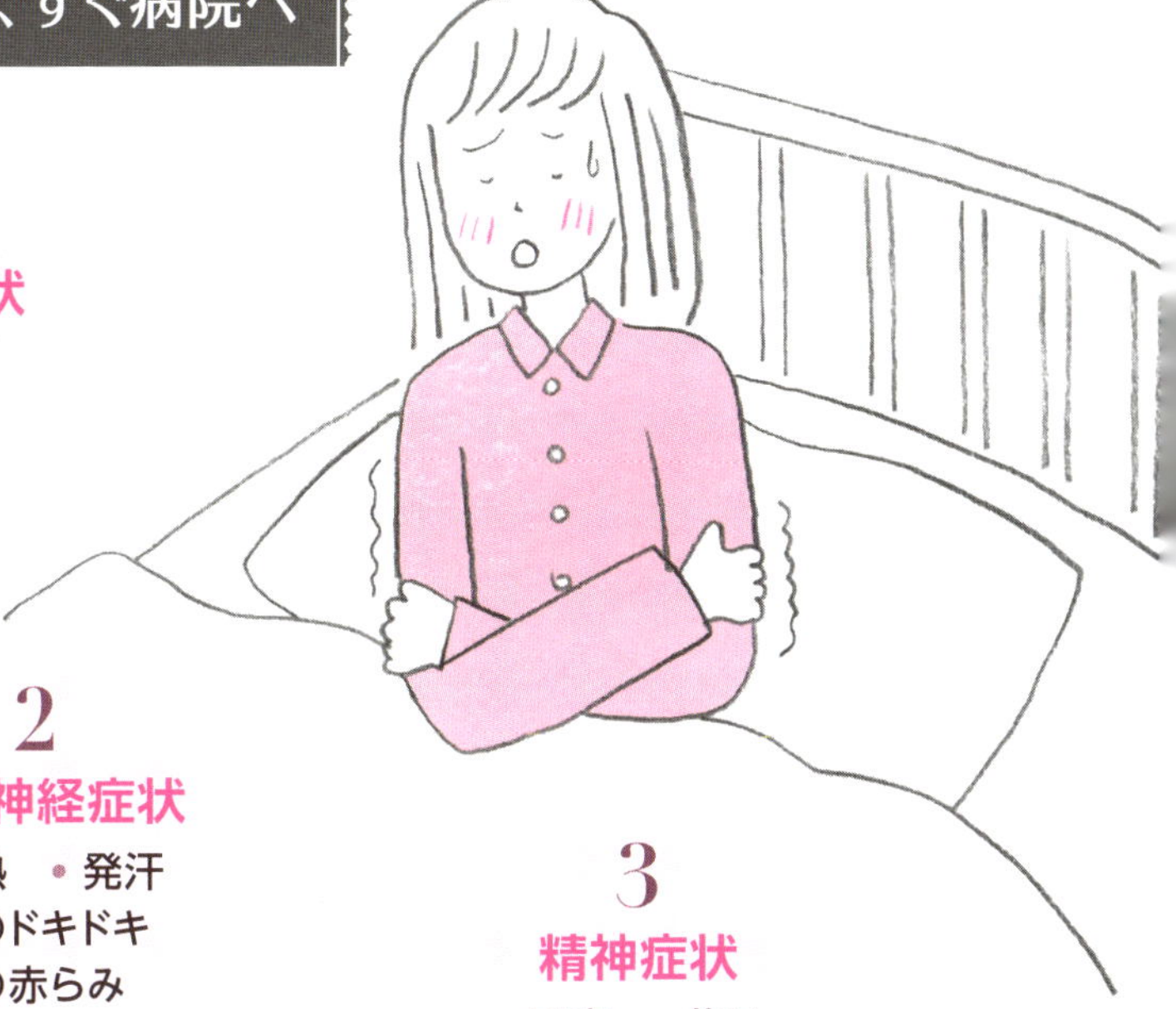

1 神経・筋肉の症状
- 手足のけいれん
- 筋肉のこわばり

2 自律神経症状
- 発熱
- 発汗
- 胸のドキドキ
- 顔の赤らみ

3 精神症状
- 不安
- 焦り
- パニック
- 軽い躁状態

神経を落ち着かせる神経伝達物質・セロトニンが脳内でうまくとりこまれず、全身が興奮状態になる。

抗うつ作用があるとされる 海外でも人気のハーブ

セント・ジョーンズ・ワートは、別名西洋オトギリソウ。海外では、やけどや傷の治療に有効なハーブとして、古くから親しまれている。

現在は、軽度のうつ病を改善するサプリメントとして使われることが多い。

セロトニン症候群で 興奮やふるえが止まらない

脳神経系に作用する成分が含まれるため、抗うつ薬などの薬といっしょに飲んではいけない。

神経伝達物質・セロトニンのはたらきが過剰になり、興奮やふるえなどが止まらなくなることがある。最悪の場合は死にいたる、たいへん危険な飲み合わせだ。

セント・ジョーンズ・ワート × 心臓病の薬

心臓発作のリスクが高まる

セント・ジョーンズ・ワートで薬が効きにくくなる

セント・ジョーンズ・ワートは、肝臓の代謝酵素（CYP3A4、CYP2B6）や、小腸で薬の吸収を抑えるたんぱく質のはたらきをよくするため、薬の排泄が高まる。

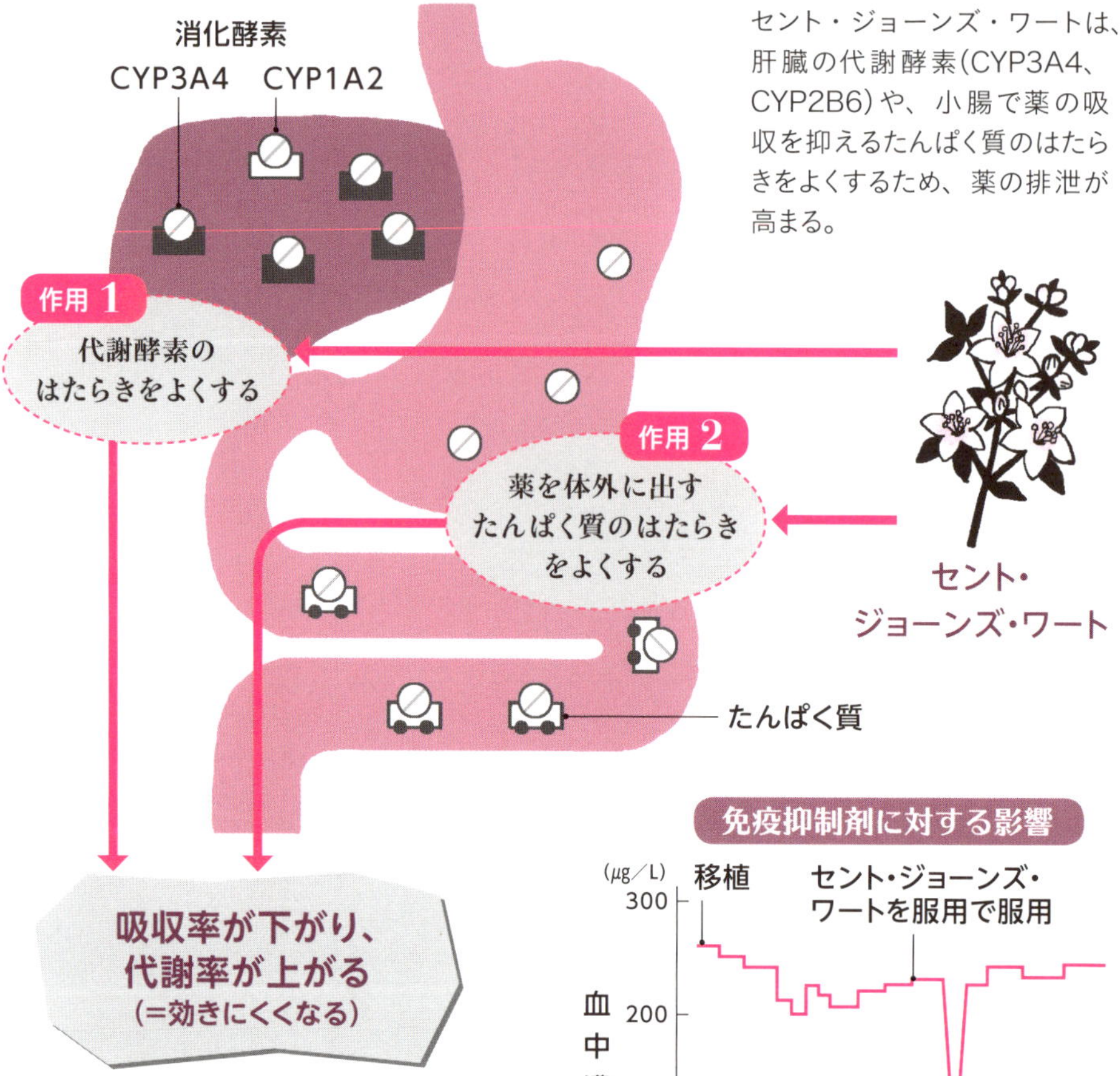

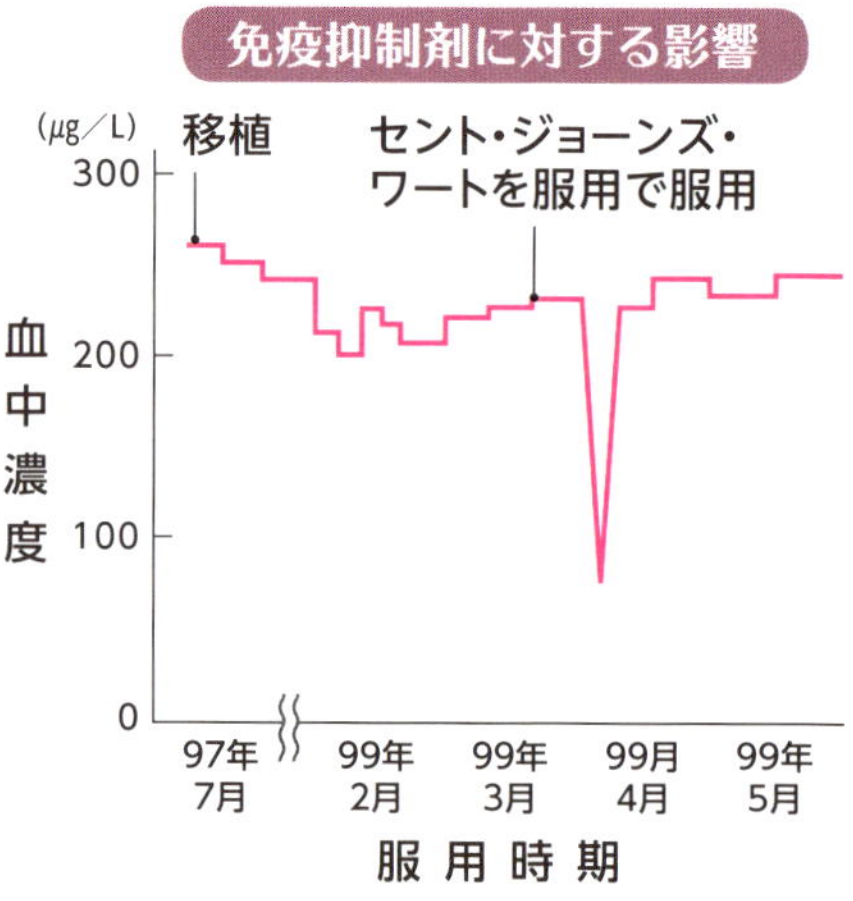

心臓移植を受けた患者さんが、術後にセント・ジョーンズ・ワートを服用。免疫抑制剤が急激に効かなくなった。服用を中止すると、薬の血中濃度は回復した。麻酔の効きめを下げることもあるので、手術前は服用を避ける。

出典：『Lancet』vol.355, F.Ruschitzka, P.J.Meier, M.Turina, T.F. Luscher, G.Noll

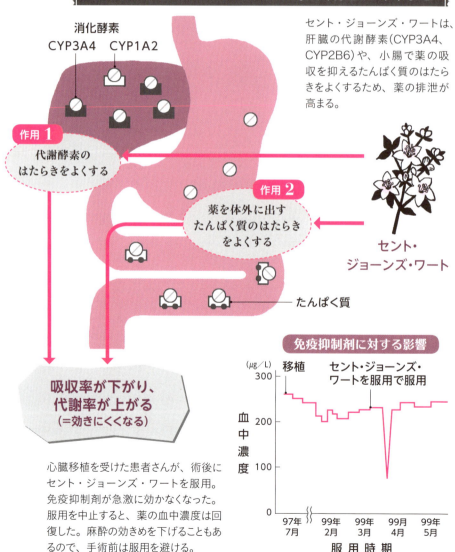

セント・ジョーンズ・ワートで、効果が下がる薬

心臓病の薬

病院薬

- **ジゴキシン**〈商品名 ジゴシン／ジゴキシンKY／ジゴキシン「KYO」／ハーフジゴキシンKY〉
- **メチルジゴキシン**〈商品名 ラニラピッド〉
- **プロパフェノン塩酸塩《えんさんえん》**〈商品名 プロノン〉
- **ジソピラミド**〈商品名 リスモダン〉
- **キニジン硫酸塩水《りゅうさんえんすい》和《わ》物《ぶつ》**〈商品名 硫酸キニジン「ホエイ」／キニジン硫酸塩「ファイザー」〉

など

ぜんそくの薬・せき止め

病院薬

- **テオフィリン**〈商品名 テオドール／テオロング／スロービッド／ユニコン／ユニフィルLA〉
- **アミノフィリン**〈商品名 ネオフィリン〉

市販薬

- **ミルコデ錠A**（佐藤製薬）
- **アネトンせき止め顆《か》粒《りゅう》**（武田薬品工業）

経口避妊薬

病院薬

- **ノルエチステロン・エチニルエストラジオール配合**〈商品名 シンフェーズT28 など〉
- **レボノルゲストレル・エチニルエストラジオール配合**〈商品名 アンジュ21／アンジュ28／トリキュラー21／トリキュラー28〉

など

ジギタリス製剤とよばれる心臓病の薬や、ぜんそくの薬、経口避妊薬などは、とくに効きめが低下しやすいと考えられる。

酵素のはたらきがよくなり薬が効きにくくなる

セント・ジョーンズ・ワートは、肝臓の代謝《たいしゃ》酵素であるCYP《シップ》3A4、CYP1A2の活性を高める。

CYP3A4、CYP1A2で代謝される薬は非常に多く、そのためさまざまな薬の効きめを弱めてしまう。

上記はその代表例。ほかには、抗血栓薬の**ワルファリンカリウム**（→P38）なども、効果が出にくくなる。

ワインやチーズに含まれるチラミンとも相性が悪い

薬以外にも、チラミンを多く含む食事や飲みもの（→P48、84）と反応しやすい。急激な血圧上昇、頭痛などの副作用が起こることがある。

コエンザイムQ10 × 心臓病の薬

心臓の機能が悪化する

コエンザイムQ10の成分は、心臓病の薬と同じ

コエンザイムQ10は、弱った心臓のはたらきをよくする薬「ユビデカレノン」と同じ成分。同時に飲むと作用が強く出すぎる可能性がある。

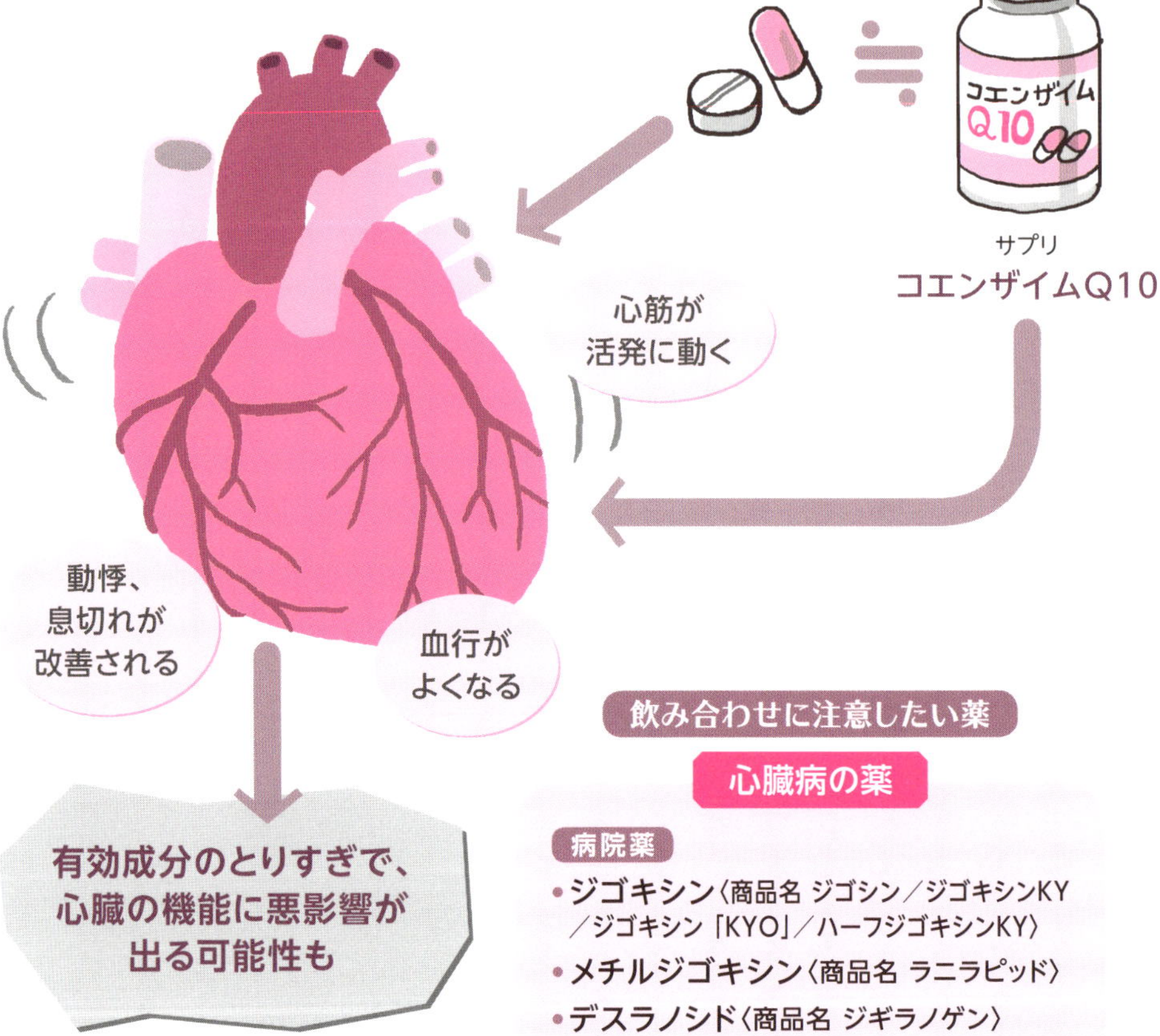

飲み合わせに注意したい薬

心臓病の薬

病院薬

- **ジゴキシン**〈商品名 ジゴシン／ジゴキシンKY／ジゴキシン「KYO」／ハーフジゴキシンKY〉
- **メチルジゴキシン**〈商品名 ラニラピッド〉
- **デスラノシド**〈商品名 ジギラノゲン〉
- **ドパミン塩酸塩《えんさんえん》**〈商品名 イノバン　など〉
- **デノパミン**〈商品名 カルグート〉
- **カルペリチド**〈商品名 ハンプ〉　など

コエンザイムQ10と強心薬は、同じ作用をもつため、飲み合わせを避ける。その他の心臓病の薬も要注意。

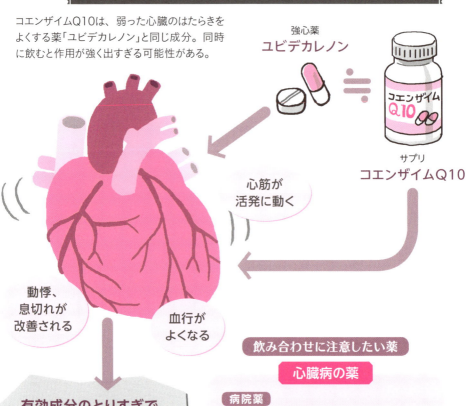

高血圧・糖尿病の薬との飲み合わせにも注意

コエンザイムQ10が、血圧や血糖値を下げるという報告もある。高血圧の薬、糖尿病の薬とは、いっしょに飲まないほうが安心だ。

高血圧の薬

病院薬

- **アリスキレンフマル酸塩《さんえん》**〈商品名 ラジレス〉
- **テルミサルタン・アムロジピンベシル酸塩配合**〈商品名 ミカムロ〉
- **オルメサルタンメドキソミル・アゼルニジピン配合**〈商品名 レザルタス〉
- **カンデサルタン シレキセチル・ヒドロクロロチアジド配合**〈商品名 エカード〉
- **テルミサルタン・ヒドロクロロチアジド配合**〈商品名 ミコンビ〉

など

↓

血圧が下がりすぎたり、心臓の機能に影響するおそれがある

糖尿病の薬

病院薬

- **グリベンクラミド**〈商品名 オイグルコン／ダオニール〉
- **ミグリトール**〈商品名 セイブル〉
- **アカルボース**〈商品名 グルコバイ〉
- **グリメピリド**〈商品名 アマリール〉
- **メキシレチン塩酸塩**〈商品名 メキシチール〉

など

↓

血糖値が下がりすぎたり、安定しなくなる危険がある

コエンザイムQ10は心臓の薬の別名だった

アンチエイジングサプリメントとして人気の、コエンザイムQ10。

じつはこの成分、別名「ユビデカレノン」といって、医療機関では強《きょう》心《しん》薬《やく》として処方されている。

そのため心臓病や高血圧の薬といっしょに飲むと、副作用が強まる危険がある。

安心して飲める量は1日30㎎まで

市販のコエンザイムQ10には、薬以上に多量の有効成分を含むものも多い。単剤でも、胃の不快感や下痢などが起こるので、とりすぎに注意する。

安全な摂取量のめやすは、薬の有効成分量（30㎎）以下と考えられている。

薬用ニンジン × 睡眠薬・抗血栓薬

安眠や、血栓を防ぐ効果が弱まる

薬と反対の作用で、治療効果を下げる

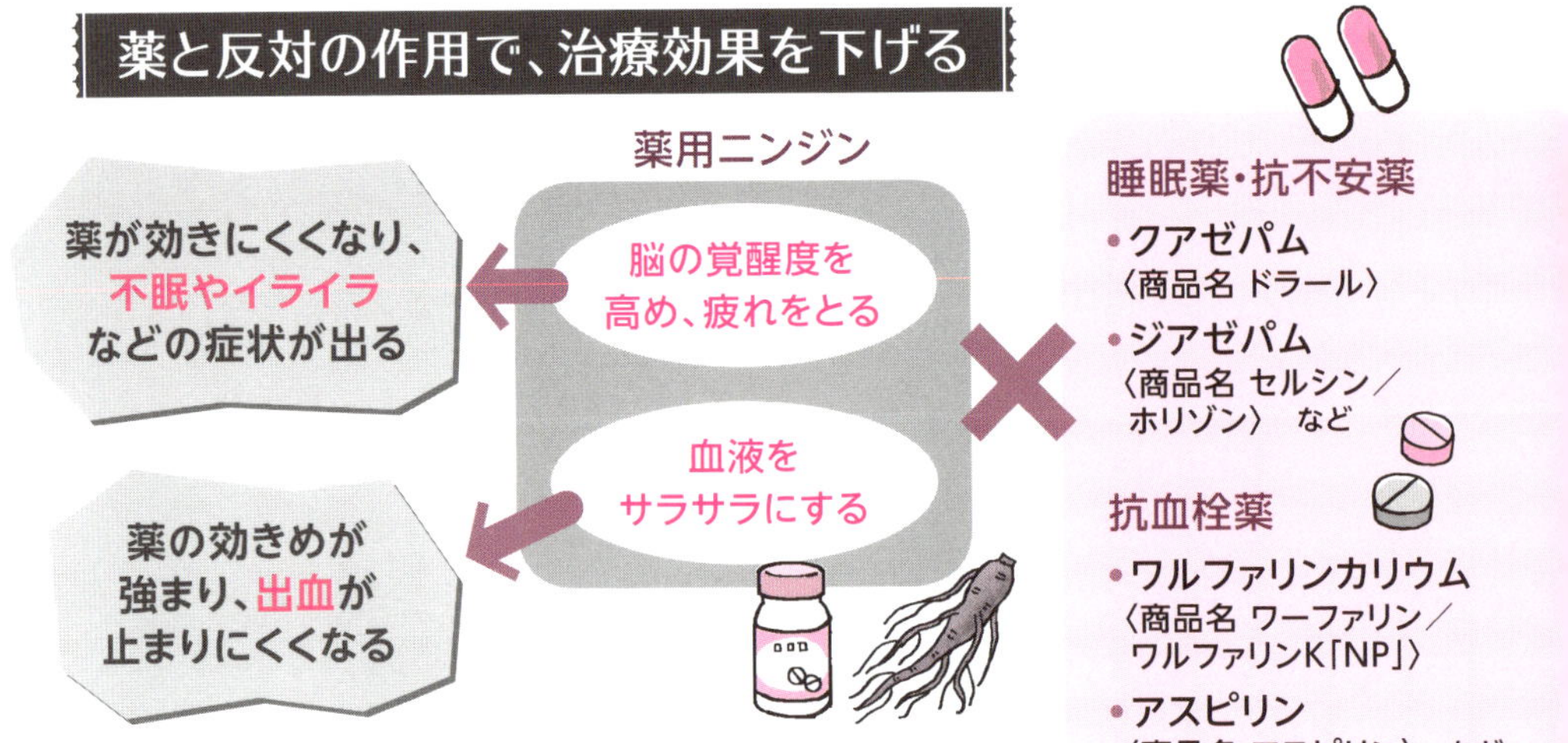
薬用ニンジン
脳の覚醒度を高め、疲れをとる
血液をサラサラにする
薬が効きにくくなり、不眠やイライラなどの症状が出る
薬の効きめが強まり、出血が止まりにくくなる
睡眠薬・抗不安薬
・クアゼパム
〈商品名 ドラール〉
・ジアゼパム
〈商品名 セルシン／ホリゾン〉 など
抗血栓薬
・ワルファリンカリウム
〈商品名 ワーファリン／ワルファリンK「NP」〉
・アスピリン
〈商品名 アスピリン〉 など

薬用ニンジンには、脳の興奮作用や抗血栓作用がある。睡眠薬や抗不安薬、抗血栓薬といっしょにとると、効果が得られにくくなる。

疲労回復作用が裏目に出る

薬用ニンジンは滋養強壮に役立つ成分として、漢方薬やサプリメント、栄養ドリンクに含まれる。

脳神経系の興奮作用があるので、睡眠薬や抗不安薬といっしょにとると、薬の効果を打ち消してしまう。反対に、抗血栓薬と同時にとると、薬の効きめが強まる。これらの薬の服用中は、薬用ニンジンの摂取は避けたほうがいい。

高血圧の人は飲んではいけない

高血圧の薬の服用中も、薬用ニンジンをとってはいけない。

薬用ニンジンは、血圧を上げる場合も下げる場合もあり、作用が予測しにくい。

そのため血圧を一定にコントロールしにくくなる。

糖尿病の薬の服用中も、同様だ。血糖値が変動したり、下がりすぎたりする可能性がある。

カフェイン入りドリンク剤とも相性がよくない

薬用ニンジンが脳神経系を興奮させるのは、主成分・ニンジンサポニンに含まれる「ジンセノサイドRg1」の作用だ。含有量は、サプリメントによって幅があり、漢方薬の数倍におよぶ製品もある。

過剰に摂取すると、頭痛や動悸、血圧上昇などの副作用が起こるので、とりすぎは禁物だ。

薬用ニンジンは、カフェインとも相性がよくない。カフェイン入り栄養ドリンクやコーヒーで飲むのは避ける。

薬用ニンジンの影響を受ける、そのほかの薬

血糖値を下げる、組織の炎症をしずめるなど、薬用ニンジンの作用は多様。薬の代謝《たいしゃ》酵素に影響するという報告もある。以下の薬との飲み合わせは、避けたほうが安心だ。

高血圧の薬

病院薬

- ニフェジピン〈商品名 アダラート〉
- ニソルジピン〈商品名 バイミカード〉
- ニルバジピン〈商品名 ニバジール〉

など

↓

血圧が変動するおそれがある

心臓病の薬

病院薬

- ジゴキシン〈商品名 ジゴシン／ジゴキシンKY／ジゴキシン「KYO」／ハーフジゴキシンKY〉

↓

中毒症状が出る可能性がある

糖尿病の薬

病院薬

- アログリプチン安息香酸塩《あんそくこうさんえん》〈商品名 ネシーナ〉
- ビルダグリプチン〈商品名 エクア〉
- テネリグリプチン臭化水素酸塩《しゅうかすいそさんえん》水和物《すいわぶつ》〈商品名 テネリア〉

など

↓

低血糖になるおそれがある

イチョウ葉エキス × 抗血栓薬

ケガや手術時に血が止まりにくい

Wの作用で、血小板の生成を妨げる

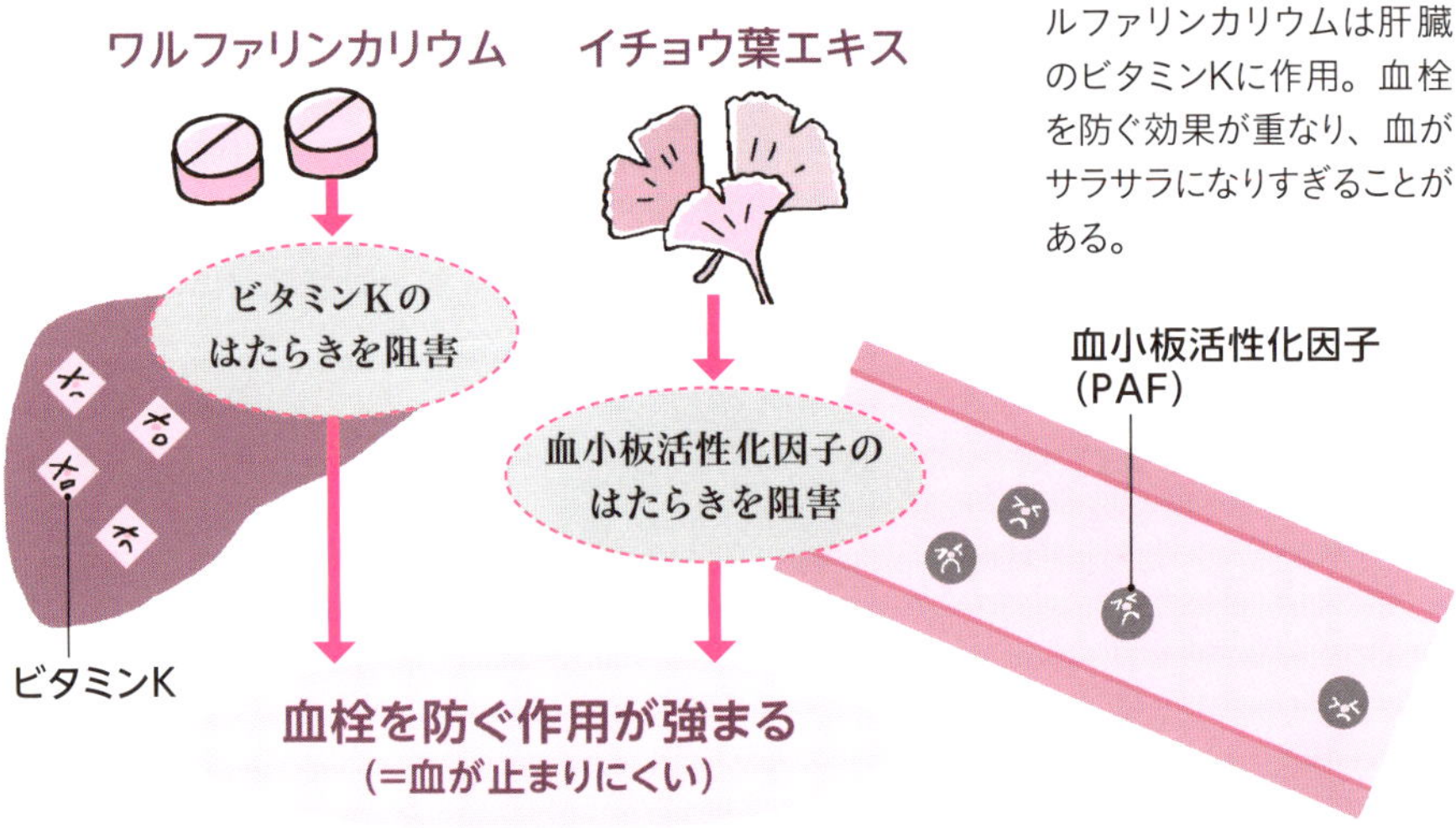

イチョウ葉エキスは血管内の血小板活性化因子に、ワルファリンカリウムは肝臓のビタミンKに作用。血栓を防ぐ効果が重なり、血がサラサラになりすぎることがある。

海外では、薬として使われている

イチョウ葉エキスは、血行をよくするといわれ、中国では古代より使われてきた成分。認知症の人の記憶障害や、めまい、耳鳴りを改善するとして、ドイツでは薬としても認められている。

薬としての有効性は定かではないが、幅広い作用が認められているぶん、薬との飲み合わせの報告も少なくない。

有効成分・ギンコライドが血液をサラサラにする

とくに気をつけたいのが、抗血栓薬との相性だ。イチョウ葉エキスに含まれる「ギンコライド」が、血小板《けっしょうばん》活性化因子（ＰＡＦ）のはたらきを阻害する。抗血栓薬と併用すると、相乗効果で血が止まり

にくくなる。この現象は、「**ワルファリンカリウム**」（→P38）、「**アスピリン**（商品名アスピリン）」、「**シロスタゾール**（商品名プレタール）」、「**チカグレロル**（商品名ブリリンタ）など、血栓を防ぐすべての薬で起こりうる。

手術を控えている人は、手術時の出血を防ぐため、2週間前から服用をやめる。

高血圧、糖尿病の人は数値をまめにチェックする

イチョウ葉エキスには、血管を広げて血圧を下げたり、インスリンのはたらきをよくしたりするという報告もある。高血圧や糖尿病の薬の服用中は注意する。「**トリクロルメチアジド**（商品名フルイトラン）」など、**サイアザイド系利尿薬**とよばれる高血圧の薬では、薬が効きにくくなるという報告もある。

イチョウ葉エキスと相性のよくない薬

抗血栓薬の服用中はもちろん、糖尿病の薬、高血圧の薬を飲んでいる人は、医師に相談のうえで摂取する。

抗血栓薬

- **ワルファリンカリウム**
〈商品名 ワーファリン／ワルファリンK「NP」〉
- **チクロピジン塩酸塩《えんさんえん》**〈商品名 パナルジン〉
- **クロピドグレル硫酸塩《りゅうさんえん》**
〈商品名 プラビックス〉
- **シロスタゾール**〈商品名 プレタール〉
- **アスピリン**〈商品名 バイアスピリン〉
- **アスピリン・ランソプラゾール配合**
〈商品名 タケルダ〉
- **チカグレロル**〈商品名 ブリリンタ〉 など

高血圧の薬（サイアザイド系利尿薬）

- **トリクロルメチアジド**
〈商品名 フルイトラン〉
- **ヒドロクロロチアジド**
〈商品名 ヒドロクロロチアジド「トーワ」〉
- **ベンチルヒドロクロロチアジド**
〈商品名 ベハイド〉 など

糖尿病の薬

- **グリメピリド**
〈商品名 アマリール〉
- **ビルダグリプチン**
〈商品名 エクア〉
- **トレラグリプチンコハク酸塩《さんえん》**
〈商品名 ザファテック〉
- **ジアゾキシド**
〈商品名 ジアゾキシド〉
- **エンパグリフロジン**
〈商品名 ジャディアンス〉
- **イプラグリフロジンL-プロリン**
〈商品名 スーグラ〉 など

グルコサミン × 抗血栓薬

出血が止まりにくくなる

グルコサミンの血小板凝集抑制作用

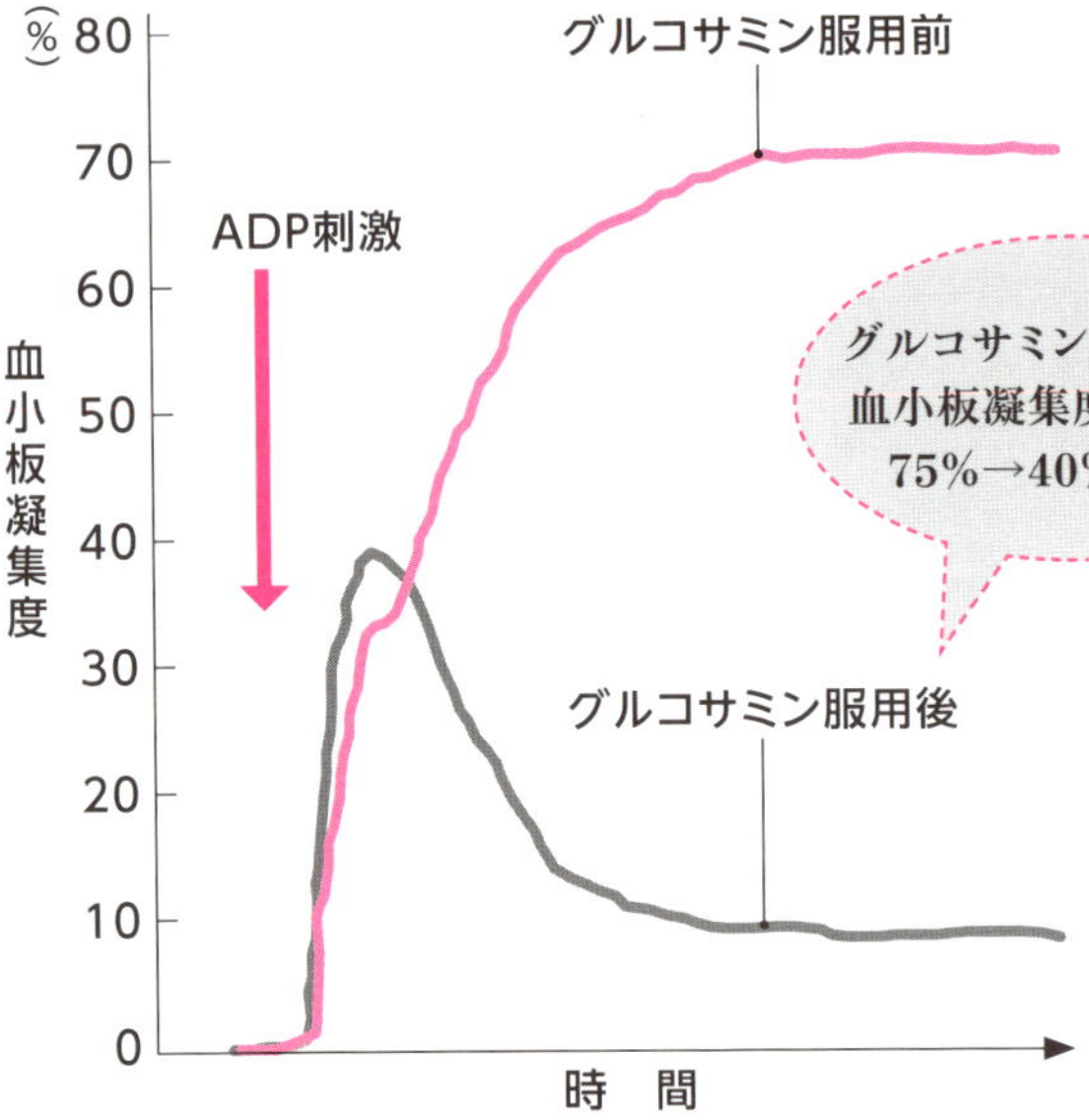

血小板凝集作用が低下する

グルコサミンの長期服用前と服用後で、血《けっ》小《しょう》板《ばん》凝集抑制作用を比較した実験。グルコサミンを摂取し続けた後では、ADP(アデノシン二リン酸)の刺激で血小板を活性化しても、血小板が集まりにくく、血栓ができにくいことが示唆された。

中高年にとくに人気のサプリメント

グルコサミンは、甲殻類の殻や、動物の皮膚や軟骨に含まれる成分。関節痛に悩む中高年に、とくに愛用者が多い。

グルコサミンには血栓を防ぐ作用があるといわれる。**ワルファリンカリウム**(→P38)などの抗血栓薬といっしょに飲むと、血が止まりにくくなるおそれがある。

血糖、血圧、コレステロールの数値を上げる

糖尿病の治療中にグルコサミンをとると、血糖値が上昇するという報告もある。血圧やコレステロール値に悪影響をおよぼす可能性もあるので、糖尿病や高血圧、脂質異常症の薬といっしょに飲む場合は、数値をまめにチェックしよう。

出典：『Inflammation and Regeneration』 vol.23, J.Hua, S.Suguro, Y.Ishii, K.Iwabuchi, K.Sakamoto, I.Nagaoka

シナモン × 糖尿病の薬

低血糖や肝障害の危険がある

1 血糖値を下げる

空腹時血糖値を下げる作用や、食後血糖値の上昇を防ぐ作用が報告されている。

クマリンの作用が薬と重なることがある

作用が増幅する危険があるので、糖尿病や脂質異常症の薬、肝機能に影響する薬との飲み合わせは、なるべく避ける。

少量でも肝障害が起こりうる

3 肝臓の数値を上げる

過剰に摂取すると、肝障害を引き起こすことがある。

2 コレステロールを下げる

明確な根拠はないが、LDLコレステロールや中性脂肪が減少したという報告がある。

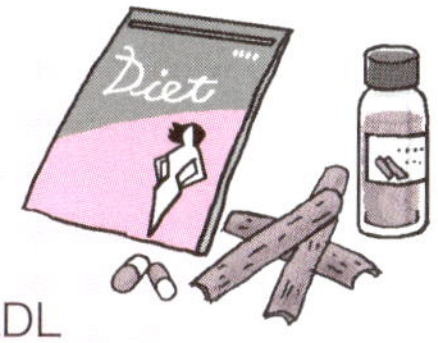

シナモンの香り成分が血糖値に影響する

シナモンの甘い芳香は、「クマリン」という香り成分によるもの。この成分は、血糖値を下げる可能性が指摘されている。糖尿病の薬といっしょに飲むと、血糖値が下がりすぎるおそれがある。すべての糖尿病の薬で起こりうる現象だ。

ダイエット目的でのとりすぎは危険

薬との相性にかかわらず、クマリンを大量にとると、肝臓がダメージを受けるという報告もある。シナモン入りのメニューを毎日大量に食べるとは考えられないが、ダイエットサプリメントなどに、高用量のクマリンが含まれていることも。痩身目的で何錠も飲むのは避ける。

にんにく・しょうがエキス × 抗血栓薬

血がサラサラになりすぎる

にんにく、しょうがエキスで効きめが強まる薬

抗血栓薬

病院薬

- **ワルファリンカリウム**
〈商品名 ワーファリン／ワルファリンK「NP」〉
- **チクロピジン塩酸塩《えんさんえん》**〈商品名 パナルジン〉
- **クロピドグレル硫酸塩《りゅうさんえん》**〈商品名 プラビックス〉
- **シロスタゾール**〈商品名 プレタール〉
- **イコサペント酸エチル**
〈商品名 エパデール／エパデールS〉
- **ベラプロストナトリウム**〈商品名 ドルナー／プロサイリン／ケアロードLA／ベラサスLA〉
- **サルポグレラート塩酸塩**〈商品名 アンプラーグ〉
- **チカグレロル**〈商品名 ブリリンタ〉　など

抗血栓薬と、にんにく、しょうがエキス入りのサプリメントを同時にとると、作用が重なり、血がサラサラになりすぎる可能性がある。

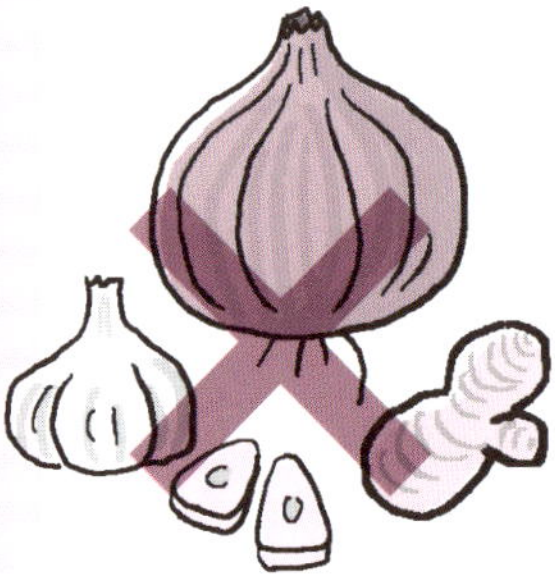

生にんにくの数十倍もの成分が入った製品もある

にんにくやしょうがエキスには、血をサラサラにする作用がある。**ワルファリンカリウム**（→P38）や**アスピリン**（→P52）などの抗血栓薬の服用中は、とりすぎに注意する。

サプリメントの場合、食品では考えられないような高用量で、機能成分が含まれていることが多い。飲みすぎは禁物だ。

にんにくエキスを含むスタミナドリンクにも注意

滋養強壮をうたった栄養ドリンクにも、にんにく成分が含まれていることが多い。

サプリメントと栄養ドリンクを同時に摂取する場合は、成分が重ならないものを選ぶことも大切だ。

エキナセア × 水虫・リウマチの薬

肝臓の機能が悪化する

下のように、副作用として肝障害が起こりうる薬を、エキナセアといっしょに飲むと、肝障害の危険性が高まる。

エキナセアの影響を受けやすい薬

水虫の薬

病院薬

- **イトラコナゾール**
〈商品名 イトリゾール〉
など

心臓病の薬

病院薬

- **アミオダロン塩酸塩**
〈商品名 アンカロン〉
など

リウマチの薬

病院薬

- **メトトレキサート**
〈商品名 リウマトレックス〉
など

骨粗しょう症の薬

病院薬

- **メテノロン**
〈商品名 プリモボラン〉
など

×

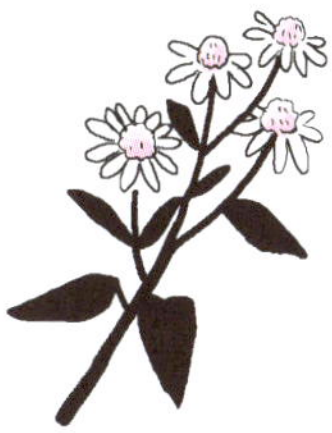

エキナセア

免疫力を高めるといわれるハーブの一種

エキナセアは、免疫力を高めるといわれるハーブ。かぜのひきはじめに有効という報告がある。

しかし薬の代《たい》謝《しゃ》酵素のはたらきをじゃまするため、とりすぎると、肝障害を引き起こす可能性がある。肝臓での副作用が起こりやすい薬とは、併用を避ける。

アトピーの人はアレルギー反応にも注意

エキナセアのとりすぎにより、発熱や吐き気、腹痛などの副作用も起こりうる。

アトピー体質の人は、とくに注意が必要だ。じんましん、節々のかゆみ、ぜんそく発作などのアレルギー症状が誘発されやすい。ひどい場合は呼吸困難になる。

ナイアシン × 脂質異常症・糖尿病の薬

コレステロール、血糖値が低下

ナイアシンに期待されている作用

作用 1

LDLコレステロール・中性脂肪を下げる可能性がある

＝

脂質異常症の薬との飲み合わせに注意

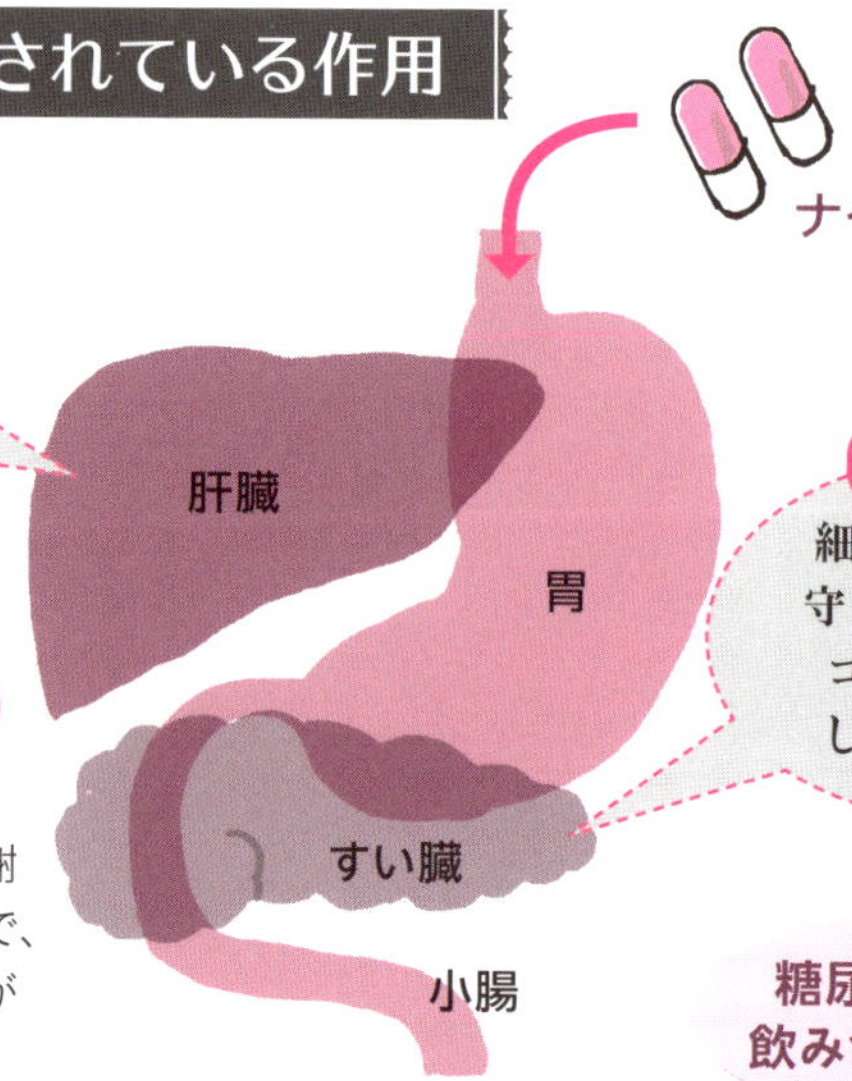

作用 2

細胞の機能を守り、血糖値をコントロールしやすくする

＝

糖尿病の薬との飲み合わせに注意

ナイアシンは、脂質や糖質の代謝をうながす。薬との飲み合わせで、コレステロール値や血糖値が下がりすぎる可能性がある。

薬に似た作用があり治療効果に影響する

ナイアシンは、糖質や脂質、たんぱく質の代謝を助ける水溶性ビタミンの一種。ＬＤＬコレステロール、中性脂肪を減らす作用や、血糖値を下げる作用があると考えられている。

そのため、脂質異常症や糖尿病の薬との併用は避ける。予想以上に数値が下がる可能性があるからだ。

痛風の治療中はとりすぎに注意

尿酸が体外に出にくくなるため、痛風発作をまねくことも。痛風の治療中は、ナイアシンのとりすぎに注意する。

また、ナイアシンのとりすぎで、皮膚が赤くなってヒリヒリすることもある。

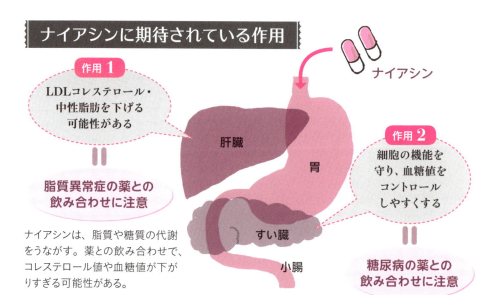

ミネラル × 抗生物質・骨粗しょう症の薬

薬の効きめが十分に得られない

骨粗しょう症の薬

病院薬

- ゾレドロン酸水和物〈商品名 ゾメタ／リクラスト〉
- エチドロン酸二ナトリウム〈商品名 ダイドロネル〉
- ミノドロン酸水和物〈商品名 リカルボン／ボノテオ〉
- リセドロン酸ナトリウム水和物〈商品名 アクトネル／ベネット〉
- アレンドロン酸ナトリウム水和物〈商品名 フォサマック／ボナロン／テイロック〉
- イバンドロン酸ナトリウム水和物〈商品名 ボンビバ〉

など

上記の薬をミネラルサプリといっしょに飲むと、キレート形成といって、ミネラルと結合しやすい。双方の吸収率が下がってしまう。

鉄分やカルシウムで効きめが下がる薬

抗生物質

病院薬

- ミノサイクリン塩酸塩《えんさんえん》〈商品名 ミノマイシン〉
- ドキシサイクリン塩酸塩水和物《すいわぶつ》〈商品名 ビブラマイシン〉
- シタフロキサシン水和物〈商品名 グレースビット〉
- モキシフロキサシン塩酸塩〈商品名 アベロックス〉
- ノルフロキサシン〈商品名 バクシダール〉

など

サプリと薬がくっついて吸収されにくくなる

カルシウムや鉄、マグネシウムなどのミネラルは、骨粗しょう症、貧血、動脈硬化の予防に不可欠の栄養素だ。

ただし薬といっしょに飲むと、薬のミネラルとくっついて、互いに吸収されにくくなってしまう。

マグネシウムなどのミネラルも、薬効を妨げる

とくに注意したいのが、骨粗しょう症の薬だ。骨粗しょう症の改善のために、カルシウムをとっているつもりが、治療効果を台無しにしてしまうこともある。

骨粗しょう症の薬の服用中は、どのようなサプリメントをどのタイミングでとるか、医師や薬剤師に相談しよう。

葉酸 × てんかんの薬

てんかん発作の危険が高まる

葉酸の作用も、薬の効果も低下する

てんかんの薬

病院薬

- フェニトイン
〈商品名アレビアチン／ヒダントール〉
- フェノバルビタール
〈商品名フェノバール〉
- フェノバルビタールナトリウム
〈商品名ノーベルバール／ルピアール／ワコビタール〉など

効果を下げる

吸収率を下げる

葉酸

- 貧血を防ぐ
- 胎児・乳児の脳の発育をうながす

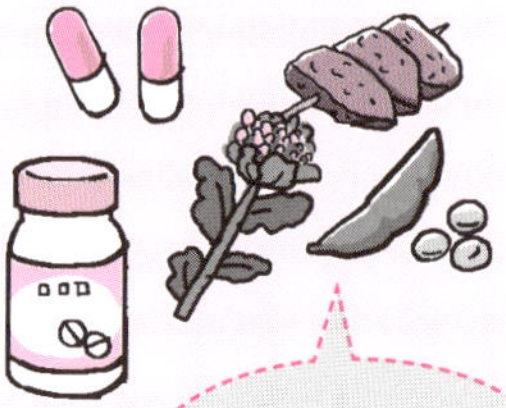

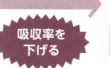

レバーや菜の花、枝豆にも豊富

葉酸とてんかんの薬は、相互依存的な関係にある。互いの吸収率を下げるうえ、どちらかが不足していると、もう一方の作用も低下する。

葉酸不足は貧血のもと。胎児の発育にも悪影響

葉酸は、赤血球をつくる大切なビタミンで、不足すると貧血になる。妊娠中・授乳中に不足すると、子どもの脳神経系に異常が出やすいことでも知られている。

てんかん薬の服用中は血中濃度をモニタリングする

葉酸といっしょに飲むと、吸収されにくくなる薬がある。てんかんの薬・**フェニトイン**などだ。しかし葉酸の摂取量を抑えるのは危険。欠乏症で貧血などの症状が出る。てんかん治療にも悪影響だ。

そこでフェニトインの服用中は、葉酸の薬もあわせて飲むことが多い。双方の血中濃度が下がっていないかチェックしながら、量を調節するのが効果的だ。

クロレラ × 抗血栓薬

効きめが低下。副作用が出ることも

クロレラの過剰摂取による副作用や、アレルギー反応を防ぐため、注意書きに記載されためやす量を守る。

クロレラが原因で起こる副作用&アレルギー反応

胃腸の症状

- おなかが痛くなる
- 下痢をする
- 吐き気がする

呼吸器の症状

- のどがゼーゼーいう
- ぜんそく発作が誘発されることがある

その他の症状

- 光過敏症が起こる（光にあたると皮膚がかゆくなる）
- アナフィラキシー・ショック（→P180）が起こりうる

あてはまる症状がひとつでも出たら、服用をやめて病院へ

ワルファリンカリウムの効きめが弱まる

クロレラは、コレステロールや糖質の吸収を抑えたり、免疫力を高めたりするといわれる成分。ビタミンKを豊富に含むため、抗血栓薬の**ワルファリンカリウム**（→P38）と同時に飲むと、薬の効きめが低下し、血栓ができやすくなる。

長期間とりすぎるとアレルギー反応が出ることも

クロレラを含むサプリメントにより、上記のような副作用が起こることもある。薬との相性にかかわらず、とりすぎには注意が必要だ。

アナフィラキシー・ショックは、めったに起こらないが、命にかかわる危険な副作用。すぐに治療を受ける必要がある。

食物繊維入りトクホ × すべての薬

薬が吸収されず、効きにくくなる

健康にいい作用が、薬のはたらきを妨げる

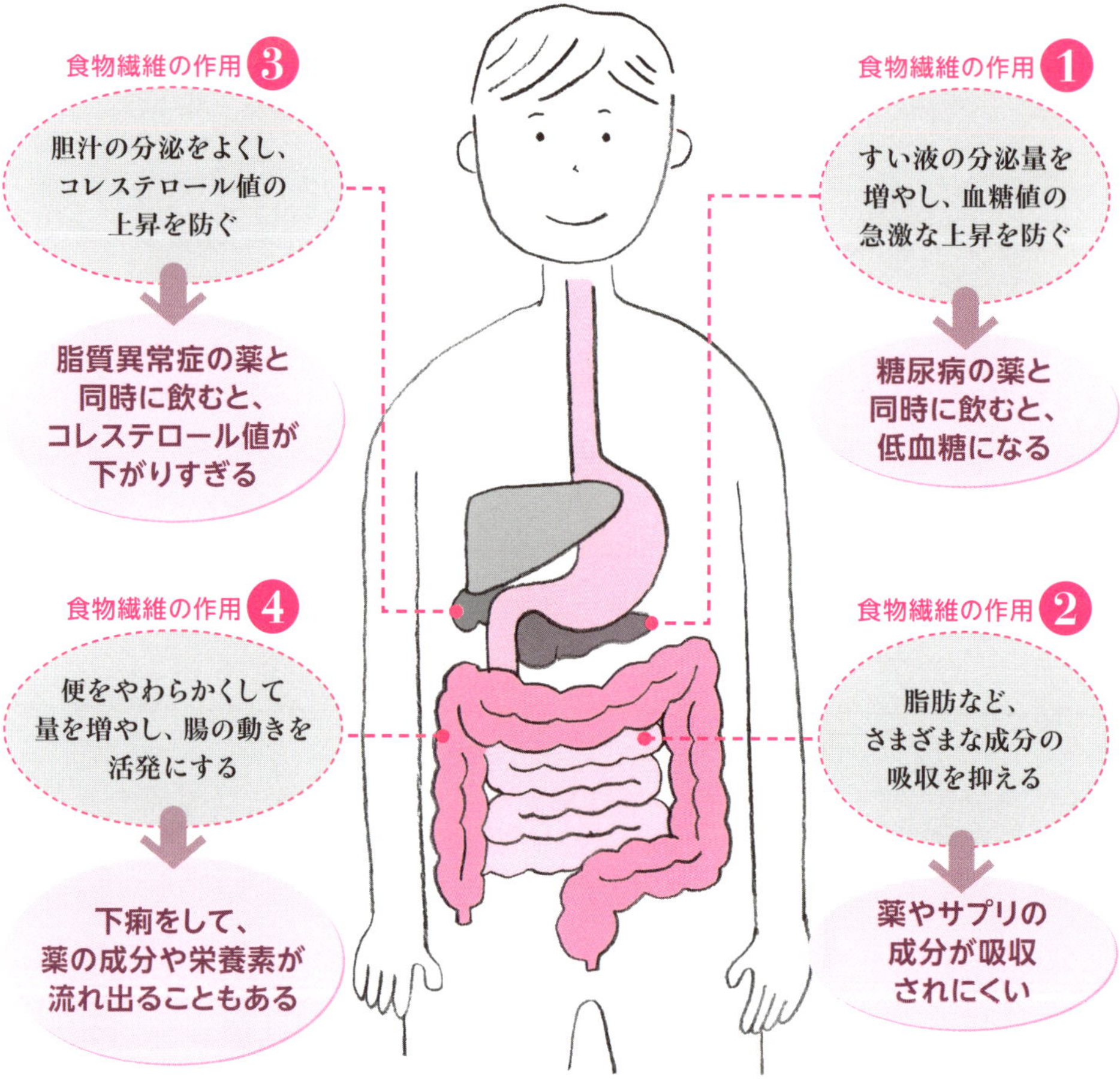
食物繊維の作用 1
すい液の分泌量を増やし、血糖値の急激な上昇を防ぐ
糖尿病の薬と同時に飲むと、低血糖になる
食物繊維の作用 2
脂肪など、さまざまな成分の吸収を抑える
薬やサプリの成分が吸収されにくい
食物繊維の作用 3
胆汁の分泌をよくし、コレステロール値の上昇を防ぐ
脂質異常症の薬と同時に飲むと、コレステロール値が下がりすぎる
食物繊維の作用 4
便をやわらかくして量を増やし、腸の動きを活発にする
下痢をして、薬の成分や栄養素が流れ出ることもある

食物繊維には、血糖値やコレステロール値の上昇を抑えるといった、健康にいい作用がいっぱい。しかしその作用が、薬や栄養素の吸収を妨げることもある。とくに糖尿病や脂質異常症の薬とは、同時にとらないほうがいい。

薬が効かず、コレステロール値が上がる

食物繊維が、脂質異常症の薬に与える影響

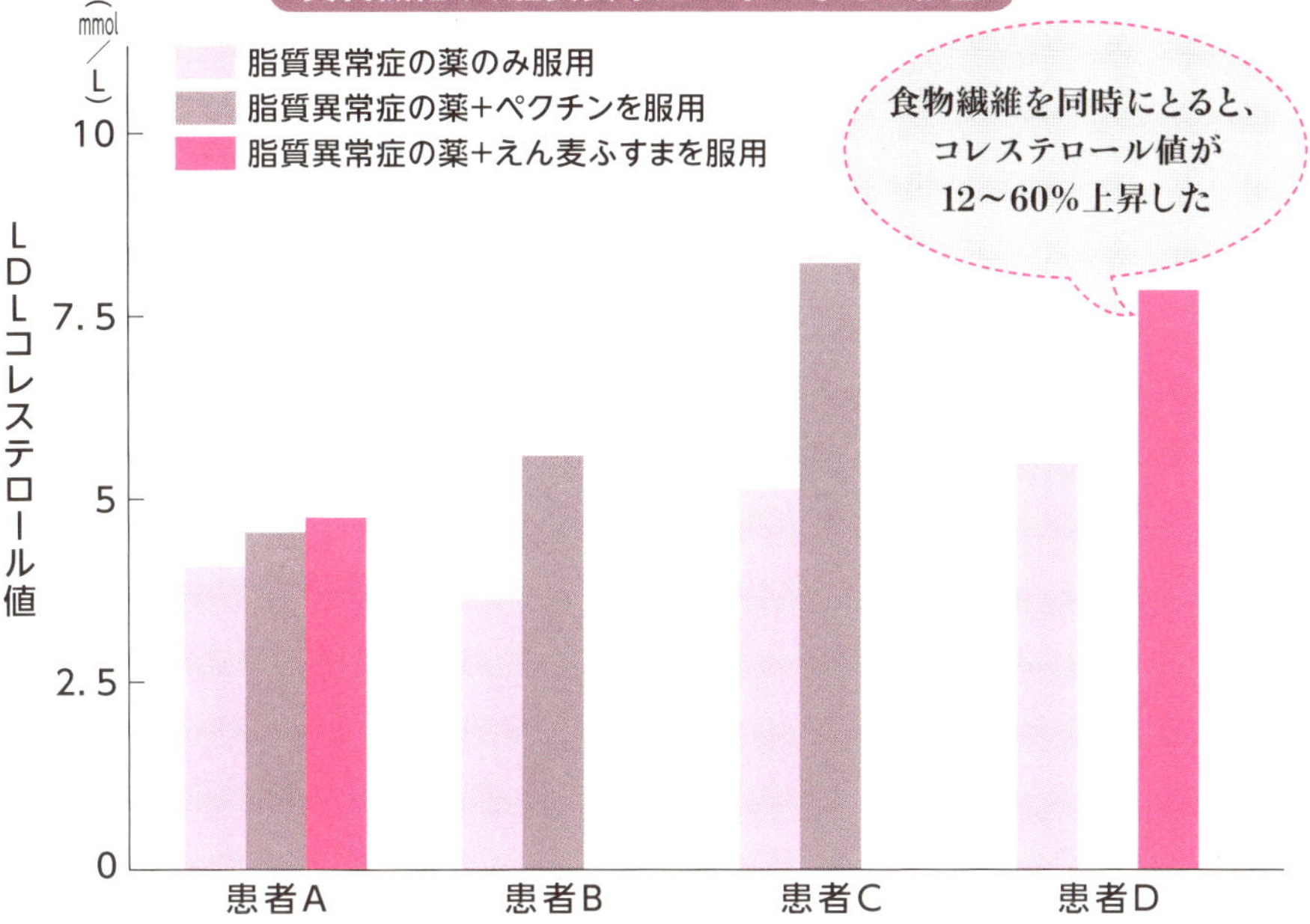

脂質異常症の薬と、食物繊維の原料であるペクチン、小麦ふすまを同時に服用した実験。食物繊維はコレステロール値を下げるといわれるが、薬の吸収をじゃまするため、結果的にはコレステロール値が上昇している。

血糖値やコレステロール値を上げるおそれもある

トクホとは、特定保健用食品の略。健康に役立つ成分を含む機能性食品だ。スープ、お茶、清涼飲料水など種類はさまざまで、1100品目もの商品が認可されている(2017年9月現在)。

とくに多いのが、血糖値やコレステロール値の上昇を防ぐと表示された、食物繊維入りの食品だ。

薬といっしょにとると、薬が食物繊維にからめとられて、吸収されにくくなる。その結果、効きめが低下してしまう。

糖尿病や脂質異常症の薬と作用が重なり、血糖値やコレステロール値が下がりすぎるおそれもある。

薬を服用しているときは、食物繊維入りトクホのとりすぎに注意する。

骨の健康が気になる方の食品 × 抗生物質

カルシウムの影響で、薬が効かない

「骨の健康が気になる方の食品」に含まれている成分

骨の原料であるカルシウムの吸収・貯蔵を助ける、以下のいずれかの成分が含まれている。

大豆イソフラボン

骨に貯蔵されたカルシウムが血液中に流れ出るのを防ぎ、骨密度、骨の強度を高めるはたらきがある。

MBP（乳塩《にゅうえん》基《き》性《せい》たんぱく質）

牛乳や母乳に含まれる微量成分。骨細胞が壊れるのを防ぎ、新たな骨細胞の形成をうながす。

ポリグルタミン酸

納豆に含まれるネバネバ成分、食品に含まれるカルシウムを、体内で吸収されやすくする。

フラクトオリゴ糖

おなかの健康に役立つオリゴ糖の一種。カルシウムの吸収をよくする作用がある。

ビタミンK_2

カルシウムを骨に沈着させる、オステオカルシンというたんぱく質を活性化させる。

抗生物質を飲むときは時間をずらす

骨の健康に役立つトクホには、カルシウムや、カルシウムの吸収をうながす成分が含まれている。

カルシウムは抗生物質などの成分とくっつきやすく、薬の吸収をじゃまする。カルシウム入りのトクホは、一部の抗生物質、骨粗しょう症の薬（→Ｐ１０７）との併用を避ける。

貧血予防に役立つ鉄分入りのトクホも、薬が鉄分と反応しやすい。抗生物質や骨粗しょう症の薬との併用は避けたい。

ビタミンKとワルファリンの飲み合わせも避ける

カルシウムの吸収をよくする成分として、ビタミンKや大豆イソフラボンが添

カルシウム入りトクホは効率よくとる

カルシウムや鉄分を含むトクホ食品は、薬と時間をずらしてとる。牛乳やミネラルウォーターなどは、カルシウムや鉄分の吸収を妨げるので避ける。

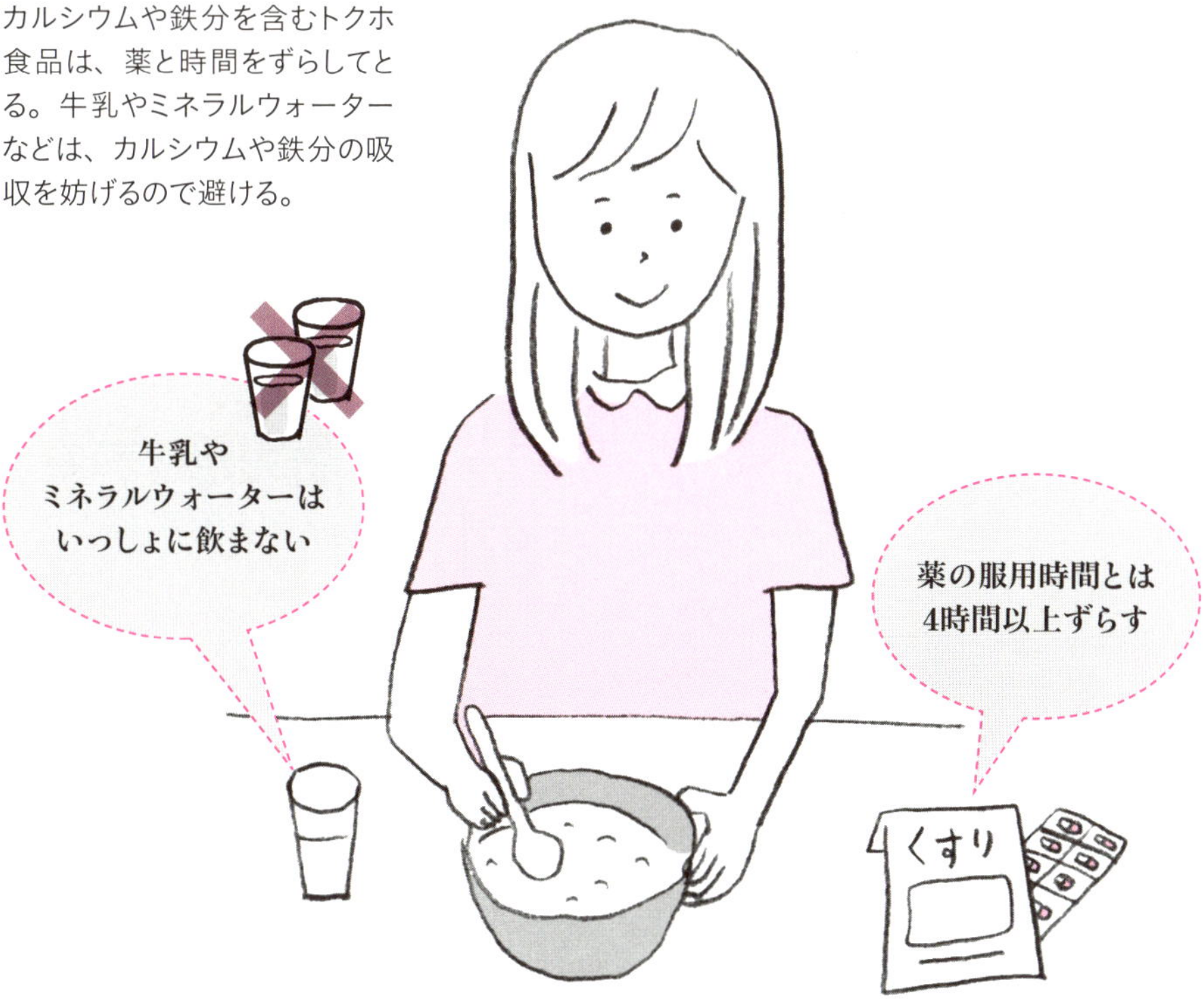
牛乳や
ミネラルウォーターは
いっしょに飲まない
薬の服用時間とは
4時間以上ずらす
くすり

加されたトクホも多い。抗血栓薬・**ワルファリンカリウム**（↓P38）の服用中は、薬が効きにくくなることがある。脳卒中や心筋梗塞《しんきんこうそく》につながり、危険だ。

また、大豆イソフラボンを過剰摂取すると、乳がんの発症率、再発率が高まるという報告もある。

豆腐や豆乳を普通に食べるぶんには問題ないが、トクホやサプリメントからの摂取量は、１日30㎎までにする。

Column

カルシウムをとったら、運動で骨を刺激する

カルシウムを熱心にとるだけでは、骨は丈夫にならない。ビタミンDを同時にとって、カルシウムの吸収をよくすることも大切。

また、骨の細胞はつねに生まれ変わっているが、歳をとるほどにそのサイクルは遅くなる。ウォーキング程度でもいいので、運動で刺激を与え、骨の代謝《たいしゃ》をよくすることも必要だ。

Column

「プラセボ効果」で病気が治ることもある

小麦粉入りカプセルでつらい症状がよくなる

薬の効果をしらべる試験では、患者さんを「プラセボ群」「実薬群」にわけて、それぞれの効果を比較する。プラセボとは、にせの薬(偽薬)のこと。「薬です」といって渡されるが、じつはカプセルの中身はただの小麦粉だ。

この小麦粉カプセルで、症状が改善することがある。このように「薬が効いている」という思い込みで起こる現象を、プラセボ効果という。

とくに痛みのように、自己評価でしか効果が測れない症状は、プラセボ効果で治る人が少なくない。

そのため、プラセボ群よりもあきらかに効くものだけが、有効性のある薬として国の承認を受けている。

医師との信頼関係で薬の効きめが上がる？

「病は気から」と昔からよくいわれるが、プラセボ効果はその一例。治療効果は、心の状態と深く結びついている。

最近では、どの医者にかかっても不満を感じ、「ドクター・ショッピング」をくり返す人が少なくない。このように、主治医に疑念や不安を感じる人は、治療効果が出にくい可能性がある。

一方、主治医を深く信頼している人は、治療効果が出やすい。相手が薬剤師の場合も、同じ効果があると考えられる。

とくに長くかかることになる慢性疾患の場合は、医師、薬剤師との相性が大切。納得いく説明をしてくれて、「この人のいうことなら信じられる」と思える相手に診てもらおう。

Part 5

病院薬と市販薬の組み合わせ、これだけは避けたい

病院の薬は、医師が薬どうしの相性を考えて処方してくれる。
しかし市販の薬を買うときは、注意が必要だ。
病院の薬との代表的な飲み合わせを覚えておくとともに、
薬剤師に相談しながら、薬を選ぶようにしよう。

病院薬 **降圧利尿薬** × 市販薬 **かぜ薬・解熱鎮痛薬**

偽アルドステロン症で血圧が上がる

偽アルドステロン症のおもな症状

むくみや体重増加、不整脈などの症状が出る。放っておくと「横《おう》紋筋融解症《もんきんゆうかいしょう》」といって、筋肉組織がとける危険な副作用が起こる可能性も。

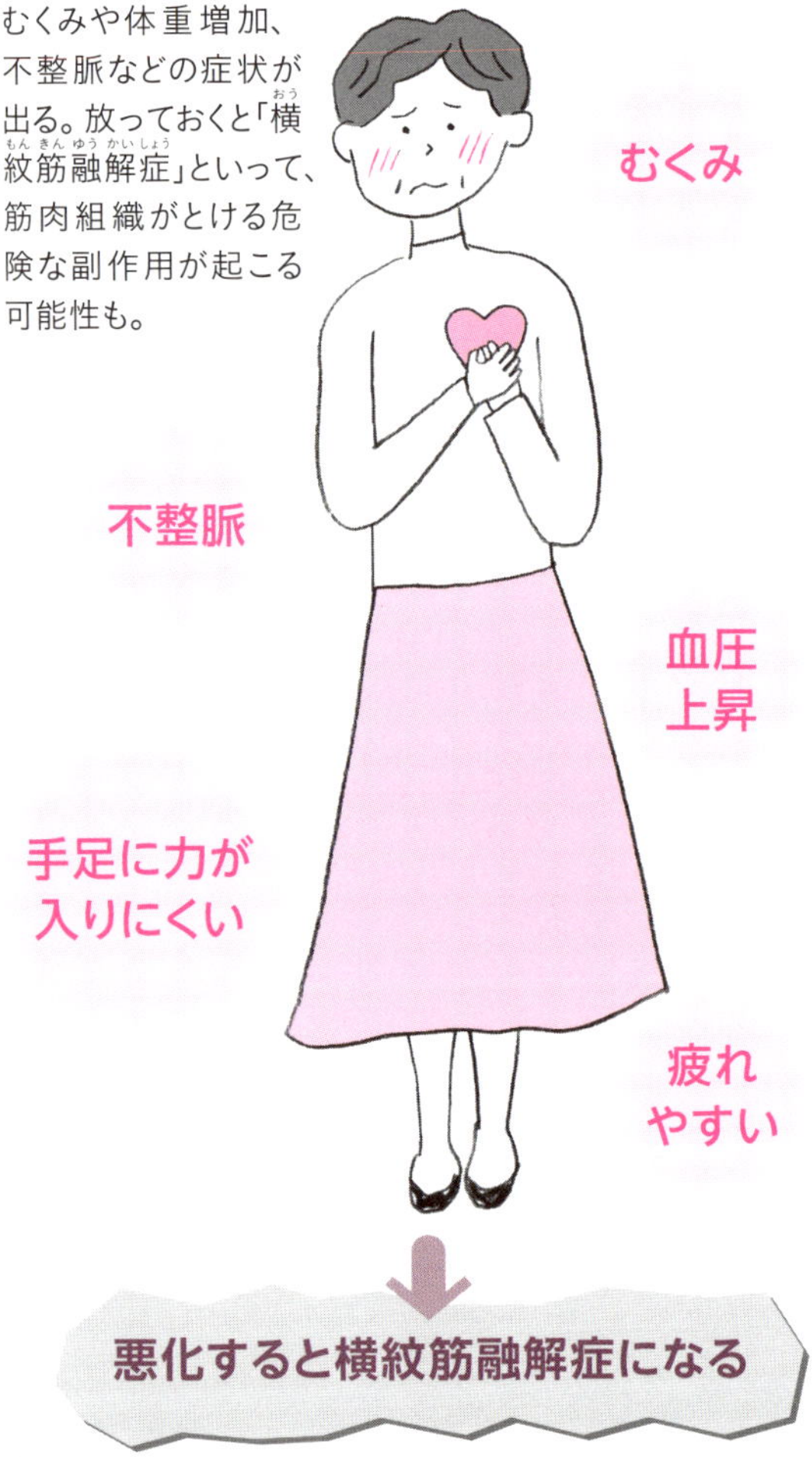
むくみ
不整脈
血圧上昇
手足に力が入りにくい
疲れやすい
悪化すると横紋筋融解症になる

高血圧の薬の服用中は甘草入りかぜ薬を避ける

甘草《かんぞう》は漢方薬の一種で、市販薬ではかぜ薬や胃薬に含まれていることが多い。甘草には、血圧コントロールにかかわるカリウムやアルドステロンを、体外に出す作用がある。高血圧の薬と同時にとると、血圧が上がりやすくなる。「偽《ぎ》アルドステロン症」とよばれる副作用の一種だ。

とくに**降圧利尿薬**とよばれる高血圧の薬とは、相性が悪い。

かぜ薬

- ジキニン錠エースIP（全薬工業）
- 新ルル-K錠（第一三共ヘルスケア）
- 改源かぜカプセル（カイゲンファーマ）
- パイロンS錠（塩野義製薬）
- ストナプラス2（佐藤製薬）
- エスタック総合感冒（エスエス製薬）
- ツムラ漢方小柴胡湯《しょうさいことう》エキス顆粒《かりゅう》（ツムラ）

など

せき止め

- ジキニン液D（全薬工業）
- パブロンせき止め（大正製薬）
- アスゲン散EX（日邦薬品工業）
- 龍角散ダイレクトトローチマンゴー（龍角散）
- ヒストミンせき止め（小林薬品工業）

など

胃腸薬・下痢止め

- 液キャベコーワ（興和）
- ザッツ（武田薬品工業）
- ソルマックプラス（大鵬薬品工業）
- 太田胃散〈内服液〉（太田胃散）
- パンシロン胃腸内服液（ロート製薬）
- 正露丸（大幸薬品）

など

滋養強壮・栄養ドリンク

- リコリス「ゼンヤク」エース（全薬工業）
- ハイアップ内服液（第一三共ヘルスケア）
- 人参養栄湯エキス顆粒クラシエ（クラシエ）
- ゼナF0-ファースト（大正製薬）

など

降圧利尿薬と相性の悪い市販薬

偽アルドステロン症を避けるため、甘草を含む下記の市販薬とはいっしょに飲まないほうがいい。

解熱鎮痛薬

- 痛散湯（再春館製薬所）
- 痛効散（救心製薬）
- ツムラ漢方芍薬甘草湯《しゃくやくかんぞうとう》エキス顆粒（ツムラ）
- セミドン顆粒（全薬工業）

など

便秘薬

- 新コッコアポA錠（クラシエ）
- タケダ漢方便秘薬（武田薬品工業）
- ササラック（和漢薬研究所）
- ツムラ漢方大黄甘草湯《だいおうかんぞうとう》エキス顆粒（ツムラ）

など

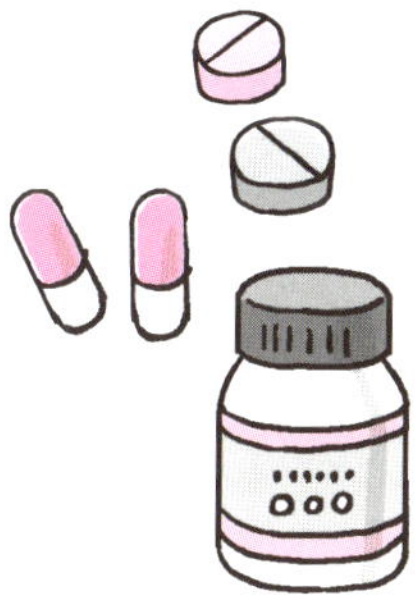

病院薬 高血圧の薬 × 市販薬 解熱鎮痛薬・かぜ薬

効きめが下がり、血圧が上がる

解熱鎮痛成分が血管拡張作用を妨げる

アスピリン(→P52)などの解熱鎮痛薬は、シクロオキシゲナーゼを阻害して効果を発揮する。その結果、プロスタグランジンの合成も阻害され、血圧が上がりやすくなる。

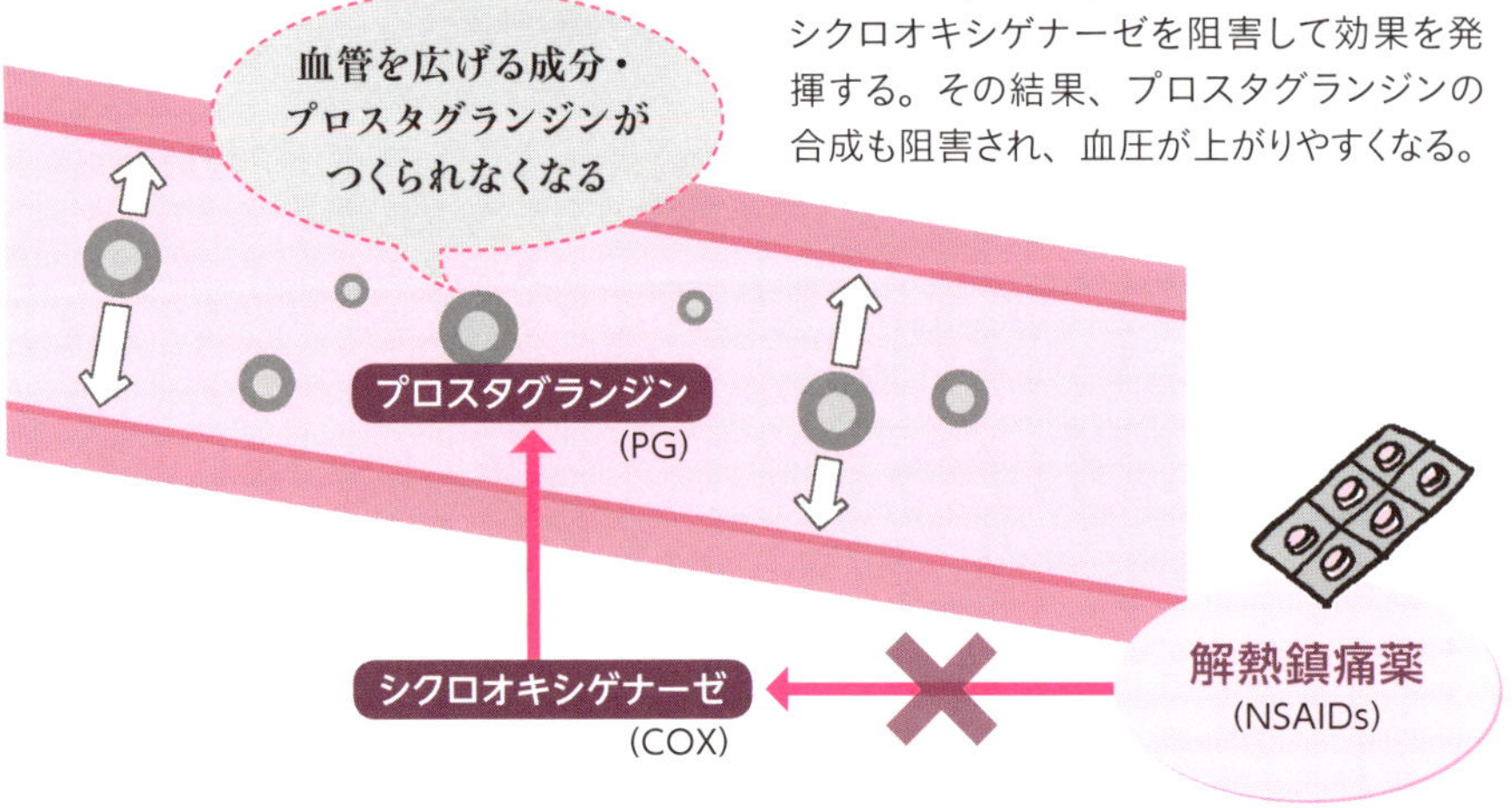

水やナトリウムが体にたまり血圧が下がらなくなる

解熱鎮痛薬には、血管拡張作用のあるプロスタグランジンの合成を阻害する作用がある。そのため水分が体内にたまり、血圧が下がりにくくなることがある。

高血圧の治療中に解熱鎮痛薬を飲むと、薬の効果が弱まりやすい。

塩分のとりすぎと似たような状態だ。

38℃以下の熱なら解熱鎮痛薬はいらない

高血圧の治療中は、かぜ症状などで、解熱鎮痛薬をひんぱんに使うことは避ける。熱が38℃以下で、原因がかぜとわかっている場合は、安静に過ごすことのほうが大切だ。高熱で解熱鎮痛薬が必要な場合は、医師や薬剤師に相談しよう。

ACE《エーシーイー》阻《そ》害《がい》薬《やく》

- **ペリンドプリルエルブミン**
〈商品名 コバシル〉
- **トランドラプリル**
〈商品名 オドリック／プレラン〉
- **キナプリル塩酸塩《えんさんえん》**〈商品名 コナン〉
- **テモカプリル塩酸塩**
〈商品名 エースコール〉
- **ベナゼプリル塩酸塩**
〈商品名 チバセン〉
- **リシノプリル水和物《すいわぶつ》**
〈商品名 ロンゲス／ゼストリル〉
- **シラザプリル水和物**
〈商品名 インヒベース〉　　など

AⅡ《エーツー》受《じゅ》容《よう》体《たい》拮《きっ》抗《こう》薬《やく》
（利尿薬・カルシウム拮抗薬との合剤を含む）

- **テルミサルタン**
〈商品名 ミカルディス〉
- **テルミサルタン・アムロジピンベシル酸塩《さんえん》配合**
〈商品名 ミカムロ〉
- **カンデサルタン シレキセチル・アムロジピンベシル酸塩配合**
〈商品名 ユニシア〉
- **テルミサルタン・ヒドロクロロチアジド配合**〈商品名 ミコンビ〉 など

αβ《アルファベータ》遮断薬

- **ラベタロール塩酸塩**
〈商品名 トランデート〉
- **アロチノロール塩酸塩**
〈商品名 アロチノロール塩酸塩「DSP」〉
- **カルベジロール**〈商品名 アーチスト〉
- **ベバントロール塩酸塩**
〈商品名 カルバン〉　　など

解熱鎮痛薬で効きめが弱まる高血圧の薬

以下の高血圧の薬は、解熱鎮痛薬と相性が悪いことが報告されている。そのほかの薬でも、血圧が下がりにくくなる可能性があるので、同時に飲むのはなるべく避ける。

降圧利尿薬

- **トリアムテレン**〈商品名 トリテレン〉
- **エプレレノン**〈商品名 セララ〉
- **スピロノラクトン**
〈商品名 アルダクトンA〉
- **フロセミド**
〈商品名 ラシックス／オイテンシン〉
- **トリパミド**〈商品名 ノルモナール〉
- **トリクロルメチアジド**
〈商品名 フルイトラン〉　　など

β《ベータ》遮断薬

- **ピンドロール**
〈商品名 カルビスケン〉
- **カルテオロール塩酸塩**
〈商品名 ミケラン／ミケランLA〉
- **ナドロール**〈商品名 ナディック〉
- **プロプラノロール塩酸塩**
〈商品名 インデラル〉
- **ニプラジロール**
〈商品名 ハイパジール〉
- **セリプロロール塩酸塩**
〈商品名 セレクトール〉　　など

レニン阻害薬

- **アリスキレンフマル酸塩**
〈商品名 ラジレス〉　　など

病院薬

心臓病の薬 × 胃腸薬・せき止め

市販薬

頻脈、頭痛などの副作用が出る

心臓病の薬の副作用が胃腸薬・せき止めで強まる

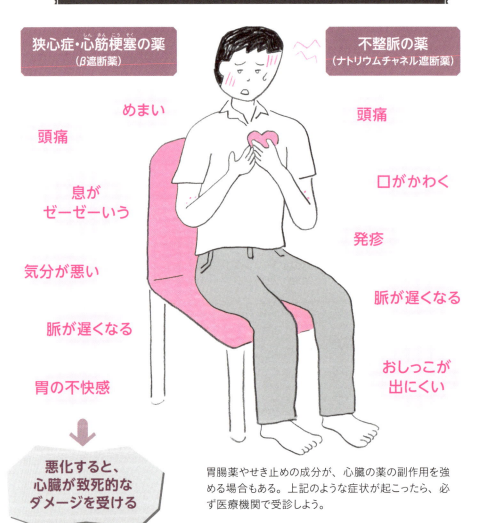

狭心症・心《しん》筋《きん》梗《こう》塞《そく》の薬
（β遮断薬）

- めまい
- 頭痛
- 息が ゼーゼーいう
- 気分が悪い
- 脈が遅くなる
- 胃の不快感

↓

悪化すると、心臓が致死的なダメージを受ける

不整脈の薬
（ナトリウムチャネル遮断薬）

- 頭痛
- 口がかわく
- 発疹
- 脈が遅くなる
- おしっこが 出にくい

胃腸薬やせき止めの成分が、心臓の薬の副作用を強める場合もある。上記のような症状が起こったら、必ず医療機関で受診しよう。

心臓病の薬がせき止めの副作用を強める

胃腸の副作用

- 吐き気がする、吐く
- 食欲がなくなる
- おなかが痛くなる
- おなかがはる
- 胸やけする
- 下痢をする
- しゃっくりが出る　など

脳神経系の副作用

- 頭が痛い
- 眠れない
- 不安になる
- 興奮する
- 意識がぼーっとする
- けいれんを起こす　など

心臓・血管の副作用

- 脈が速くなる
- 低血圧になる
- 不整脈を起こす　など

心臓病の薬が、せき止めに含まれるテオフィリンの代謝をじゃまする。すると上記のような副作用が出やすくなる。けいれん、不整脈を起こしたときは、すぐ病院へ。

心臓病の薬は血中濃度が高まると危険

不整脈や狭心症などの薬の服用中に、胃腸薬やせき止めを飲むと、副作用が出やすい。心臓を刺激する作用が重なったり、心臓の薬の代謝《たいしゃ》をじゃまするためだ。**シメチジン**（→P86）を含む胃腸薬、**テオフィリン**（→P41）、**アミノフィリン**（→P95）を含むせき止めは避ける。

せき止めの副作用が出やすくなる

心臓の薬とせき止めをいっしょに飲むと、せき止めに含まれるテオフィリンが代謝されにくくなることもある。

テオフィリンは、効果の強い薬。血中濃度が少しでも上がると、上記のような副作用につながりやすいので、注意する。

病院薬 **抗血栓薬** × 市販薬 **解熱鎮痛薬・かぜ薬**

出血が止まりにくくなる

市販のかぜ薬にも血液サラサラ成分が入っている

血栓を防ぐ薬は、**ワルファリンカリウム**（→P38）だけではない。**アスピリン**（→P52）の血栓予防効果も注目されている。アスピリンといえば、解熱鎮痛薬の代表的な成分。ワルファリンカリウムなどの服用中に、市販のアスピリン入り解熱鎮痛薬を飲むと、効果が倍増して出血が止まりにくくなることがある。

かぜで熱が出てもアスピリン入りの薬はNG

血栓を防ぐ薬の服用中は、アスピリン入りの市販薬を飲んではいけない。**アセトアミノフェン**（→P41）などの成分でも、同様の副作用が起こる可能性がある。自己判断で飲むのは避けよう。

解熱鎮痛薬

（アスピリンを含むもの）

- **バイエルアスピリン**（佐藤製薬）
- **バファリンA**（ライオン）
- **ケロリン**（内外薬品）
- **ケロリンチュアブル**（内外薬品）
- **歯痛頭痛トンプク**（日本医薬品製造）
- **エキセドリンA錠**（ライオン）
- **ベネスロン**（アスゲン製薬）
- **バッサペインS**（パナケイア製薬）

など

抗血栓薬の副作用を強める市販薬

抗血栓薬との飲み合わせがもっとも悪いのは、アスピリン。ただし、アセトアミノフェンなどの解熱鎮痛成分でも、同様の副作用が起こる可能性がある。

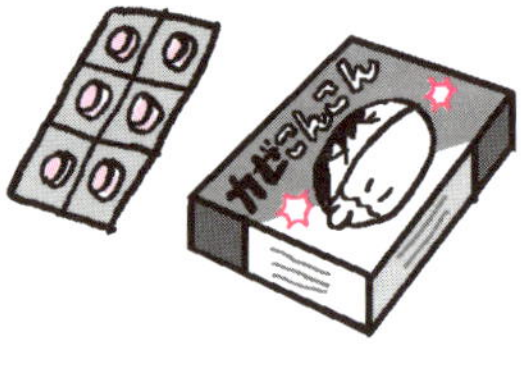

アスピリンは血小板に、ワルファリンカリウムは血栓に効く

抗血小板薬
（アスピリンなど）

血小板がくっつき、
血栓になるのを防ぐ

抗凝固薬
（ワルファリンカリウム）

血栓が大きく
なるのを防ぐ

効きかたは違っても、血液がサラサラになる効果は同じ。飲み合わせると、過剰摂取時と同じ副作用が起こる。

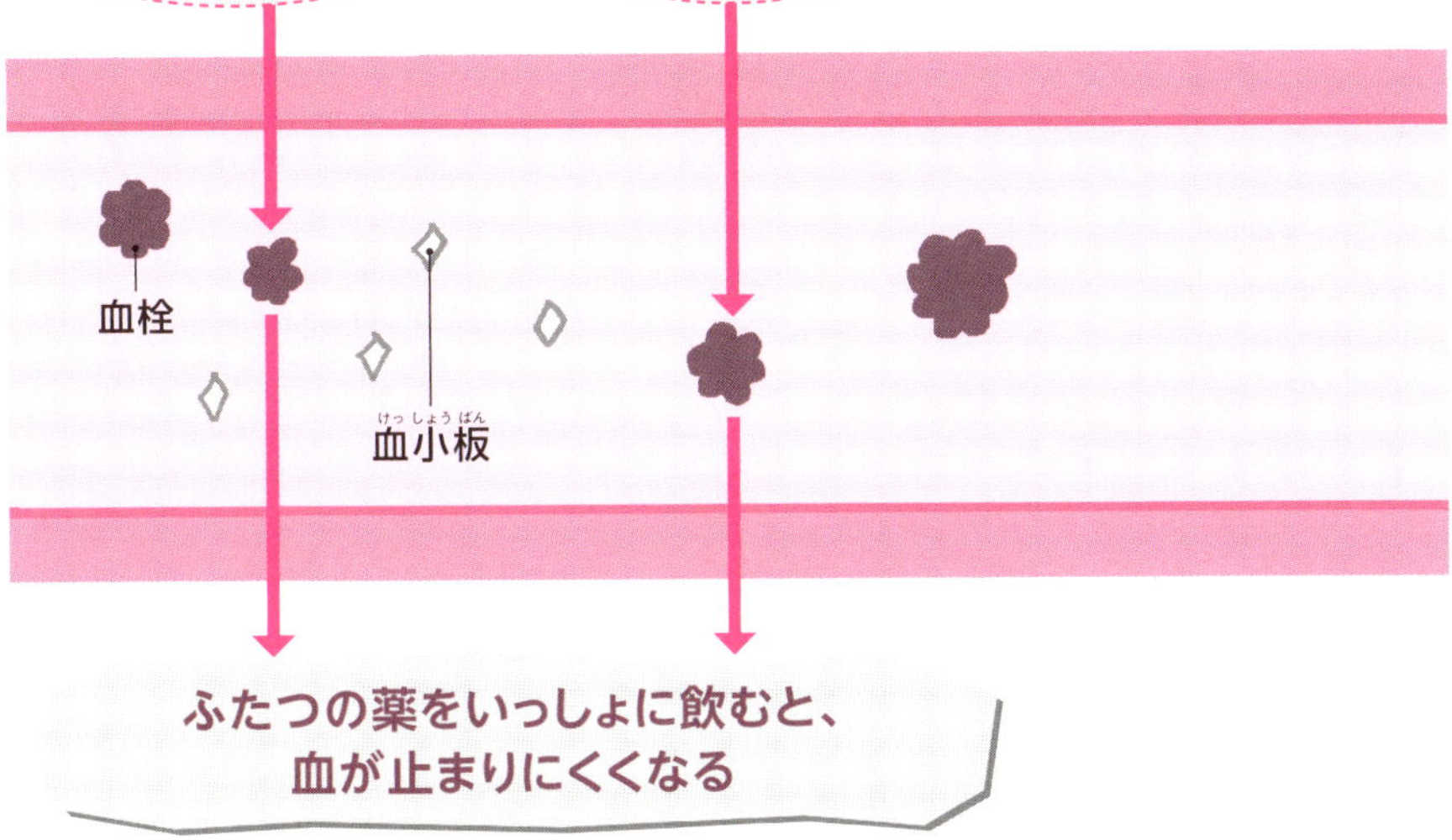

かぜ薬
（アセトアミノフェンを含むもの）

- パブロンS（大正製薬）
- 新ルルAゴールドDX（第一三共ヘルスケア）
- ベンザブロックS（武田薬品工業）
- ジキニン顆粒エース（全薬工業）
- パイロンS錠（塩野義製薬）
- 新コンタックかぜ総合（グラクソ・スミスクライン）
- ストナプラス2（佐藤製薬）　など

解熱鎮痛薬
（アセトアミノフェンを含むもの）

- タイレノールA（武田薬品工業）
- セデス・ハイ（塩野義製薬）
- サリドンエース（第一三共ヘルスケア）
- セミドン顆粒《かりゅう》（全薬工業）
- ナロン錠（大正製薬）
- ノーシン錠（アラクス）
- ミグソフト（ゼリア新薬工業）

など

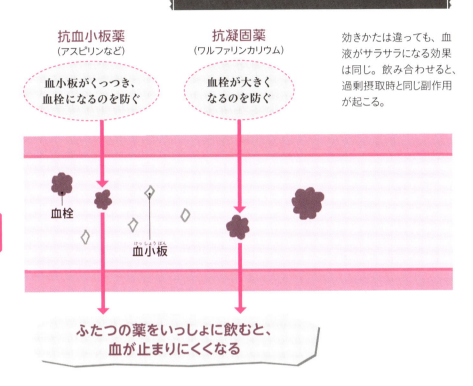

病院薬 **糖尿病の薬** × 市販薬 **解熱鎮痛薬・かぜ薬**

血糖値が 下がりすぎることがある

アスピリンにも血糖値を下げる作用がある

アスピリンのふたつの作用が、血糖値の下がりすぎにつながる。飲み薬だけでなく、インスリン製剤の注射でも、同様の副作用が起こる。

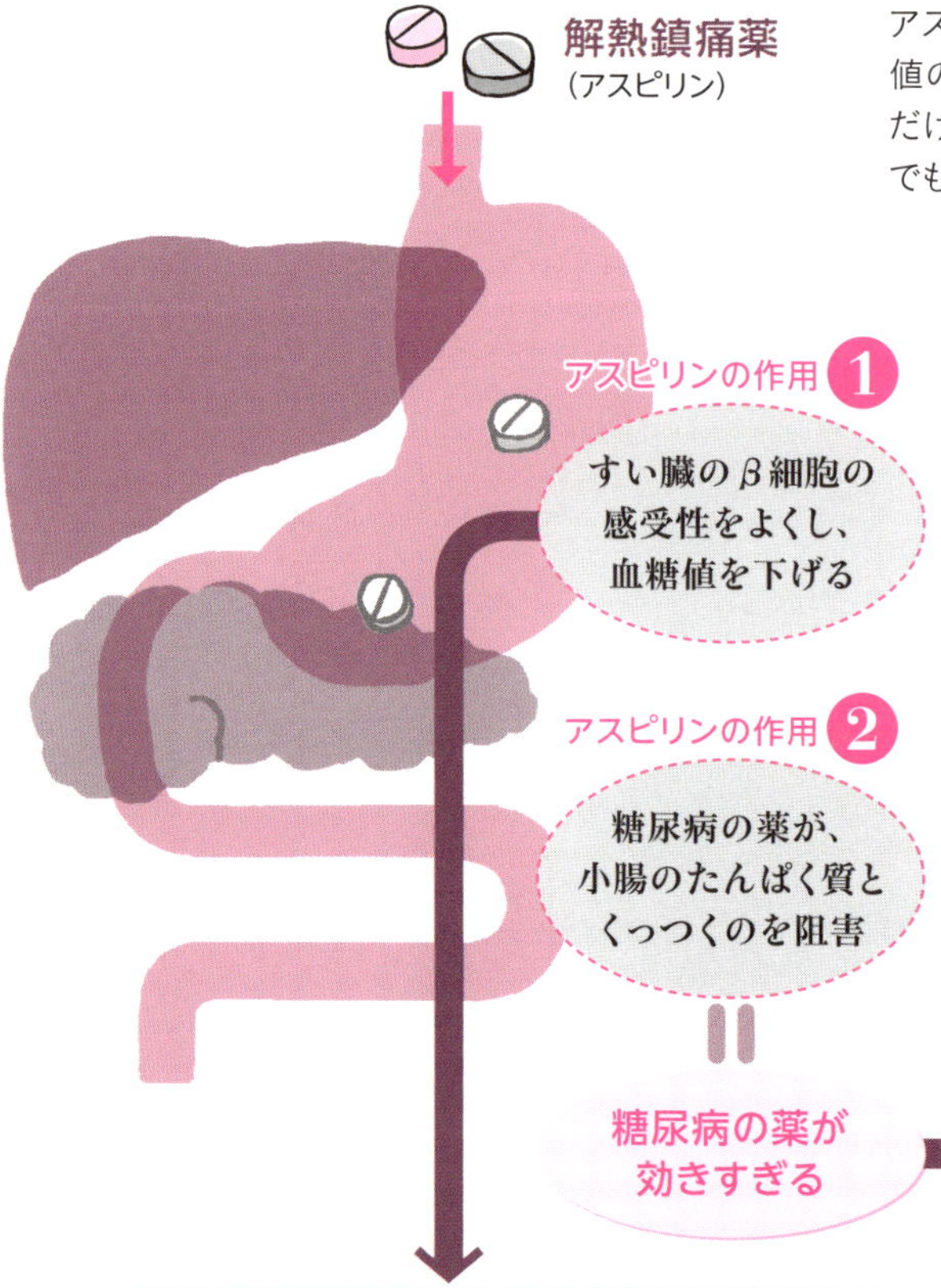
解熱鎮痛薬
(アスピリン)
アスピリンの作用 1
すい臓のβ細胞の感受性をよくし、血糖値を下げる
アスピリンの作用 2
糖尿病の薬が、小腸のたんぱく質とくっつくのを阻害
糖尿病の薬が効きすぎる

糖尿病の薬

- ビルダグリプチン〈商品名 エクア〉
- メトホルミン塩酸塩《えんさんえん》〈商品名 メトグルコなど〉
- ミチグリニドカルシウム水和物《すいわぶつ》〈商品名 グルファスト〉
- ナテグリニド〈商品名 スターシス／ファスティック〉
- グリメピリド〈商品名 アマリール〉
- エンパグリフロジン〈商品名 ジャディアンス〉

など

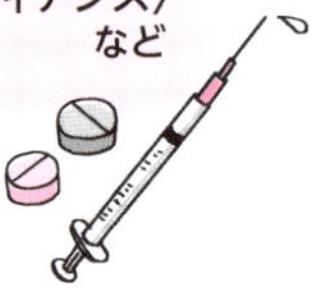

相乗効果で血糖値が下がりすぎることがある

↓

めまいなどの低血糖症状

糖尿病の薬に影響しにくい市販の解熱鎮痛薬・かぜ薬

解熱鎮痛薬

- **イブ**（エスエス製薬）
- **リングルアイビー**（佐藤製薬）
- **タイレノールA**（武田薬品工業）
- **ナロンメディカル**（大正製薬）
- **ロキソニンS**（第一三共ヘルスケア）
- **サリドンWi**（第一三共ヘルスケア）

など

かぜ薬

- **パイロンS錠**（塩野義製薬）
- **カコナール2**（第一三共ヘルスケア）
- **ジキニン顆粒《かりゅう》エース**（全薬工業）
- **コルゲンコーワIB2**（興和）
- **ベンザブロックS**（武田薬品工業）
- **新コンタックかぜ総合**（グラクソ・スミスクライン）
- **パブロンエースAX錠**（大正製薬）
- **リリース総合感冒薬**（アルフレッサファーマ）

など

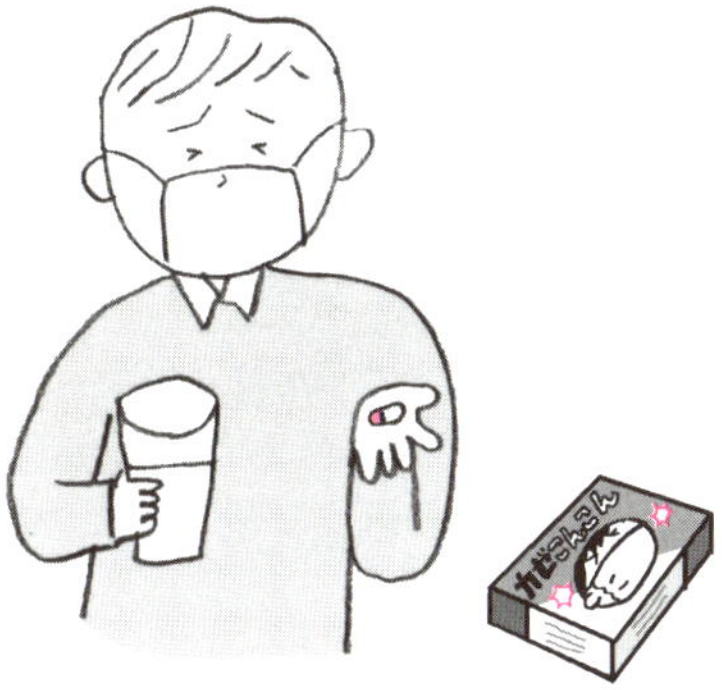

イブプロフェン、アセトアミノフェンなどが主成分の薬。サリチル酸系成分を含まないので、糖尿病の薬に影響しにくい。

血糖値を下げる作用がアスピリンで強まってしまう

サリチル酸系とよばれる解熱鎮痛成分には、血糖値を下げる効果もあると指摘されている。糖尿病の治療中に飲むと、低血糖症状が生じる危険がある。

代表的な成分は**アスピリン**（→P52）。アスピリンアルミニウム、サザピリン、サリチルアミド、エテンザミドを含む解熱鎮痛薬、かぜ薬も、併用を避ける。

頭痛のときはイブプロフェン、アセトアミノフェンなどを選ぶ

糖尿病の薬の服用中に痛み止めを飲むときは、薬剤師に相談を。イブプロフェン、アセトアミノフェン、ロキソプロフェンなど、サリチル酸以外の成分を含む薬を選んでくれる。

痛風・
高尿酸血症の薬

病院薬		市販薬
痛風・高尿酸血症の薬	×	せき止め

頭痛、イライラなどの副作用が出る

痛風の薬が、せき止めの濃度を高める

せき止め成分
テオフィリン、ジプロフィリン

↓

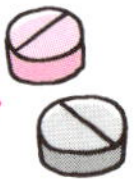

テオフィリン、ジプロフィリンの血中濃度が高まる

痛風の薬
アロプリノール

↓

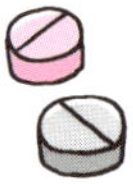

テオフィリンやジプロフィリンの代謝酵素・**キサンチンオキシダーゼ**を減らす

↓

尿酸のもと・キサンチンが減り、尿酸値が下がる

頭痛・興奮などの副作用

痛風の薬・アロプリノールは、キサンチンオキシダーゼという酵素を減らし、尿酸ができるのを防ぐ。キサンチンオキシダーゼは、せき止め成分・キサンチン誘導体の代謝酵素でもあり、同時に飲むとテオフィリンの血中濃度が高まる。

カフェインの過剰摂取と同様の副作用が起こる

痛風の薬・アロプリノール（商品名ザイロリック）と、せき止めを飲むと、せき止めの副作用が強まることがある。せき止めの成分である**テオフィリン、ジプロフィリン**が、分解されにくくなるからだ。テオフィリンやジプロフィリンは、キサンチン誘導体といって、カフェインに似た成分。頭痛や興奮などの副作用が起こりやすい（→P121）。血中濃度が少し上がるだけでも危険なので、痛風の薬との併用は避ける。

アスピリン入りかぜ薬で効きめが弱まる

痛風の薬には、尿酸の排泄をうながすタイプの薬もある。**アスピリン**（→P52）

出典：『Inflammation and Regeneration』vol.23(3), J.Hua, S.Suguro, Y.Ishii, K.Iwabuchi, K.Sakamoto, I.Nagaoka

には尿酸の排泄をじゃまする作用があり、同時に飲むと効果が弱まる。

痛風の薬と相性がよくない市販薬

下記のような、テオフィリンを含むせき止め、酔い止め、カフェインを含むかぜ薬、解熱鎮痛薬、酔い止め、眠気防止薬、アスピリンを含む解熱鎮痛薬は、痛風の薬の効果を妨げることがある。

解熱鎮痛薬

- **バイエルアスピリン**（佐藤製薬）
- **バファリンA**（ライオン）
- **エキセドリンA錠**（ライオン）
- **ケロリン**（内外薬品）
- **セデスキュア**（塩野義製薬）
- **ノーシンピュア**（アラクス）
- **イブA錠**（エスエス製薬）　など

かぜ薬

- **新ルル-K錠**（第一三共ヘルスケア）
- **パイロンα**（塩野義製薬）
- **新ヒストミンカプセルS**（小林薬品工業）
- **新エスタック「W」**（エスエス製薬）
- **ストナジェルサイナスS**（佐藤製薬）
- **ベンザブロックS**（武田薬品工業）
- **新コンタックかぜEX**（グラクソ・スミスクライン）　など

テオフィリン、ジプロフィリンがとくに多く含まれるので、注意

せき止め

- **ミルコデA錠**（佐藤製薬）
- **コンタックせき止めST**（グラクソ・スミスクライン）
- **アネトンせき止め顆粒**（武田薬品工業）
- **アストフィリンS**（エーザイ）
- **アスゲン散EX**（日邦薬品工業）
- **龍角散のせき止め液ベリコンS**（龍角散）　など

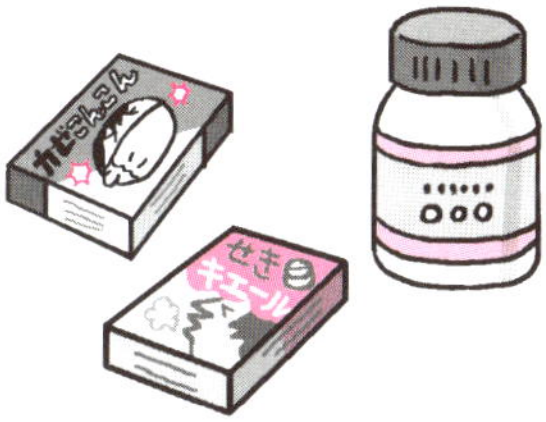

酔い止め

- **トラベルミン**（エーザイ）
- **マイトラベル錠**（興和）
- **トラベルミン・ジュニア**（エーザイ）
- **ティメル錠**（協和薬品工業）
- **トリベミン錠**（杏林製薬）　など

眠気防止薬

- **エスタロンモカ錠**（エスエス製薬）
- **カフェロップ**（第一三共ヘルスケア）
- **トメルミン**（ライオン）
- **カーフェソフト錠**（エーザイ）
- **カフェクール500**（アラクス）　など

病院薬 ぜんそく・COPDの薬 × 市販薬 せき止め

キサンチン中毒で、吐き気がする

テオフィリンの過剰摂取で、副作用が出る

気管支拡張薬
（テオフィリン、ジプロフィリンなど）

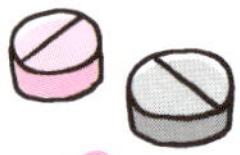

↓

テオフィリンの過剰摂取 ← **せき止め**（テオフィリン、ジプロフィリンなどを含むもの）

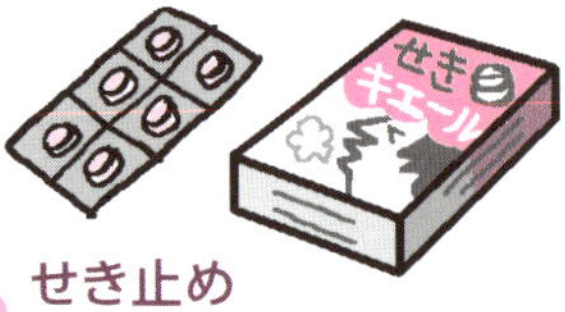

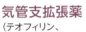

↓

強い副作用が出る

吐き気　興奮　頭痛　など

病院で処方されるテオフィリン、ジプロフィリンなどと、市販のせき止めを併用すると、危険な副作用が出る。ひどい場合はけいれんを起こし、意識を失うこともある。

気管支を広げる成分が体内で過剰にはたらく

喫煙により、COPD（慢《まん》性《せい》閉《へい》塞《そく》性《せい》肺《はい》疾《しっ》患《かん》）を発症する人が増えている。息切れ、せき、たんなどに悩まされる病気だ。

COPDの治療には、ぜんそくと同様、気管支拡張薬の**テオフィリン**（→P41）やジプロフィリンが使われることが多い。市販のせき止めにも含まれる成分だ。

病院で処方されたテオフィリンと、市販のせき止めなどを併用すると、過剰摂取で危険な副作用が起こる。

dl-メチルエフェドリンを含むかぜ薬にも注意

せき止めやかぜ薬に含まれる**dl-メチルエフェドリン塩《えん》酸《さん》塩《えん》**も、同様の反応をまねくので、避けたほうがいい。

Column

COPD治療中の禁煙で中毒症状が起こる

COPDは、20年以上の喫煙歴を経て発症する病気。原因がタバコである以上、禁煙しないと、治療は成功しない。

しかしCOPDの治療中に、自己判断で禁煙を始めてはいけない。禁煙によって、治療薬・テオフィリンの血中濃度が急上昇するからだ。けいれんや意識障害などの中毒症状をまねくおそれがある。

禁煙のための貼り薬「ニコチン（商品名ニコチネルTTS）」、飲み薬「バレニクリン酒《しゅ》石《せき》酸《さん》塩《えん》（商品名チャンピックス）」も、危険な副作用の原因となる。

そのためCOPDの治療では、テオフィリンの服用を始める前に、禁煙補助薬をすすめられることが多い。すると薬の効果がきちんと得られ、危険な副作用を避けられる。治療中に再びタバコを吸い始めてしまった場合も、治療効果に影響するため、医師への報告が必要だ。

禁煙で効きめが変わる薬

高血圧・狭心症の薬
プロプラノロール塩酸塩

高血圧の薬（降圧利尿薬）
フロセミド

糖尿病の薬
インスリン製剤

心臓病の薬
メキシレチン塩酸塩 など

COPD・ぜんそくの薬
テオフィリン

抗うつ薬
イミプラミン塩酸塩 など

抗精神病薬
オランザピン など

パーキンソン病の薬
ロピニロール塩酸塩 など

タバコをやめると、肝臓の代謝《たいしゃ》酵素CYP《シップ》1A2が急激に減る。すると、これらの酵素で代謝される薬の効きめが強まり、副作用が出やすくなる。インスリン製剤の場合は、効きが悪くなるので、注意する。

胃潰瘍の薬 × 排尿障害の薬 × 鼻炎薬

口のかわき、眠気などの副作用が出る

胃潰瘍の薬と排尿障害の薬は似ている

胃《い》潰《かい》瘍《よう》や十《じゅう》二《に》指《し》腸《ちょう》潰《かい》瘍《よう》、慢性胃炎の治療に使われる薬に、**抗コリン薬**がある。アセチルコリンという神経伝達物質のはたらきを妨げる薬だ。

抗コリン薬は、排尿障害の治療にも使われている。外出先などで尿もれする、頻尿で夜中に目が覚めるといった、過活動膀胱の症状を抑える作用がある。

口のかわき、残尿感でＱＯＬが低下する

これらの薬をいっしょに飲むと、アセチルコリンを阻害する作用が重なってしまう。口がかわく、尿がすっきり出ないなどの副作用が起こりやすく、ＱＯＬ（生活の質）が著しく低下してしまう。

薬局で胃腸薬を買うときは、抗コリン作用をもつものは避ける。Ｐ33を参考に、H_2ブロッカーや制酸剤などを選ぼう。

鼻炎薬、抗アレルギー薬も飲み合わせが悪い

鼻炎やアレルギー症状の治療に使われる**抗ヒスタミン薬**にも、抗コリン薬と同じ作用がある。

そのため、胃潰瘍や排尿障害の薬といっしょに飲むと、副作用が起こりやすい。とくに第一世代とよばれる抗ヒスタミン薬は、口のかわき、眠気などの副作用が出やすい。鼻炎薬、抗アレルギー薬を薬局で買うときは、第二世代の抗ヒスタミン薬を選ぶ（→Ｐ１３４）。

ただし花粉症などがひどく、数か月にわたって鼻炎薬を飲み続ける場合は、主治医や薬剤師に事前に相談しよう。

抗コリン作用が重なり副作用が出やすい薬

下記の3タイプの薬のうち、ふたつ以上を同時に飲むのは避ける。口がかわく、眠くなる、おしっこが出にくいなどの副作用が出やすい。

胃潰瘍の薬・胃腸薬

病院薬

- **ロートエキス**〈商品名 ロートエキス〉
- **ブチルスコポラミン臭化物《しゅうかぶつ》**〈商品名 ブスコパン〉
- **N-メチルスコポラミンメチル硫酸塩《りゅうさんえん》**〈商品名 ダイピン〉
- **ブトロピウム臭化物**〈商品名 コリオパン〉

など

市販薬

- **ガストール錠**（エスエス製薬）
- **ブスコパンA錠**（エスエス製薬）
- **タナベ胃腸薬〈調律〉**（田辺三菱製薬）
- **スクラート胃腸薬（錠剤）**（ライオン）
- **第一三共胃腸薬グリーン錠**（第一三共ヘルスケア）
- **アバロンS**（大正製薬）
- **サクロンS**（エーザイ）

など

排尿障害の薬

病院薬

- **プロピベリン塩酸塩《えんさんえん》**〈商品名 バップフォー〉
- **オキシブチニン塩酸塩**〈商品名 ポラキス〉
- **イミダフェナシン**〈商品名 ウリトス／ステーブラ〉
- **コハク酸ソリフェナシン**〈商品名 ベシケア〉
- **酒石酸《しゅせきさん》トルテロジン**〈商品名 デトルシトール〉

など

鼻炎薬・抗アレルギー薬

病院薬

- **dl-クロルフェニラミンマレイン酸塩《さんえん》**〈商品名 アレルギン／クロダミン／クロルフェニラミンマレイン酸塩／ネオレスタミンコーワ〉
- **クレマスチンフマル酸塩**〈商品名 タベジール〉
- **ジフェンヒドラミン塩酸塩**〈商品名 レスタミンコーワ／ベナ〉
- **メキタジン**〈商品名 ゼスラン／ニポラジン〉

など

市販薬

- **パブロン鼻炎錠S**（大正製薬）
- **コルゲンコーワ鼻炎ソフトミニカプセル**（興和）
- **スカイナーAL錠**（エーザイ）
- **パイロンS鼻炎顆粒《かりゅう》**（塩野義製薬）
- **アレルギール錠**（第一三共ヘルスケア）
- **鼻炎チュアブルM**（浅田飴）

など

病院薬 抗うつ薬 × 市販薬 栄養剤

セロトニン症候群の危険が高まる

脳内のセロトニンが過剰になる

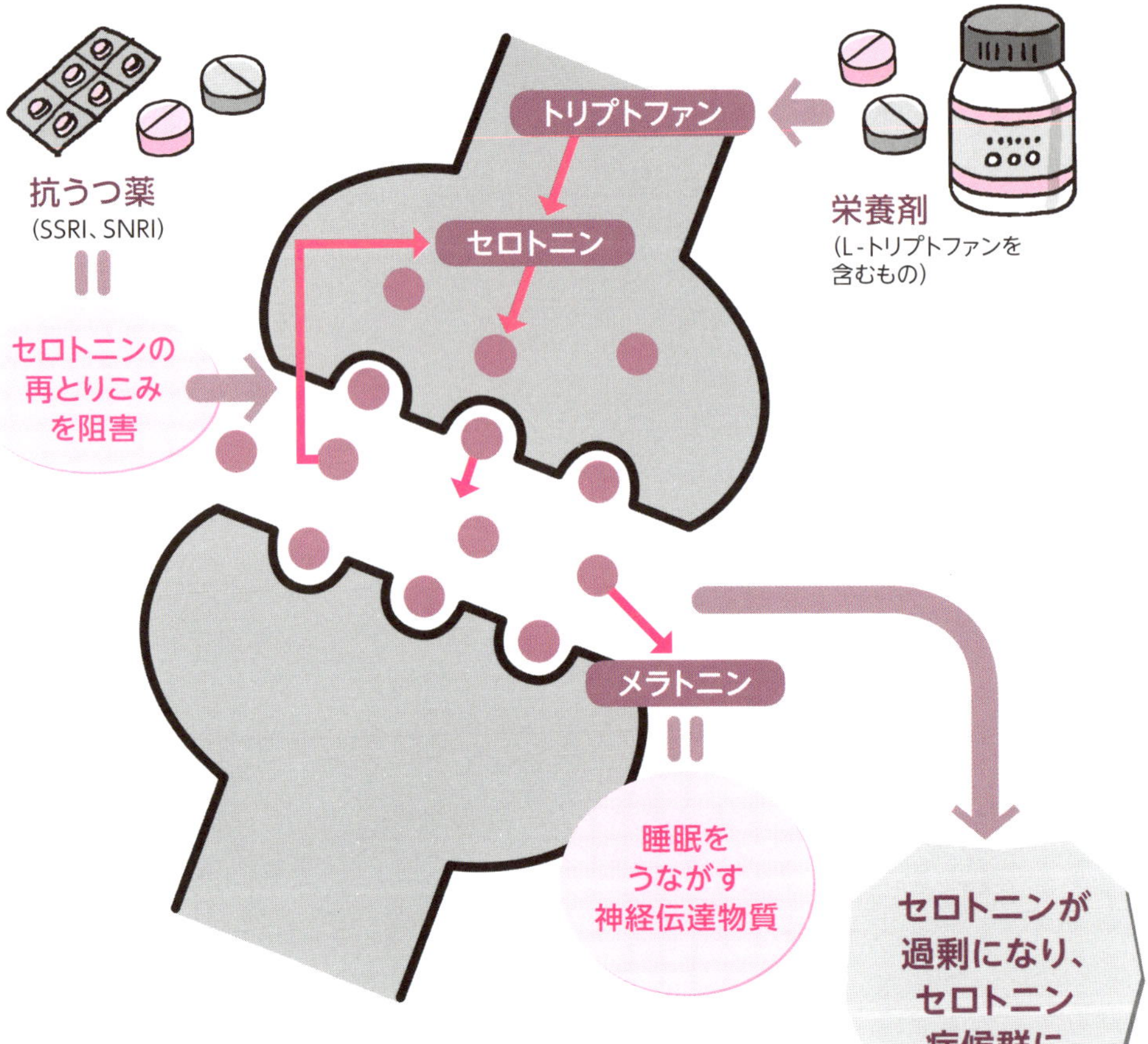

L-トリプトファンは、セロトニンのもととなる物質。L-トリプトファンを含む薬と、SSRIやSNRIなどの抗うつ薬をいっしょに飲むと、セロトニンの過剰摂取につながる。

セロトニン症候群が起こりうる抗うつ薬

以下の薬には、セロトニンの再とりこみを阻害する作用がある。トリプトファンといっしょに飲むと、セロトニン症候群になる危険がある。

SSRI

- **エスシタロプラム シュウ酸塩《さんえん》**
  〈商品名 レクサプロ〉
- **フルボキサミンマレイン酸塩**
  〈商品名 デプロメール／ルボックス〉
- **塩酸セルトラリン**
  〈商品名 ジェイゾロフト〉
- **パロキセチン塩《えん》酸《さん》塩《えん》水《すい》和《わ》物《ぶつ》**
  〈商品名 パキシル／パキシルCR〉

SNRI

- **ミルナシプラン塩酸塩**
  〈商品名トレドミン〉
- **デュロキセチン塩酸塩**
  〈商品名サインバルタ〉
- **ベンラファキシン塩酸塩**
  〈商品名イフェクサーSR〉

その他の抗うつ薬

- **トラゾドン塩酸塩**
  〈商品名 レスリン／デジレル〉
- **ミルタザピン**
  〈商品名 リフレックス／レメロン〉

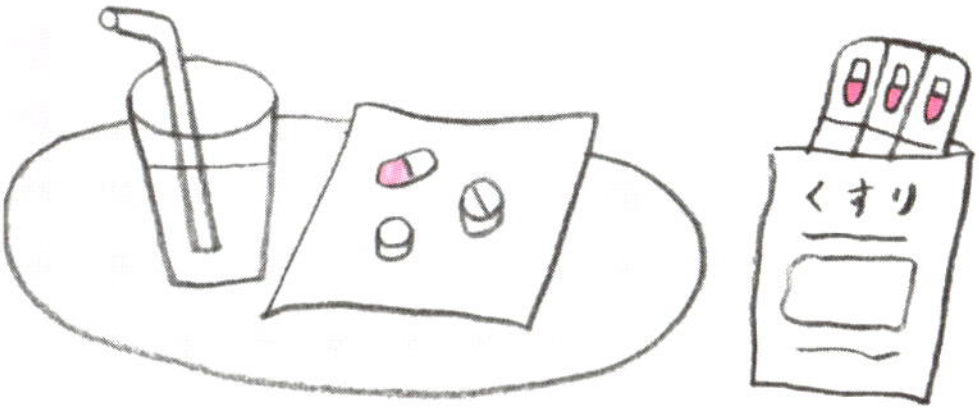

トリプトファン入り栄養剤は飲んではいけない

市販の貧血治療薬や栄養剤、サプリメントには、「L-トリプトファン」という成分を含むものがある。脳の興奮を抑える神経伝達物質「セロトニン」の原料だ。高ぶった神経をしずめ、眠りにつきやすくするはたらきがあるといわれる。

L-トリプトファンを含む薬やサプリメントは、上記の抗うつ薬とはいっしょに飲まないようにする。**SSRI**、**SNRI**などの抗うつ薬には、セロトニンを増やす作用があり、セロトニンの過剰摂取につながるからだ。

「セロトニン症候群」といい、興奮、震え、錯乱などの危険な症状が起こりうる。抗うつ薬を飲みすぎた場合にも起こるので、2回分をまとめて飲むのは禁物だ。

病院薬　抗不安薬・睡眠薬 × 市販薬　鼻炎薬

眠気が強まり、ふらつきやすい

眠くなりにくい鼻炎薬を選ぶ

市販の鼻炎薬、抗アレルギー薬を買うときは、第二世代の成分が主体のものを選ぶと安心。

眠くなりにくいタイプ
（第二世代抗ヒスタミン薬）

エピナスチン塩酸塩《えんさんえん》含有
アレジオン10　など

フェキソフェナジン塩酸塩含有
アレグラFX／アレルビ　など

メキタジン含有
ロートアルガード鼻炎内服薬ZⅡ／ピロットA錠　など

ケトチフェンフマル酸塩含有
パブロン鼻炎カプセルZ／ザジテンAL鼻炎カプセル　など

眠気が出やすいタイプ
（第一世代抗ヒスタミン薬）

クロルフェニラミンマレイン酸塩含有《さんえんがんゆう》
コルゲンコーワ鼻炎持続カプセル／アレルギール錠／アネトンアルメディ鼻炎錠　など

d-クロルフェニラミンマレイン酸塩含有
ストナリニフィルム／ロートアルガード鼻炎ソフトカプセルEX／ベンザ鼻炎薬α　など

眠りやすくする作用と鼻炎薬の副作用が重なる

不安障害の治療に使われる抗不安薬と、病院で処方される睡眠薬は、同じ成分の場合がある。**ベンゾジアゼピン系薬**といい、脳の過剰なはたらきを抑える。

これらの薬と鼻炎薬、アレルギー薬をいっしょに飲むと、相乗作用で眠気が強まり、ふらつきやすくなる。ひどい場合は、意識がもうろうとすることもある。

新しいタイプの鼻炎薬なら副作用が出にくい

鼻炎薬に含まれる**抗ヒスタミン成分**には、大きくわけて2種類ある。眠くなりやすい第一世代と、眠くなりにくい第二世代だ。どうしても鼻炎薬が必要なときは、第二世代の薬を選ぼう。

長く効く抗不安薬のほうが依存性が低い

短
作用時間
長

2〜4時間 **超短時間作用型**
- トリアゾラム〈商品名 ハルシオン〉

依存性が高く、急にやめると危険

6〜10時間 **短時間作用型**
- エチゾラム〈商品名 デパス〉
- ブロチゾラム〈商品名 レンドルミン〉
- リルマザホン塩酸塩水《すい》和《わ》物《ぶつ》〈商品名 リスミー〉
- ロルメタゼパム〈商品名 ロラメット／エバミール〉 など

12〜24時間 **中時間作用型**
- エスタゾラム〈商品名 ユーロジン〉
- フルニトラゼパム〈商品名 サイレース／ロヒプノール〉
- ニトラゼパム〈商品名 ネルボン／ベンザリン〉 など

24時間 **長時間作用型**
- クアゼパム〈商品名 ドラール〉
- ハロキサゾラム〈商品名 ソメリン〉
- フルラゼパム塩酸塩〈商品名 ダルメート〉 など

持ち越し効果が出やすい
（＝翌日にふらつくことも）

抗不安薬（ベンゾジアゼピン系薬）は、1か月以上使い続けると依存性が高まりやすい。とくに超短時間作用型の薬は、依存性が高いことがわかっている。

自己判断で服用をやめると副作用が出やすい

「依存がこわいから、早くやめたい」と、自己判断で薬をやめるのは危険。医師の指示にしたがい、徐々に用量を減らすようにする。

治療効果が得られ、減薬できるタイミング

→ 1週間後 ¾量に減らす
→ 2週間後 ½量に減らす
→ 3週間後 ¼量に減らす
→ 効果を維持したまま、安全にやめられる

すぐにやめると……
→ けいれんや不眠、不安などの離脱症状が出る

Column

胃腸薬、鼻炎薬を飲んだ後は、熱中症に注意

抗コリン薬、抗ヒスタミン薬が熱中症の引き金になる

真夏日や猛暑日、熱帯夜を記録する日が、近年、あきらかに増えている。熱中症にかかる人も増え、とくに65歳以上の高齢者では、命を落とすケースも少なくない。

人の体は、汗などで熱を放出しながら、体温を一定に保っている。しかし過度の暑さや体調不良、睡眠不足などで、体温調節機能がはたらかなくなると、熱中症になる。体温が上昇し、めまい、吐き気、頭痛、けいれんなどの症状が出る。

じつは胃腸薬や鼻炎薬、酔い止め、せき止めや、パーキンソン病の薬なども、熱中症のきっかけになる。

抗コリン薬や、抗ヒスタミン薬とよばれるタイプの薬だ。

わき、足のつけ根を冷やすと熱が早く下がる

抗コリン薬、抗ヒスタミン薬は、脳の視床下部にある、体温調節中枢のはたらきを抑える。すると、「体温が上がっているから、汗をかくように」という指令が出にくくなってしまう。

添付文書に「高温環境での仕事に注意」などの注意書きがある場合は、注意が必要だ。夏の暑い日に服用するときは、長時間外で過ごすのを避け、水分をこまめにとる。ぼんやりするなどの初期症状が出たら、涼しい場所で体を休め、わきや足のつけ根を氷で冷やすと効果的だ。

高齢者は体温調節機能が低下しやすく、室内でも熱中症になる。エアコンを常時つけておくなど、適温を保つ環境調整が必要だ。

Part 6

正しい選びかた、
使いかたで、
リスクから身を守る

薬には、リスクがつきもの。健康的な生活を送り、
薬を飲まずに過ごせるなら、それがいちばんだ。
どうしても必要なときは、正しく選び、正しく使う。
自分自身と、家族の安全のために。

薬のセンスがよくなると無駄な薬を減らせる

高い薬代を払って体を危険にさらしている

日本人の薬好きは、世界的にも有名だ。薬の安全性を過信している傾向がある。水以外の飲みもので飲む、まとめて2倍量を飲むなど、危険な飲みかたをしている人が多い。

高い薬代を支払って、自ら副作用をまねいてしまってはもったいない。

本当はいらない薬、安くできる薬もある

病院で処方された薬を、勝手にやめたり、量を減らすことはできない。しかしジェネリック薬に変えるだけで、家計の負担を減らすことはできる。

安全で無駄なく飲むために、いままでの薬とのつきあいかたを見直してみよう。

全国の中学校で「おくすり教育」が始まった

実験 鉄剤をお茶で飲んだら…？

・試験管に錠剤（鉄剤）を入れる。
・試験管に水とお茶を加える。
・どうなったか観察してください。

→ 黒いものが出てきた！

実はこの黒いものが（体に吸収されない） 鉄＋タンニン

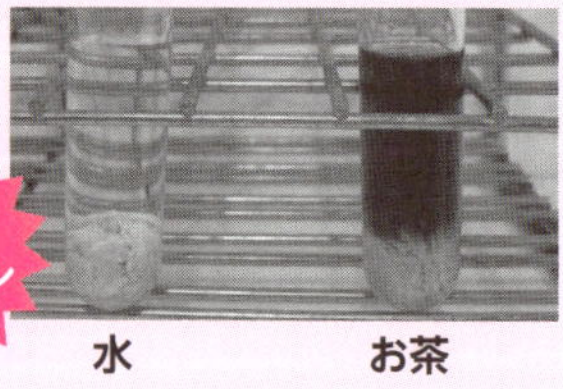

授業では、薬とお茶の反応を確かめる実験も

薬との安全なつきあいかたを知るために、2012年から、全国の小中学校で薬教育が義務化された。子どもから親へ、正しい知識が伝えられるケースも増えている。

水・ぬるま湯以外で、薬を服用することはありますか？

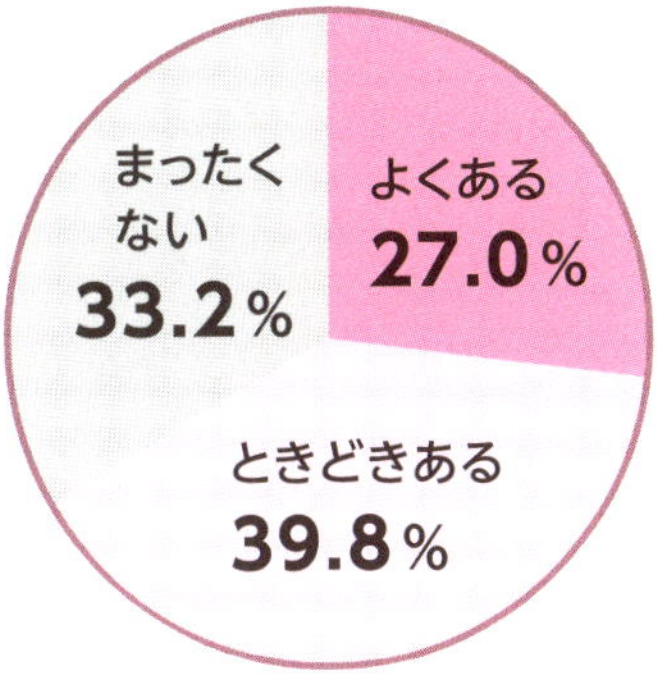

水、ぬるま湯以外で飲んだことがある人が、6割以上に上った。両親がお茶やコーヒーで薬を飲んでいると、子どもも「ジュースや牛乳で飲んでもいいよね」となりかねない。

保護者自身がやっている危険な飲みかた

小・中学生の子どもをもつ、全国の保護者600名への調査の結果。子どもと自身の薬の服用のしかたについて尋ねたところ、保護者自身が、説明書とは異なる飲みかたをしていることがわかった。

薬の服用に用いる、水以外の飲みもの

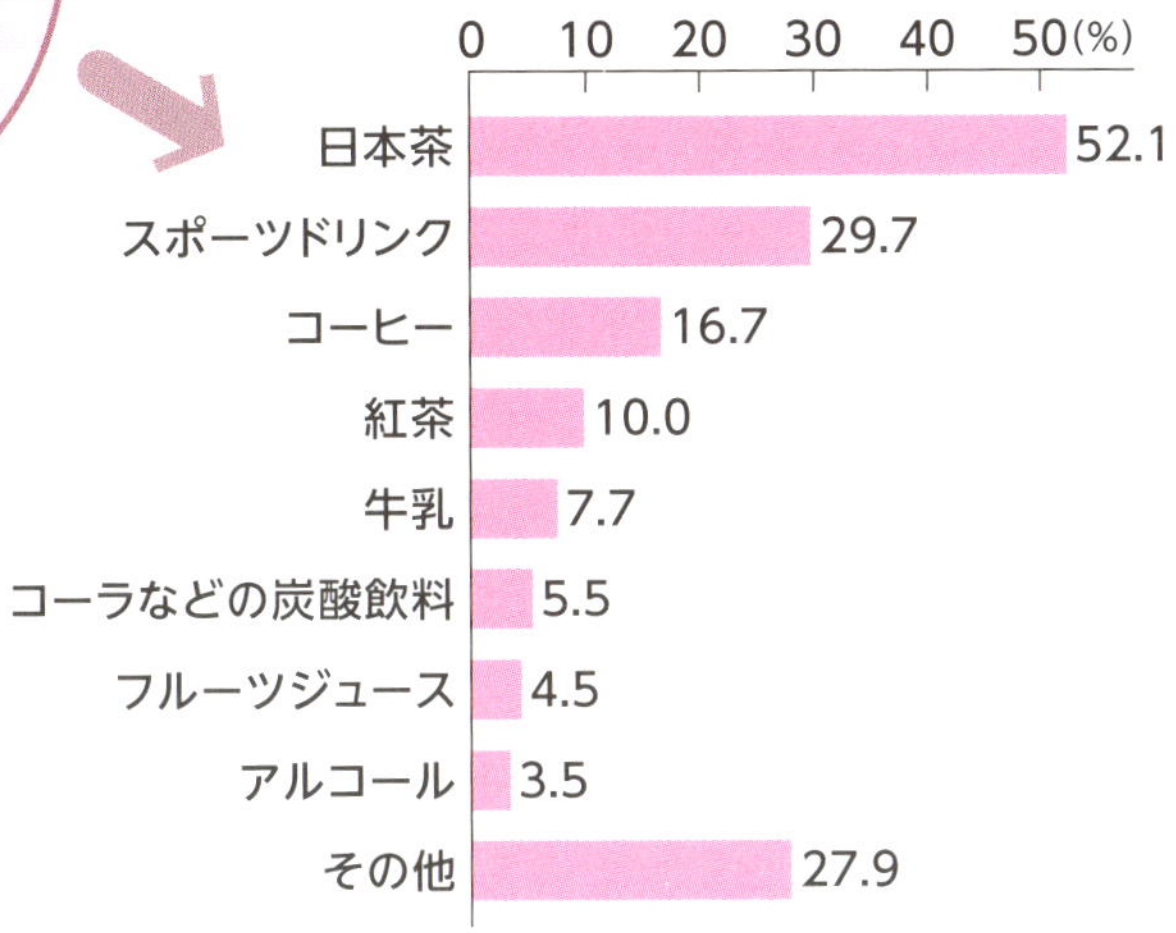

家族のあまった処方薬を服用したことはありますか？

薬剤師にも相談せず、自己判断で飲んでいる人が多い

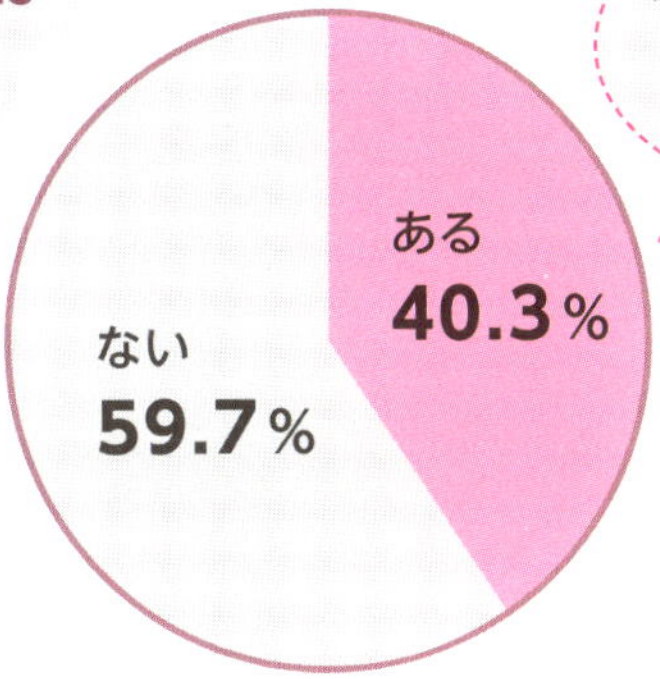

家族の薬を飲んだことがある人は、約4割。病院の薬は、症状や年齢、体質、ほかの薬との飲み合わせを考えて処方されている。自己判断で飲むと、症状が治らないうえ、副作用の原因になる。

出典：『くすりの服用に関する実態調査』くすりの適正使用協議会

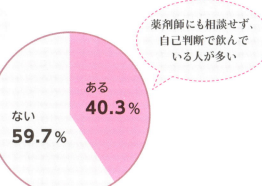

体には、病気を治す「自然治癒力」がある

薬全体としては、原因療法薬より、対症療法薬のほうが多い。病気を治すのは自分自身の体で、薬はサポート役といえる。

病気そのものを治せる薬は、ごく一部

◆原因療法薬◆

- 抗がん剤
- 抗生物質
- HIVの薬
- 結核の薬
- インフルエンザの薬

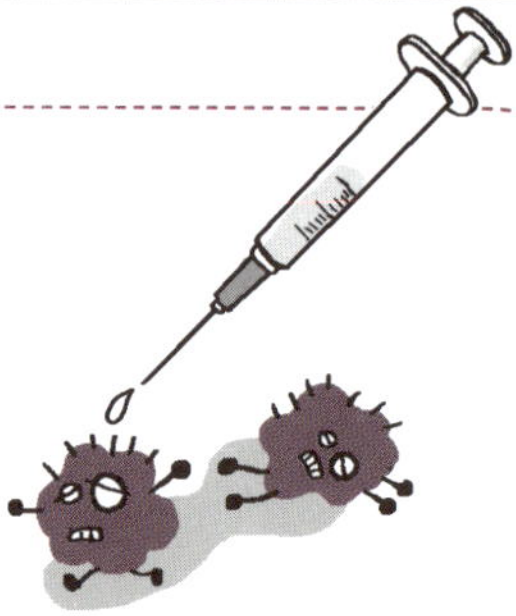

原因となる菌やウイルス、細胞をやっつける

感染症の薬など。細菌やウイルスを殺し、病気をもとから断つ。ただし抗がん剤などは、健康な細胞にまでダメージを与えやすい。

病気は薬だけでは治らない

薬には、病気を原因から治す「原因療法薬」と、つらい症状を和らげる「対症療法薬」がある。全体としては圧倒的に後者が多い。その代表が、かぜ薬だ。

かぜ薬は、熱、せき、鼻水などの症状を抑えるもの。かぜそのものを治す効果はない。かぜを治すのは、体に備わっている自然治癒力（免疫力）である。

あたたかくして寝ることがかぜに効く最高の薬

薬で熱を下げると、自然治癒力が弱まり、かぜが長引いてしまうこともある。

どんな病気も、薬だけでは治らない。安易な使用は避け、薬に頼らずにすむ元気な体をつくることが、何より大切だ。

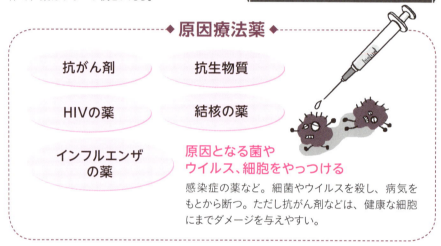

◆対症療法薬◆

病状を改善したり、悪化や発作を防ぐ

かぜ薬のほかに、高血圧などの慢性疾患の薬も含まれる。原因が複雑な病気は、薬で原因をとりのぞくことがむずかしい。また、原因が完全に解明されていない病気も多い。

かぜ薬

解熱鎮痛薬

高血圧の薬

糖尿病の薬

骨粗しょう症の薬

ぜんそくの薬

抗うつ薬

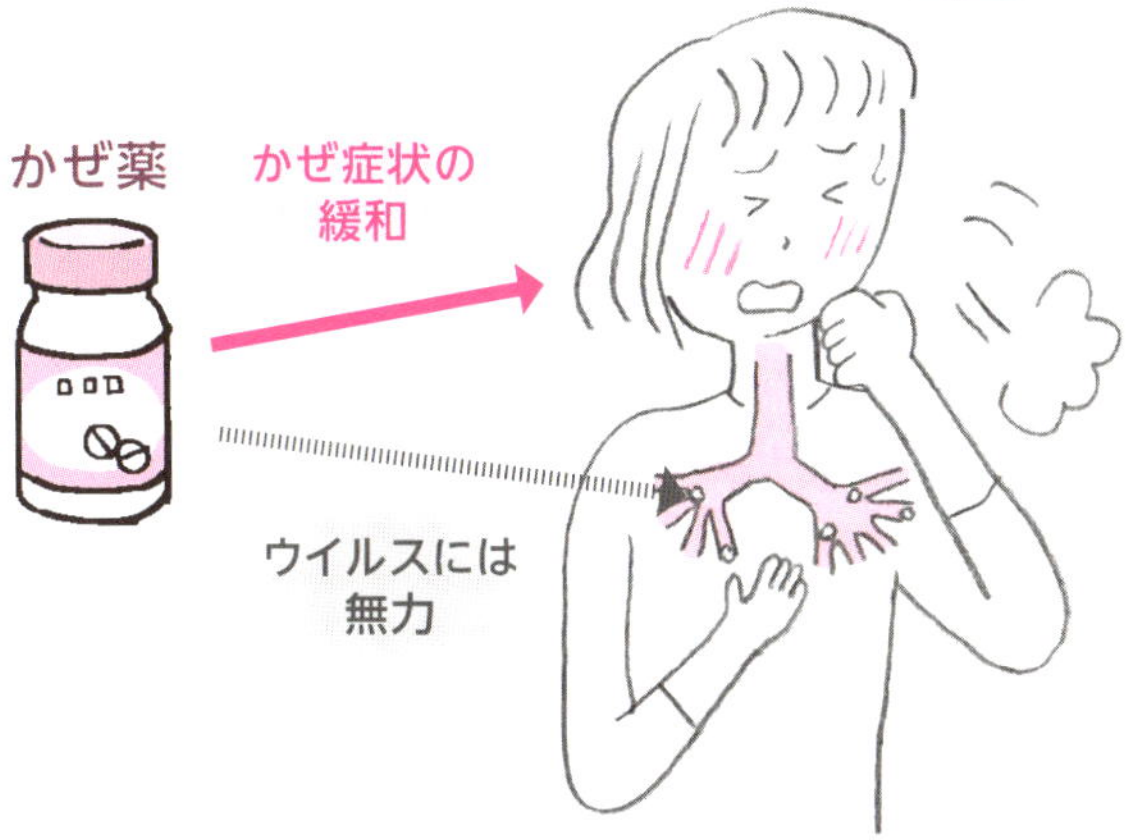

睡眠薬

抗精神病薬

原因が明確でない病気も多い

◆診断用薬◆

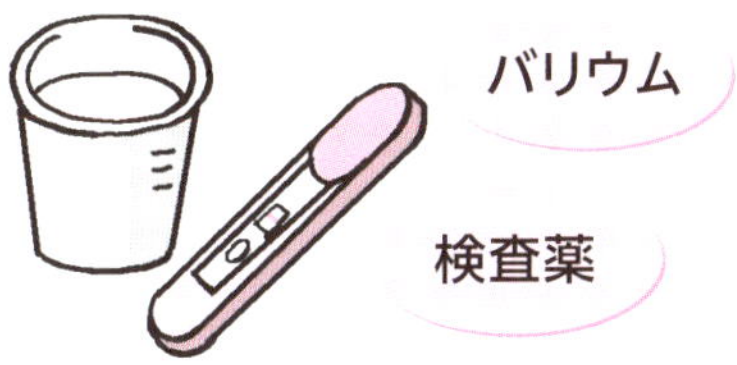

検査をしやすくする薬と、検査キットの2種類がある

バリウムなどの検査補助薬と、妊娠検査薬のような検査キットに大別される。最近では、特定の病気のリスクや、抗がん剤の適合性などを調べる遺伝子検査薬もある。

◆予防薬◆

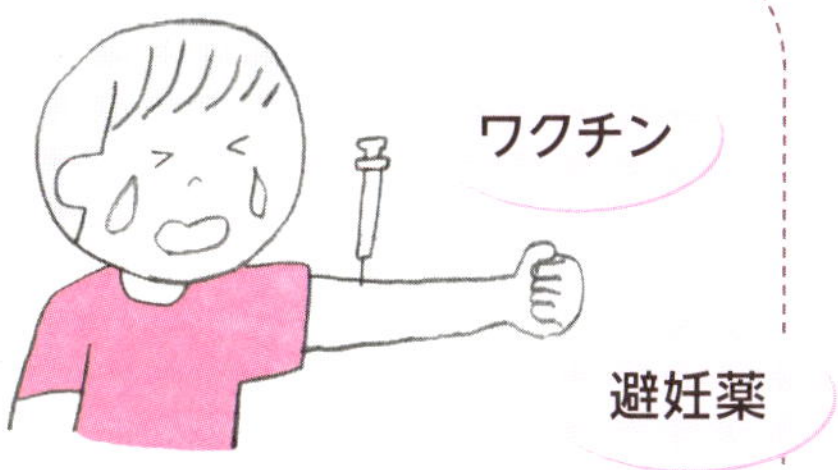

がんや脳の病気を防げる

危険な病気、妊娠などを防ぐための薬。ワクチンには、BCGのように国の負担で無料で受けられるものと、子宮頸《けい》がんを防ぐHPVワクチンのように任意接種のものがある。

新薬とジェネリック医薬品、効きめは同レベル

医療用医薬品

新薬

新たに開発され、厚生労働省の承認を受けた薬。開発には莫大な費用と年月がかかるため、特許制度で権利が守られ、他社は同一成分を販売できない。

ジェネリック医薬品

特許が切れた段階で販売される、新薬と同一成分の薬。価格が安く、新薬の2～5割程度。

薬は、病院で処方される「医療用医薬品」と、薬局で買える「一般用医薬品（OTC薬）」にわけられる。OTCとは「Over The Counter」の略で、カウンター越しの対面販売のこと。

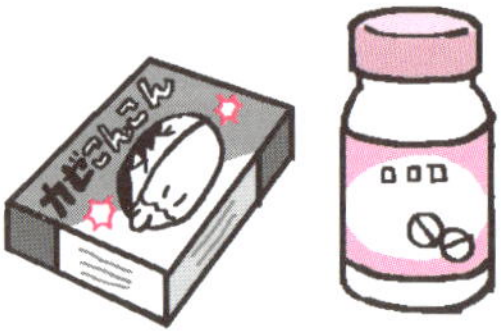

新薬の特許が切れるとジェネリックが出る

発売後
8～10年で
特許が切れる

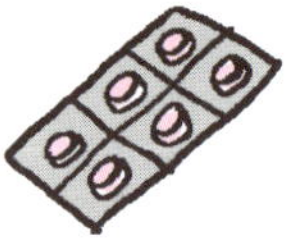

一般用医薬品（OTC薬）

要指導医薬品

医療用医薬品から一般用医薬品に移行したばかりで、安全性評価が終わっていない市販薬（スイッチOTC薬）と、劇薬。

第1類医薬品

とくに高リスクの一般用医薬品。薬局のカウンター内に保管される。販売できるのは薬剤師のみで、文書での情報提供が義務づけられている。

第3類医薬品

整腸剤やビタミン剤など、重大な副作用が起こりにくい薬。第2類医薬品と同様、一部のコンビニでも買える。

第2類医薬品

解熱鎮痛薬など、比較的高リスクな薬。薬剤師か登録販売者（薬に関する有資格者）がいるコンビニでも買える。

長く飲む薬ほど、ジェネリックで負担が減る

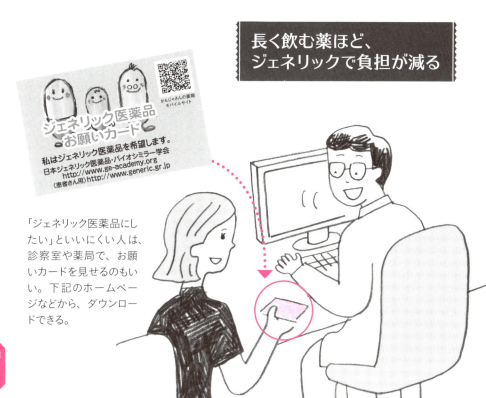

かんじゃさんの薬箱
モバイルサイト
ジェネリック医薬品
お願いカード
私はジェネリック医薬品を希望します。
日本ジェネリック医薬品・バイオシミラー学会
http://www.ge-academy.org
(患者さん用)http://www.generic.gr.jp

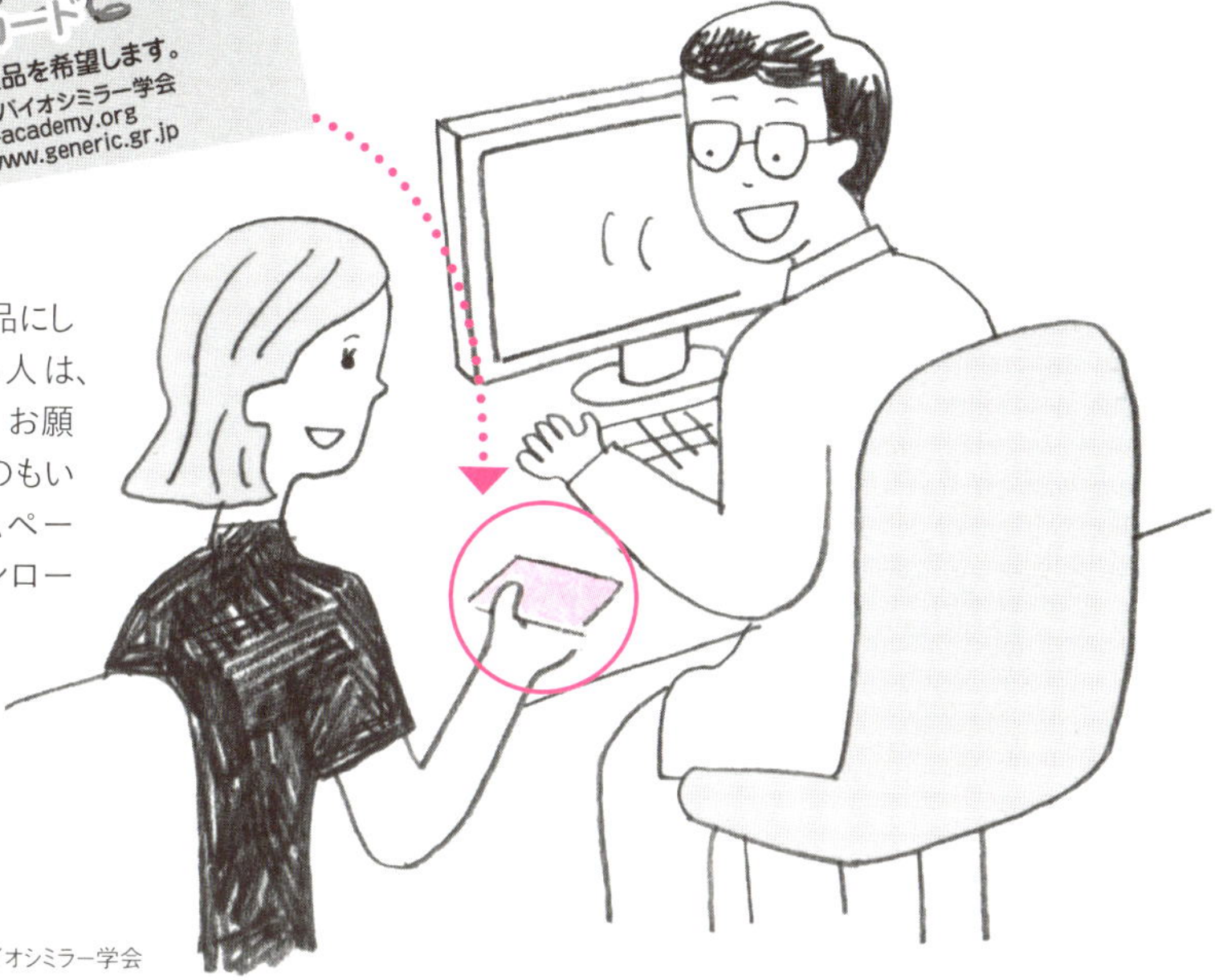

「ジェネリック医薬品にしたい」といいにくい人は、診察室や薬局で、お願いカードを見せるのもいい。下記のホームページなどから、ダウンロードできる。

日本ジェネリック医薬品・バイオシミラー学会
http://www.generic.gr.jp/

有効成分は同じで形や色、添加物が違う

日本の医療用医薬品におけるジェネリック医薬品のシェアは、約56%。諸外国に比べると使用率が低い。その一因は、「新薬と同じ効果、安全性があるのか」と、疑問に感じる人が少なくないことだ。

じつは両者の有効成分は、100%同じ。形や色、添加物が違う程度である。

長く飲み続ける薬はとくに、ジェネリックに変えたほうがお得といえる。

市販の薬だから効きめが弱いとは限らない

「薬局の薬は、効果も副作用も低い」と思われがち。しかし、病院の薬と同一成分が含まれるものもある。自己流で飲まず、薬剤師の説明を守ることが大切だ。

薬の効きめは価格に比例しない

一般用医薬品の価格は、食品などと同様、メーカーが自由に決められる。類似薬の価格と、製造販売コストをもとに決めることが多い。

一般用医薬品は自由に値段を決められる

市場価格

＼類似薬の価格を参照／

- かぜ薬A（30錠入り）　1564円
- かぜ薬B（30錠入り）　936円
- かぜ薬C（30錠入り）　1270円

×

製造販売コスト

＼製造や宣伝のコストを勘案《かんあん》／

人件費
ブランドイメージ
製造・流通コスト
広告宣伝費

↓

例「890円の低コスト路線でいこう！」

薬の効果は価格では決まらない

薬局で薬を買うときは、外箱の表示と、価格を見て決めることが多い。安すぎると、効果に不安を感じることもある。

しかし薬の効果は価格では決まらない。高い薬のほうが、有効成分が多く入っているわけではない。価格にまどわされず、症状にあったものを選ぼう。

使う人が少ない薬は価格が高くなる

一方、医療用医薬品の価格は、厚生労働省が決める。高血圧の薬は5～250円程度なのに、抗がん剤の注射は、高いもので1本2000万円以上と、薬によって幅がある。画期的な作用の薬、患者数の少ない病気の薬ほど、価格が高い。

新薬の薬価は、画期的なほど高い

新薬の価格は、下のチャートをもとに決められる。類似薬がすでに販売されている場合は、その価格を参考にする。類似薬がない場合は、開発費を含めた原価を参考にする。

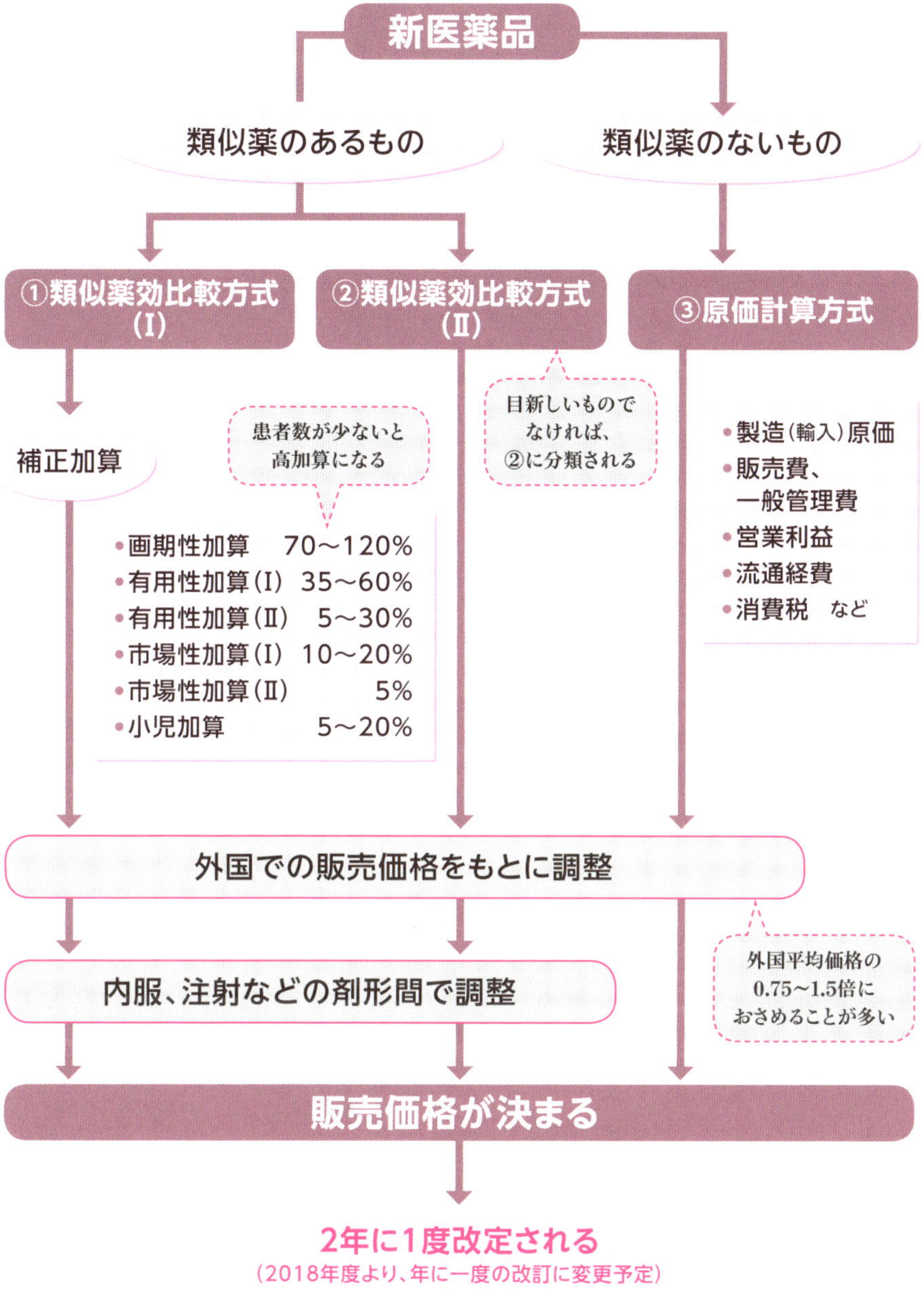

 出典：「新医薬品の薬価算定方式」厚生労働省，2012

薬の安全性は100％ではない

9～17年もの年月をかけ、有効性や安全性が確認され、国の承認を得る。さらに販売後も、安全性などのデータ収集がおこなわれる。

発売後に、新たな副作用が見つかることも

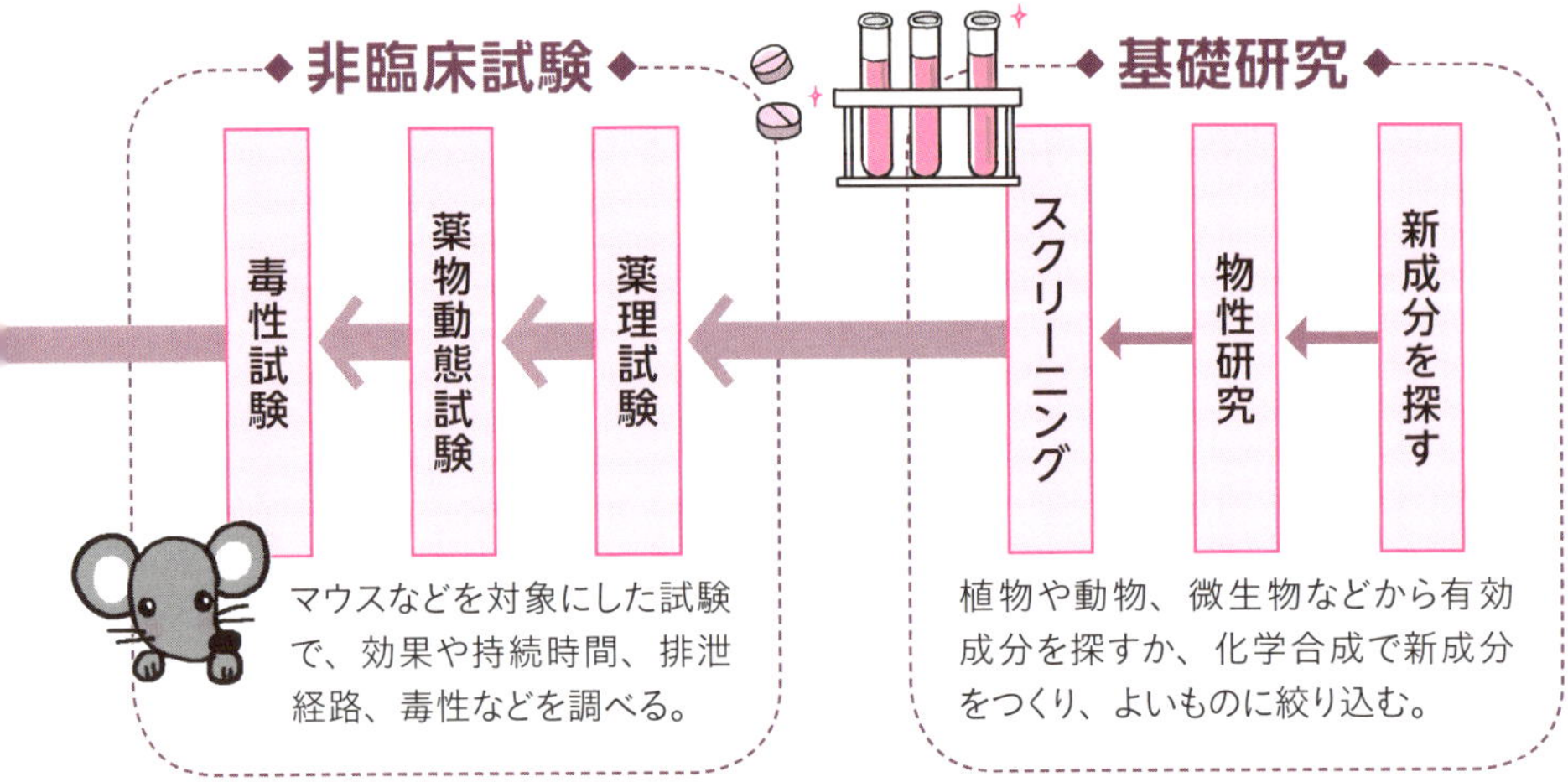
基礎研究
新成分を探す
物性研究
スクリーニング
植物や動物、微生物などから有効成分を探すか、化学合成で新成分をつくり、よいものに絞り込む。
非臨床試験
薬理試験
薬物動態試験
毒性試験
マウスなどを対象にした試験で、効果や持続時間、排泄経路、毒性などを調べる。

承認された薬が回収になることもある

新薬の開発～審査には、長い年月をかけて、安全性の確認がおこなわれる。まずは動物を対象に、毒性を確かめる。その後の臨床試験では、数十人～数千人を対象に、安全性を確認する。

それほどの時間と手間をかけて安全性を調べても、思いもよらない副作用が、販売後に起こることもある。体質などの個体差が大きいからだ。

「国が認めた薬だから」と安全性を過信してはいけない。リスクを十分に理解し、副作用に注意して使うことが大切だ。

妊婦や子どもへの影響は試験では確かめられない

臨床試験では、妊婦や新生児、乳幼児

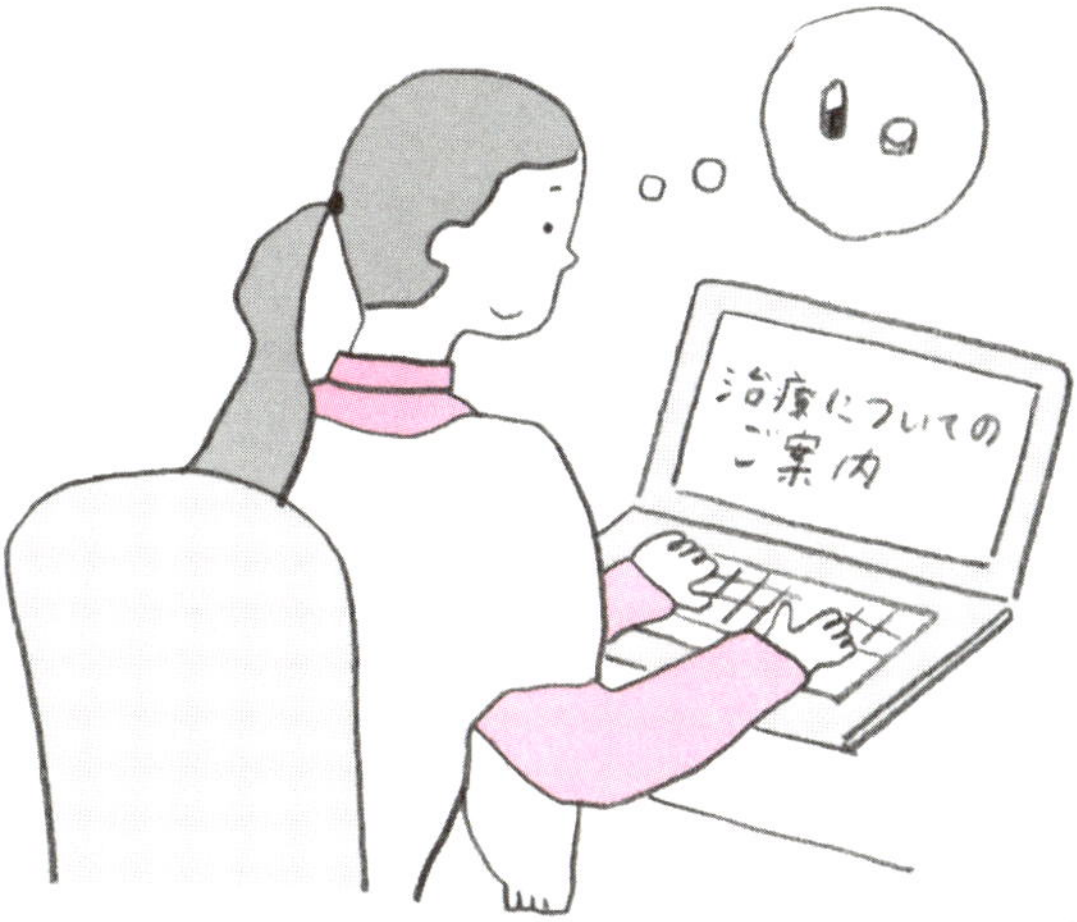

治験で新薬を試したい人は、主治医と相談を。インターネットでも治験情報を調べられる。

臨床試験（治験）

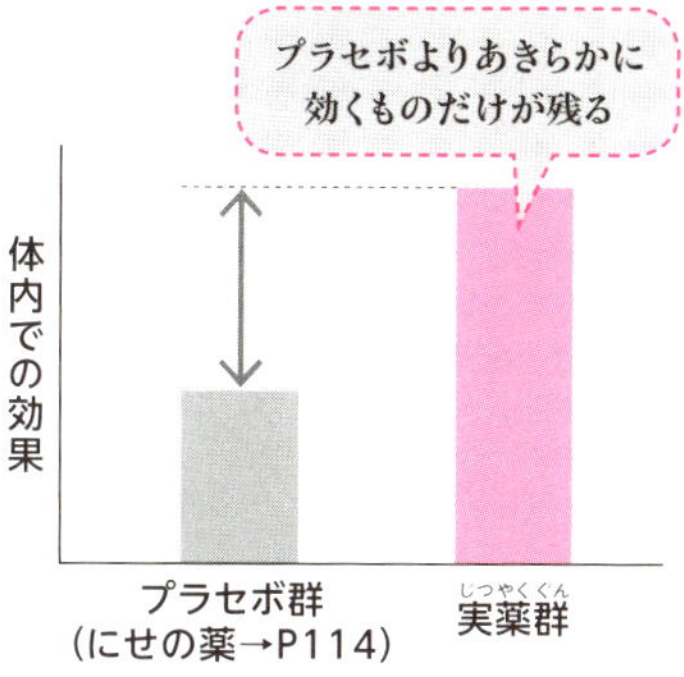

第Ⅰ相試験（フェーズⅠ）→ 第Ⅱ相試験（フェーズⅡ）→ 第Ⅲ相試験（フェーズⅢ）

第Ⅰ相は健康な成人を対象とし、第Ⅱ〜Ⅲ相では、実際の患者さんで効果と安全性を確かめる。

承認

この段階で、新たな副作用が見つかることも

データ収集

販売後半年間は、製薬会社の「市販直後調査」で、副作用情報などを入念に集める。その後も情報の収集を続け、約8年後に、国が再審査をおこなう。

再審査・再評価

への安全性がほとんど確かめられていない。倫理的な問題として、試験の対象にはできないからだ。

そこでほとんどの薬には「妊娠中の女性、新生児に対する安全性は確立されていない」という注意事項がある。

妊娠中の女性や新生児は、薬の使用を極力避けるのが基本。使う場合は、体調の変化などに十分注意しよう。

内服薬、注射薬、外用薬の3種類がある

作用範囲の広さや作用時間で使いわける

薬の形のことを「剤形」という。剤形別に薬を分類すると、内服薬、注射薬、外用薬の3つにわけられる。効きめを発揮する範囲と、効き始める時間などによって、最適な剤形が選択されている。

内服薬 手軽に飲めるが飲み合わせに注意を

いわゆる飲み薬で、医療用医薬品の約6割を占める。誰でも確実に服用できる簡便性がメリットだ。

しかし全身をめぐるぶん、副作用を引き起こす可能性もある。食事や飲みものとの、危険な組み合わせもある。

注射薬 抗生物質や栄養素をスピーディに届ける

注射薬は、皮膚から直接血管内に入れる薬。有効成分がすぐに全身の血液中をめぐるため、速効性が高い。

抗生物質などの薬以外に、栄養剤が点滴として投与されることも多い。

外用薬 症状が出ている場所に直接アプローチする

内服薬と注射薬以外の薬は、すべて外用薬という。貼り薬や塗り薬、目薬、坐薬など、種類はさまざまだ。

全身ではなく、局部に効くのが特徴。胃腸や血液中には届かないものが多く、副作用が起こる確率も低い。

内服薬と注射薬以外はすべて外用薬

外用薬

皮膚や粘膜から吸収される

目や鼻、耳、皮膚など、患部に直接使う薬。粘膜や皮膚から吸収され、せまい範囲で効果を発揮する。

内服薬

胃や腸を通って効く

口から入って、胃腸を通る薬。小腸で吸収された薬は、肝臓で代謝《たいしゃ》を受け、残りの成分が全身の血液をめぐる。効果を発揮した後は、尿か便とともに排泄《はいせつ》される。

注射薬

血液中に直接入る

皮膚に刺した針から、血液や組織に注入する薬。確実に全身に届く「静脈注射(静注)」や、皮膚のすぐ下に打つ「皮下注射」が多い。

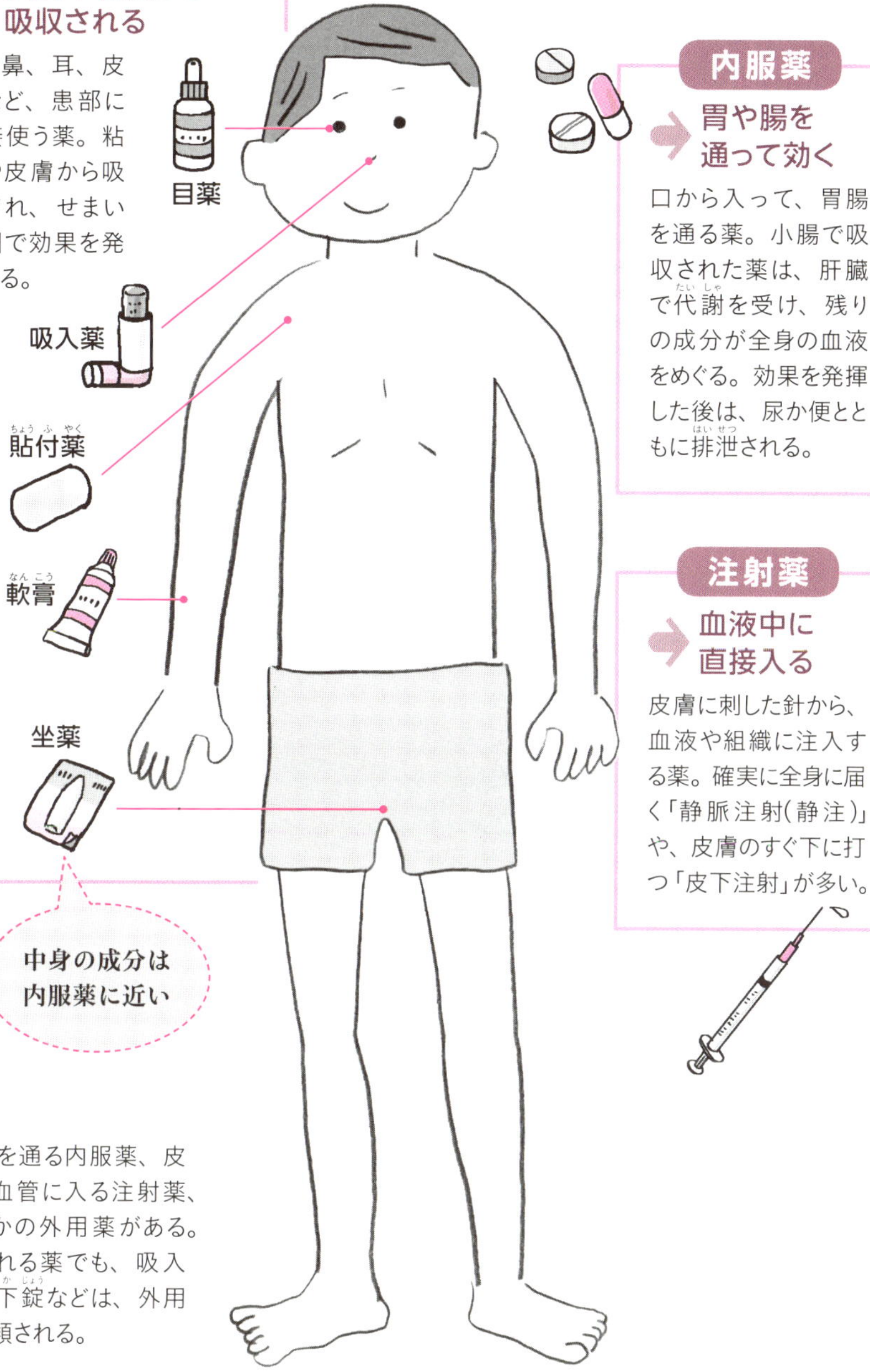

消化管を通る内服薬、皮膚から血管に入る注射薬、そのほかの外用薬がある。口に入れる薬でも、吸入薬や舌下錠《ぜっかじょう》などは、外用薬に分類される。

内服薬

錠剤やカプセル剤など、バリエが豊富

内服薬の剤形は、おもに5つ。どの形で服用しても効きかたが変わらないものは、複数の剤形がある場合が多い。

内服薬5種類の特徴と、正しい使いかた

カプセル剤

顆粒剤や液体などをカプセルで包んだもの。すぐにとける粒と、ゆっくりとける粒が入っていて、作用時間が調節されているタイプもある。

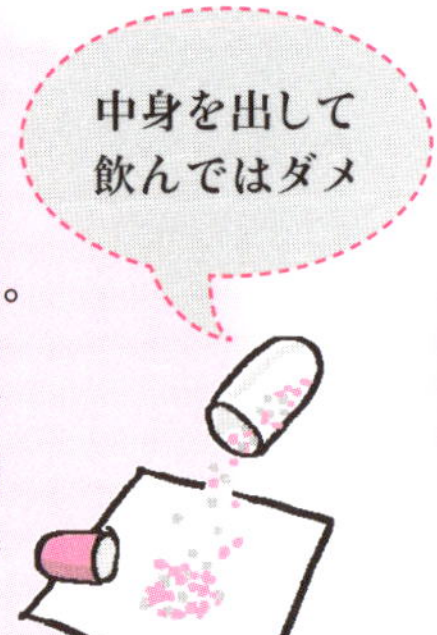

散剤《さんざい》・顆粒剤《かりゅうざい》

いわゆる粉薬。散剤は、成分を粉末状に加工したもの。顆粒剤は、粉を大きな粒にまとめたもので、苦味などを隠すコーティングがされていることもある。

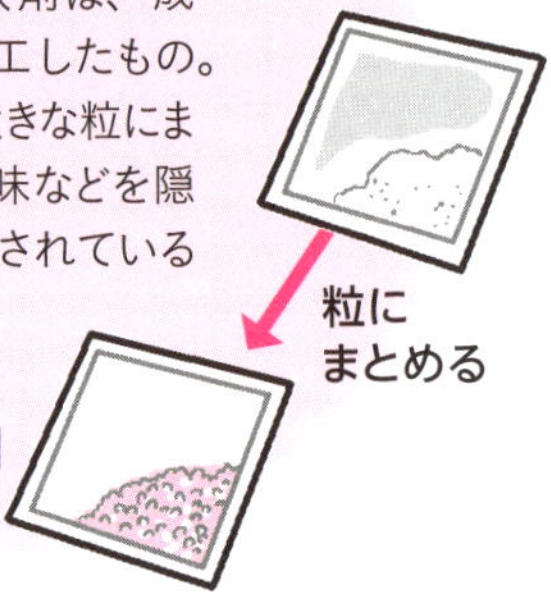

割ったりつぶしたりすると効きにくくなる

内服薬には、粉薬、カプセル剤、錠剤など、いろいろなタイプがある。薬ごとに、吸収速度や、作用時間の長さなどを考慮して使いわけられている。

とくに錠剤やカプセル剤には、「いつ、どこでとけるか」が厳密に設計されたものが少なくない。

そのため、錠剤をくだいて粉状にしたり、カプセル剤の中身をあけて飲んだりすると、効果が得られなくなる。効きにくくなるばかりか、吸収がよくなりすぎて、副作用が起こる危険もある。

飲み込みにくい場合は医師、薬剤師に相談を

大きくて飲み込みにくい場合は、医師

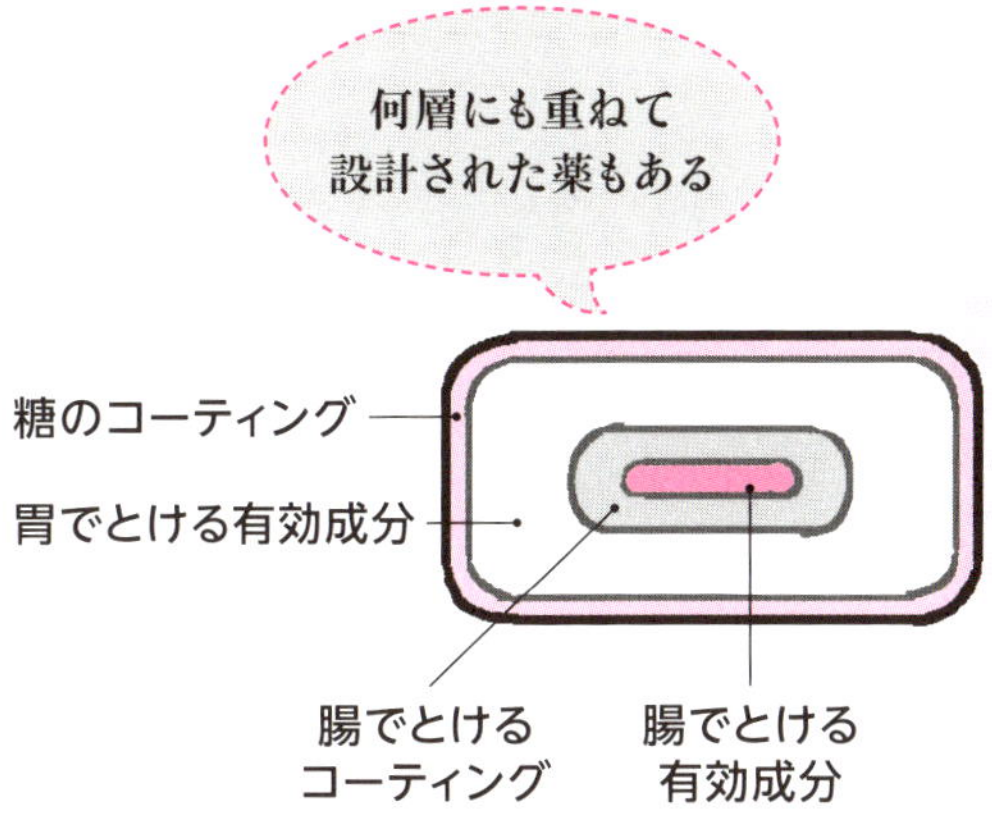

錠剤

粉末状の成分をプレスし、かたまりにしたもの。胃でとけて腸で効く「腸《ちょう》溶《よう》錠《じょう》(腸《ちょう》溶《よう》製《せい》剤《ざい》)」などは、異なる成分が何層にも重ねられ、効きかたがコントロールされている。

フィルム剤

1㎜未満の薄いフィルムのなかに、有効成分を閉じ込めたもの。水なしでも服用でき、すぐに効果を発揮するものが多い。

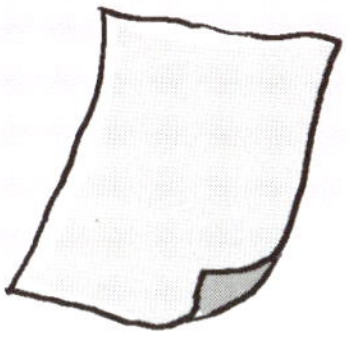

液剤・シロップ剤

成分を水にとかしたものが液剤で、甘いシロップでとかしたものをシロップ剤という。薬を飲み込みにくい幼児向けにつくられたものが多い。

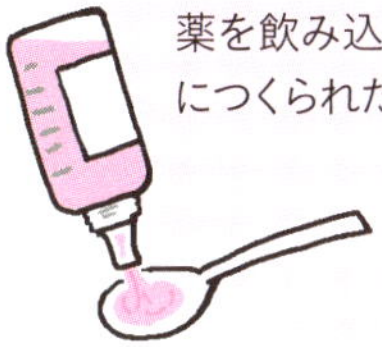

や薬剤師に相談しよう。

ほとんどの場合は、飲みやすい大きさ、形の薬に変えてもらえる。

粉薬が苦くて飲みにくい場合、子どもがいやがる場合も、まずは医師、薬剤師に相談する。

同じ効果をもつ薬でも、苦味の強さには差がある。苦味が比較的弱いものに替えてもらえないか、相談してみよう。

Column

標的をねらいうちするDDSに期待

必要な部位に、必要なタイミングで薬を確実に届けるしくみを、DDS(Drug Delivery System)という。最近ではDDSの技術が進歩し、新たな薬が次々と開発されている。もっとも注目されているのは、抗がん剤。健康な細胞には作用せず、がん細胞のみを攻撃するしくみだ。従来の薬に比べると、副作用が少なくてすみ、がん治療の安全性が高まると期待されている。

内服薬

食前、食後、食間の正しい時間帯は？

同じ糖尿病の薬でも、飲むべき時間が違う

胃がからっぽ
のほうが、
吸収がよくなる

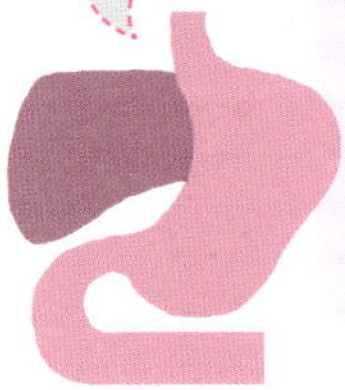

6:55 食前

食事の5分前までに飲む

空腹時に効きめを発揮するタイプ。食前といえば通常、食事の1時間〜30分前までをさすが、糖尿病の薬では食事の5分前までに飲む「食直前」の薬が多い。

例
- アカルボース〈商品名 グルコバイ〉
- ナテグリニド〈商品名 ファスティック／スターシス〉
- ミグリトール〈商品名 セイブル〉
- ボグリボース〈商品名 ベイスン〉

など

7:00 食事前後

食事前でも後でもいい薬が増えた

糖尿病の薬では「食前または食後」という飲みかたも増えている。食事の30分前までに飲むか、食後30分以内に飲むものが多い。

例
- ピオグリタゾン塩酸塩《えんさんえん》〈商品名 アクトス〉
- アログリプチン安息香酸塩《あんそくこうさんえん》・メトホルミン塩酸塩配合〈商品名 イニシンク〉
- イプラグリフロジンL-プロリン〈商品名 スーグラ〉
- エンパグリフロジン〈商品名 ジャディアンス〉

など

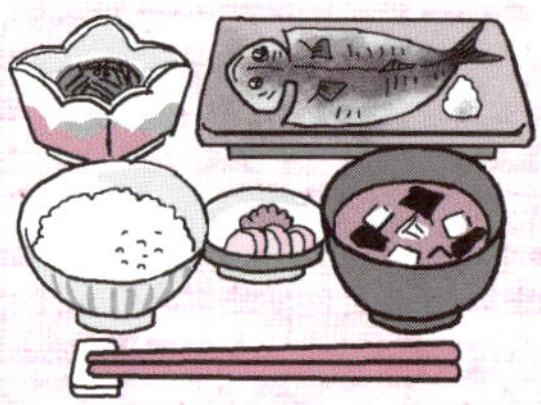

7:30 食後

食後30分以内に飲む

空腹で飲むと胃が荒れる薬、副作用が出る薬に多い。飲み忘れを防ぐ目的で、食後と決められているものもある。

例
- ピオグリタゾン塩酸塩・メトホルミン塩酸塩配合〈商品名 メタクト〉
- メトホルミン塩酸塩〈商品名 グリコラン〉
- ブホルミン塩酸塩〈商品名 ジベトス／ジベトンS〉

など

飲み忘れたときに2回分を飲まない

飲み忘れたときに、2回分をまとめて飲むのは危険。薬の血中濃度が中毒域に達し、危険な副作用をまねくことがある。

薬の血中濃度と有効性・安全性

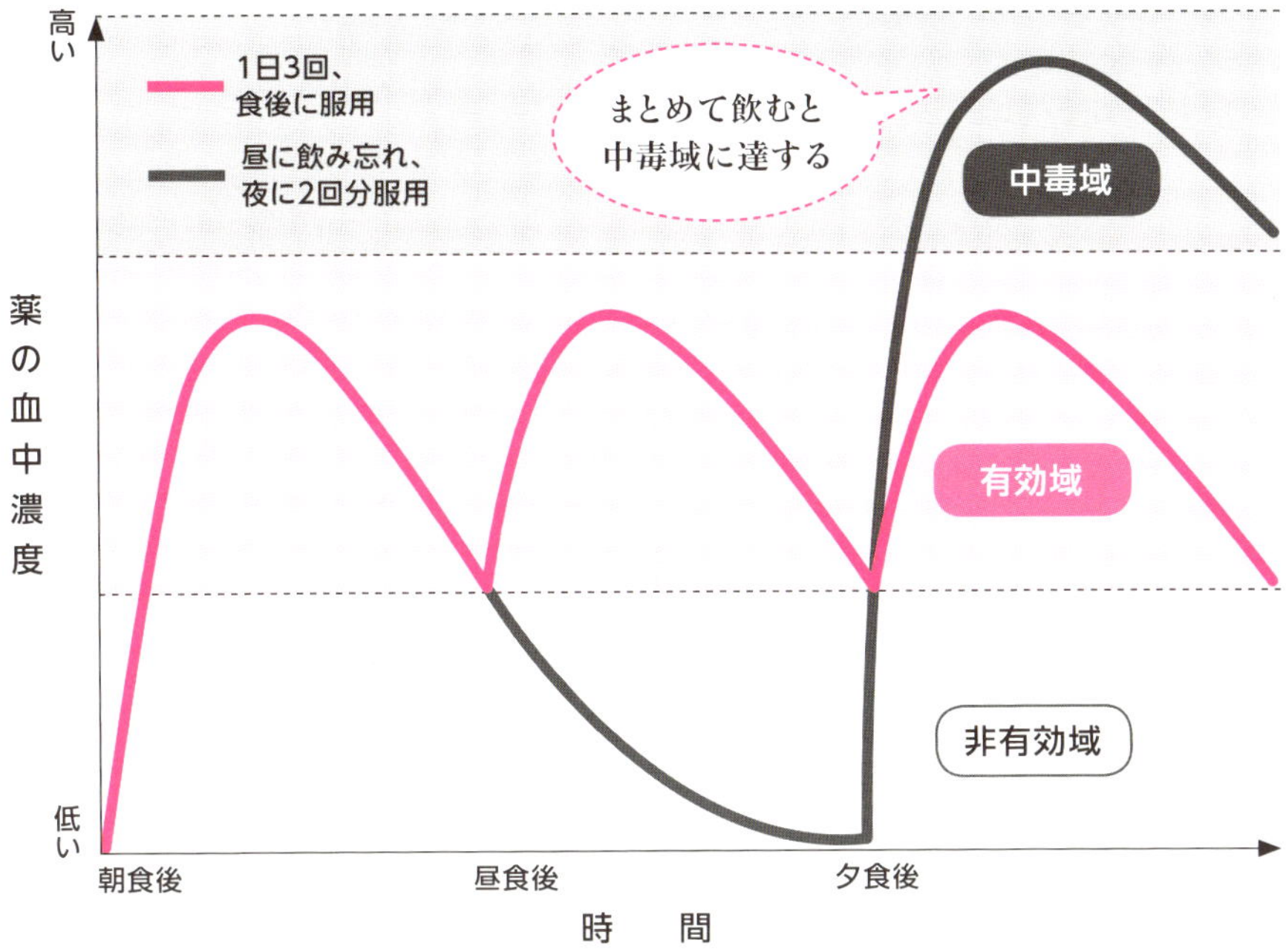

時間を間違えると効きめが半減することも

右の糖尿病の例のように、最近では個々の薬によって服用時間が大きく異なる。勝手にずらすと効果が下がり、副作用が起きるため、服用時間は必ず守る。

飲み忘れたときは、気づいた時点で1回ぶんを飲むのが基本だ。ただし次の服用時間まで2時間をきっていたら、次の時間に1回ぶんだけを飲む。

生活リズムが乱れている人は服用時間を主治医に相談

うつ病などの治療中は、生活リズムが夜型になりがち。1日3回の食後服用ができないこともある。その場合は、いまの生活リズムを主治医に正直に伝え、服薬のタイミングを調整してもらおう。

内服薬

水なしで飲むと、のどに貼りついて危険

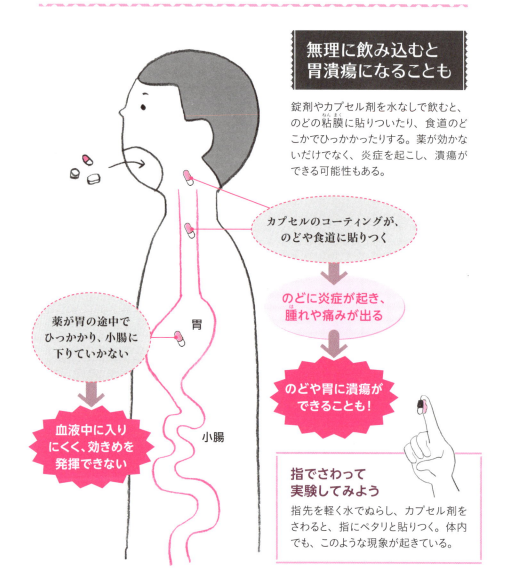

無理に飲み込むと胃潰瘍になることも

錠剤やカプセル剤を水なしで飲むと、のどの粘膜《ねんまく》に貼りついたり、食道のどこかでひっかかったりする。薬が効かないだけでなく、炎症を起こし、潰瘍ができる可能性もある。

指でさわって実験してみよう

指先を軽く水でぬらし、カプセル剤をさわると、指にペタリと貼りつく。体内でも、このような現象が起きている。

ベッドで寝たまま薬を飲んではいけない

寝たまま薬を飲むと、薬が胃腸に下りていかず、効きめを発揮できない。高齢者の場合はとくに、薬が気道に入る「誤嚥《ごえん》」を起こし、命にかかわる肺炎につながることもある。

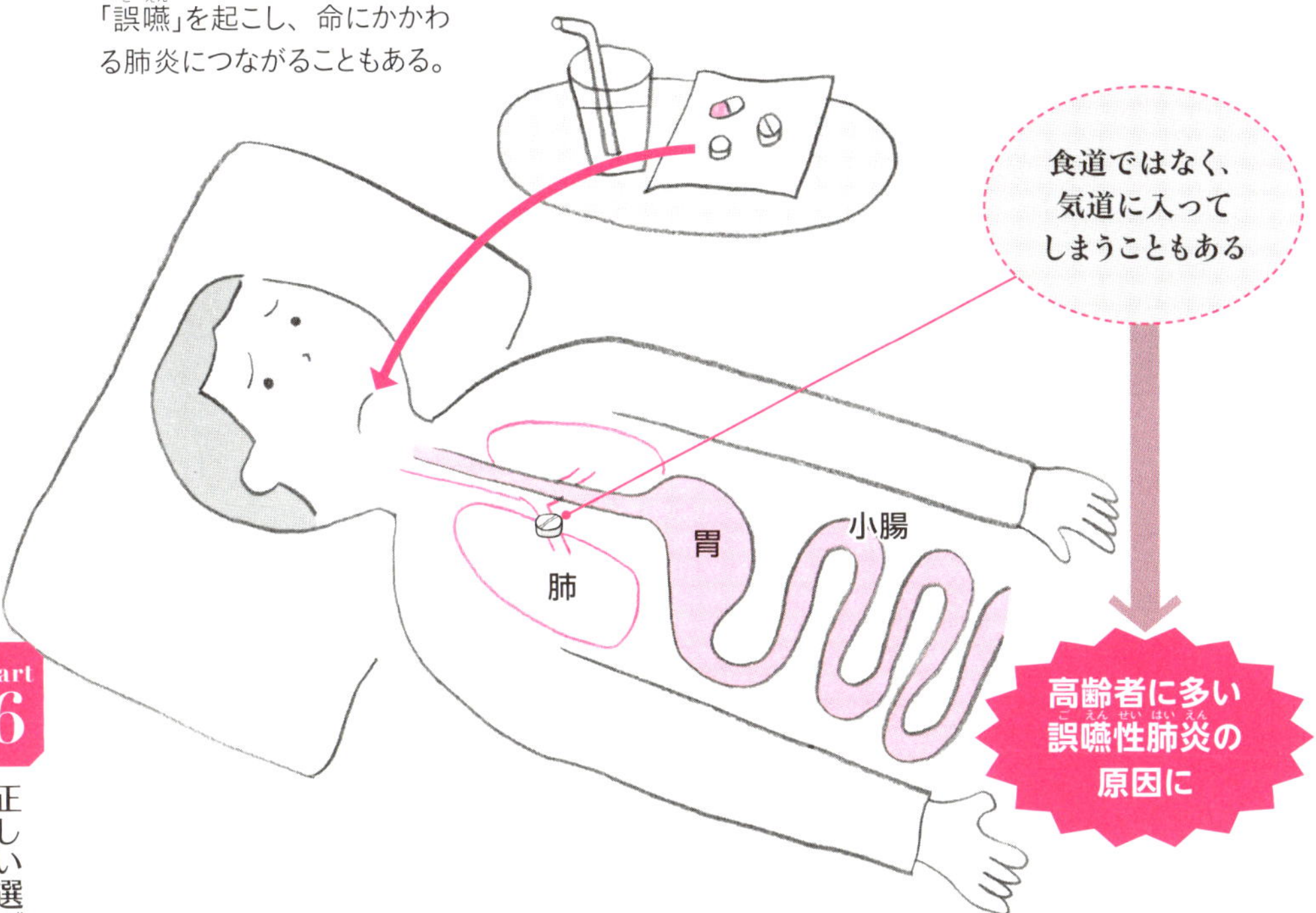

つらい症状を治すはずがのどの痛みが悪化する

仕事で忙しいときに、薬の服用を思い出す。手もとに飲みものがないので、そのままゴクリ。働き盛りの人にとくに多い、危険な飲みかただ。

水なしで飲むと、薬がうまく胃腸に届かず、効果を発揮できない。のどや胃で炎症が起こり、潰瘍《かいよう》ができることもある。

180ccの水かぬるま湯で飲む

薬を飲むときは、コップ1杯の水かぬるま湯で飲む。これを守れば、薬がスムーズに胃腸に達し、効きめを発揮する。

1杯分がどうしても飲みきれないときは、最低でもコップ半分、100cc程度は飲むようにしよう。

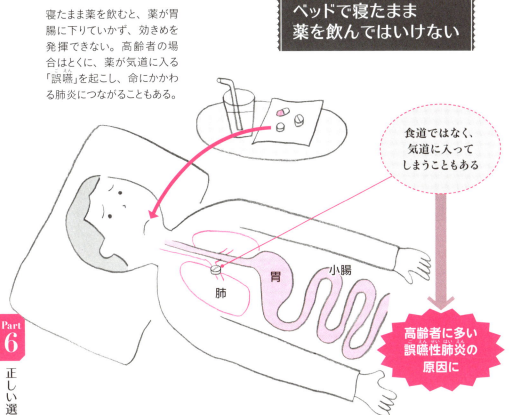

内服薬

大人の薬を子どもに飲ませない

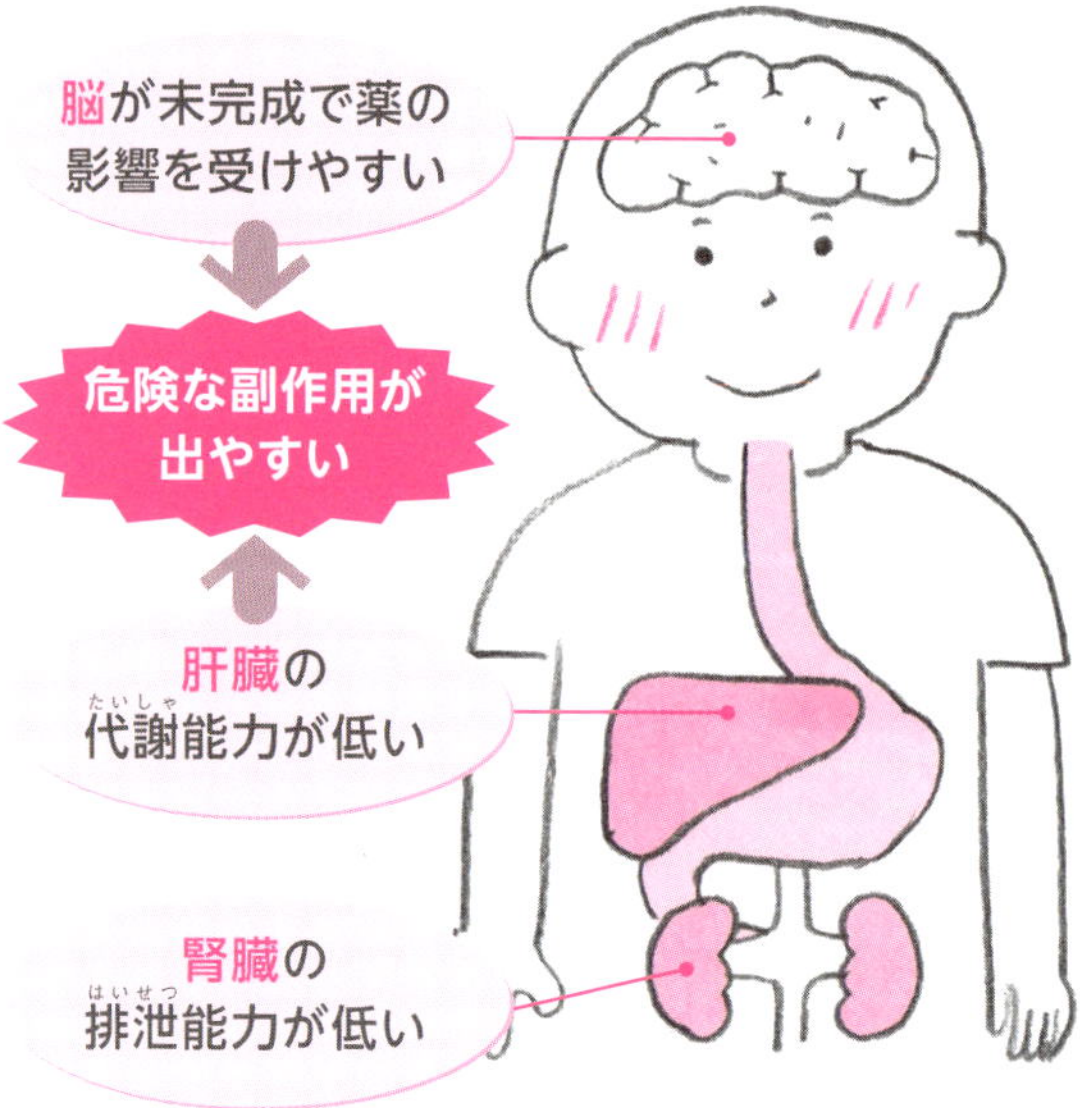
脳が未完成で薬の影響を受けやすい
危険な副作用が出やすい
肝臓の代謝《たいしゃ》能力が低い
腎臓の排泄《はいせつ》能力が低い

子どもの体は薬の影響を受けやすい

肝臓や腎臓、脳が未完成のため、副作用が起きやすく、正常な発達の妨げとなるおそれがある。小さな子どもがいる家庭ではとくに、薬の管理は慎重に。

このマークのついた薬は、子どもの手の届くところに置かない

子どもの手の
届くところに保管
してはいけません

出典：一般社団法人 くすりの適正使用協議会

薬の世界では15歳から大人になる

子どもの体は未発達で、薬を分解し、外に出す機能が低い。脳も完成しきっていないため、脳に作用する薬は危険。将来の発達に影響をおよぼす可能性もある。家族の薬を、15歳未満の子どもに飲ませるのは避けよう。

アスピリンやH_2ブロッカーは子どもには厳禁

小児用の薬と大人用の薬は、分量だけでなく成分も異なる。たとえば**バファリン**と**キッズバファリン**のように、名称が同じものでも、含有成分が違う。

とくに解熱鎮痛薬の**アスピリン**（→P52）、胃腸薬の**H_2ブロッカー**は、子どもに飲ませてはいけない。

子どもに飲ませてはいけない、市販の薬

1歳未満の乳児には市販の薬を飲ませず、病院に連れていくのが基本。カプセル剤や、直径6㎜を超える錠剤は、のどにひっかかりやすいため、5歳未満の子には飲ませない。

	1歳未満	5歳未満	15歳未満
かぜ薬・解熱鎮痛薬	・市販の薬は使わないのが基本 ・医療機関で受診する	・3歳未満は錠剤不可 ・カプセル剤、直径6㎜を超える錠剤は不可	・以下の成分は不可 ・アスピリン ・サザピリン ・アスピリンアルミニウム ・イブプロフェン ・ロキソプロフェンナトリウム水《すい》和《わ》物《ぶつ》 ・プロメタジンメチレンジサリチル酸《さん》塩《えん》
鼻炎薬	・生後3か月までは、市販の薬は禁止	・3歳未満は錠剤不可。プソイドエフェドリン塩《えん》酸《さん》塩《えん》、プソイドエフェドリン硫《りゅう》酸《さん》塩《えん》含《がん》有《ゆう》製剤は不可 ・カプセル剤、直径6㎜を超える錠剤は不可	・以下の成分は不可 ・プロメタジン塩酸塩 ・プロメタジンメチレンジサリチル酸塩 ・ケトチフェンフマル酸塩
酔い止め	・使用不可	・3歳未満は使用不可 ・カプセル剤、直径6㎜を超える錠剤は不可	・6歳未満は、アミノ安《あん》息《そく》香《こう》酸《さん》エチルは不可 ・以下の成分は不可 ・プロメタジン塩酸塩 ・プロメタジンメチレンジサリチル酸塩
胃腸薬	・市販の薬は使わないのが基本 ・医療機関で受診する	・以下の薬は使用可 ・水酸化マグネシウム製剤 ・健《けん》胃《い》薬《やく》「フラーリンJ」「千金丹」 ・下痢止め「新宇津こども下痢止め」「大正下痢止め〈小児用〉」など ・カプセル剤、直径6㎜を超える錠剤は不可	・6歳未満は、アミノ安息香酸エチルは不可 ・以下の薬、成分は不可 ・H_2ブロッカー全般 ・トリメブチンマレイン酸塩 ・ブチルスコポラミン臭《しゅう》化《か》物《ぶつ》 ・オキセサゼイン ・ロペラミド塩酸塩

『今日のOTC薬―便覧と解説―〈改訂第3版〉』中島恵美・伊東明彦（南江堂）より作成

内服薬

乳幼児には、ペースト状に練る

1歳未満の乳児への薬の飲ませかた

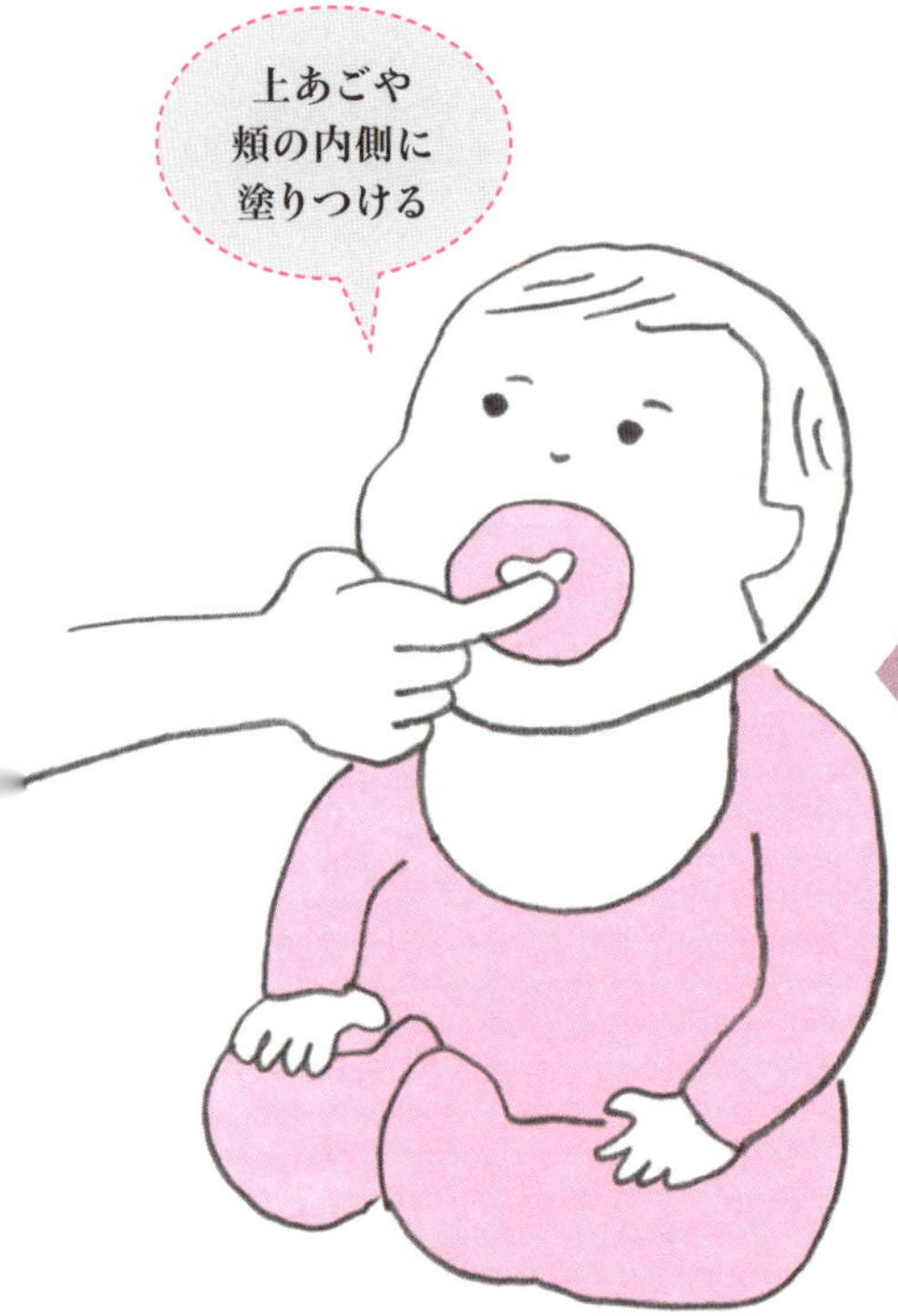
上あごや
頬の内側に
塗りつける

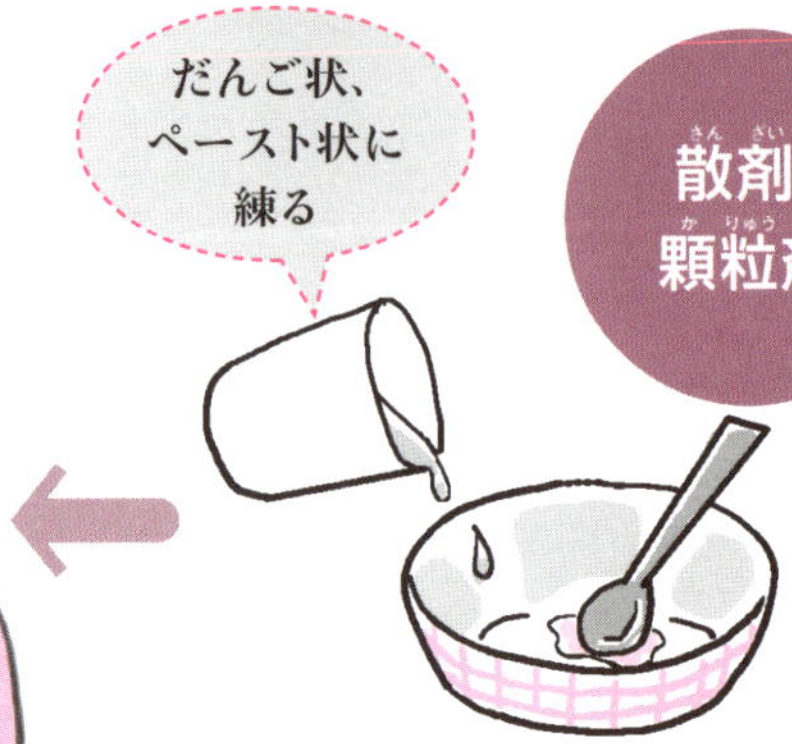
だんご状、
ペースト状に
練る

散《さん》剤《ざい》・顆《か》粒《りゅう》剤《ざい》

小皿に薬をあけて、水を少しずつ足しながら練る。やわらかいだんご状になったら、口のなかに少しずつ塗りつける。危険な飲み合わせを防ぐため、離乳食には混ぜないほうがいい。

シロップ剤

専用のスポイトや注射筒にとり、口のなかにたらす。甘く味つけされているが、それでもいやがる子には、舌の上にのせないようにする。

はちみつと混ぜるのはNG

はちみつは、薬との相互作用が起こりにくく、薬に混ぜやすい食品。しかし1歳未満の乳児には、はちみつは危険。1歳を超えるまでは使わないようにする。

粉薬と混ぜてもいい食品

- メープルシロップ
- チョコレートクリーム
- ピーナッツペースト
- カラメルソース
- コンデンスミルク
- プリン

抗生物質とは混ぜないほうがいい

5歳までの幼児への飲ませかた

散剤・顆粒剤

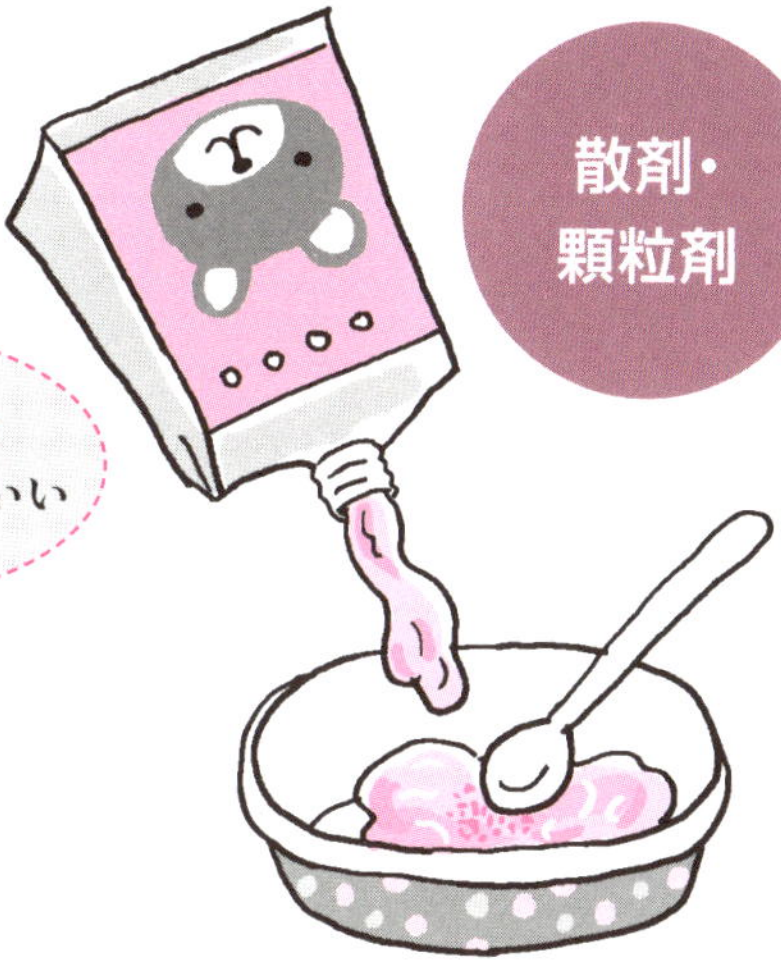

服薬補助ゼリーと混ぜて、スプーンでひと口ずつ口に入れる。飲み合わせに問題がなければ、メープルシロップなどの甘いものと混ぜてもいい。

錠剤

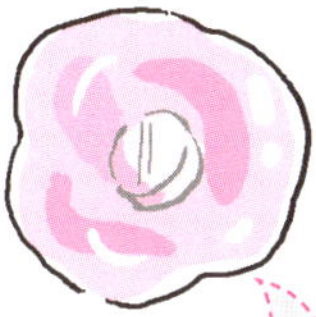

ゼリーでなかに包み込む

錠剤の味をいやがる子には、服薬補助ゼリーでくるむ。大きすぎるとのどにつかえるので、コンパクトに。

いやがってむせないように少量ずつ塗りつける

子ども用の薬は、飲みやすい形、味に工夫してあることが多い。それでも、子どもは薬をいやがるもの。苦労している親が多い。

1歳未満の乳児の場合は、一度に飲ませるとむせるので注意する。水で練って、口のなかに塗る方法がおすすめだ。

1歳以上になると、味をいやがる子が増える。甘い食べものや飲みものと混ぜるのもひとつの手だが、飲み合わせによっては効きにくくなったり、苦味が増すこともある。

いちばん確実なのは、薬局で市販されている、服薬補助ゼリーを使うこと。

チョコ味やいちご味など、種類も豊富。子どもの好きな味を選んであげよう。

内服薬

高齢者は過量服用の危険が高い

肝臓、腎臓の機能低下で、効きすぎる

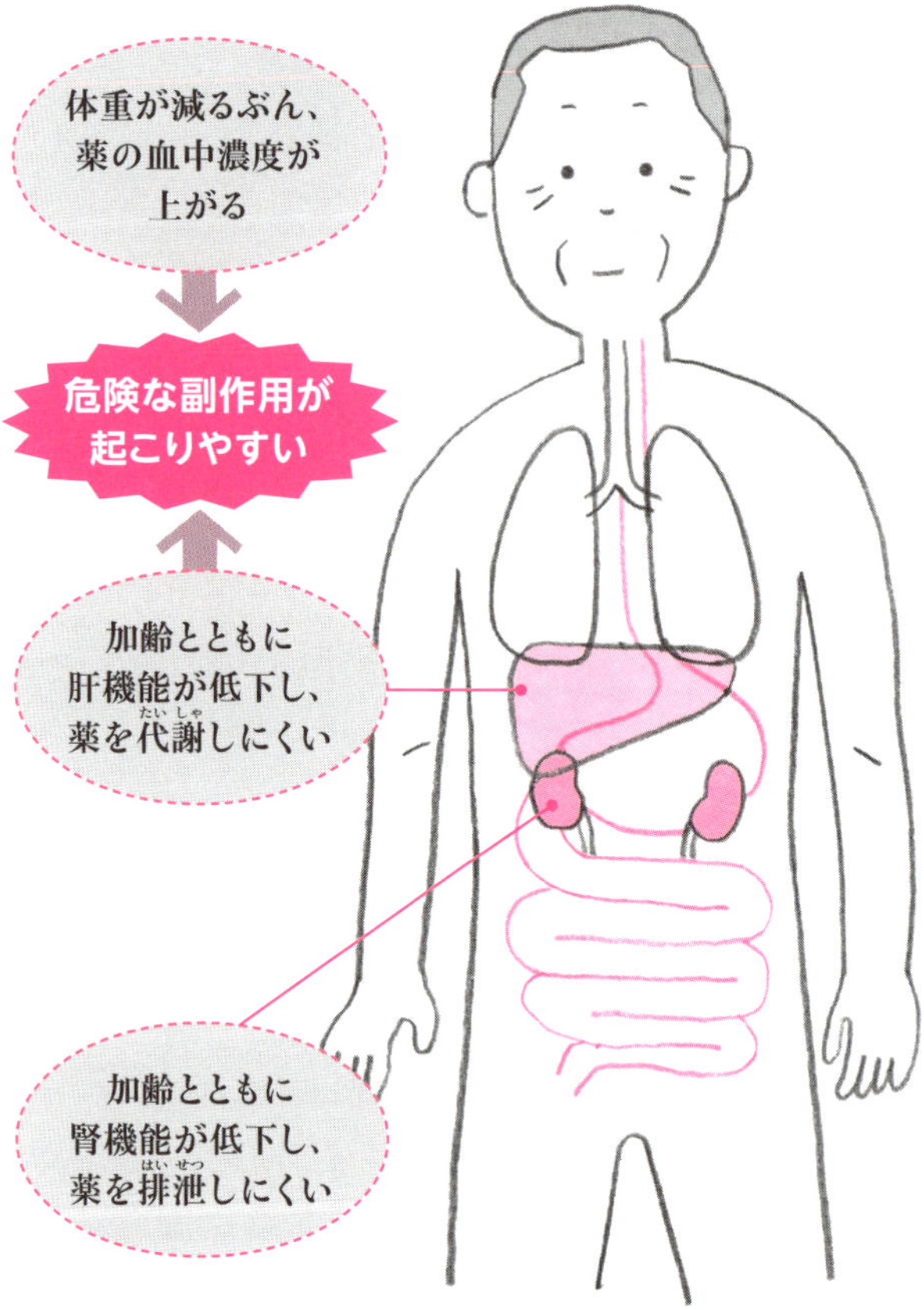
体重が減るぶん、
薬の血中濃度が
上がる
危険な副作用が
起こりやすい
加齢とともに
肝機能が低下し、
薬を代謝《たいしゃ》しにくい
加齢とともに
腎機能が低下し、
薬を排泄《はいせつ》しにくい

肝機能や腎機能の低下に加え、体重が落ちることも、副作用が起こる原因のひとつ。高齢になったら、少ない用量から飲み始め、様子をみるのが基本だ。

薬を代謝する力が低下している

薬の添付文書（→１７２）を読むと、「高齢者には慎重に投与する」と書かれたものが多い。年齢とともに、肝臓や腎臓の機能が低下し、薬が効きすぎることが多いからだ。

とくに肝臓や腎臓の病気をもっている人では、副作用のリスクが高くなる。市販の薬であっても、多めに飲んではいけない。

血中濃度が2倍以上になることもある

高齢者では、服用後すぐに血中濃度が急上昇し、24時間たっても有効域にある。通常量でも、副作用の危険性が高いといえる。

高齢者における、薬の血中濃度の推移例

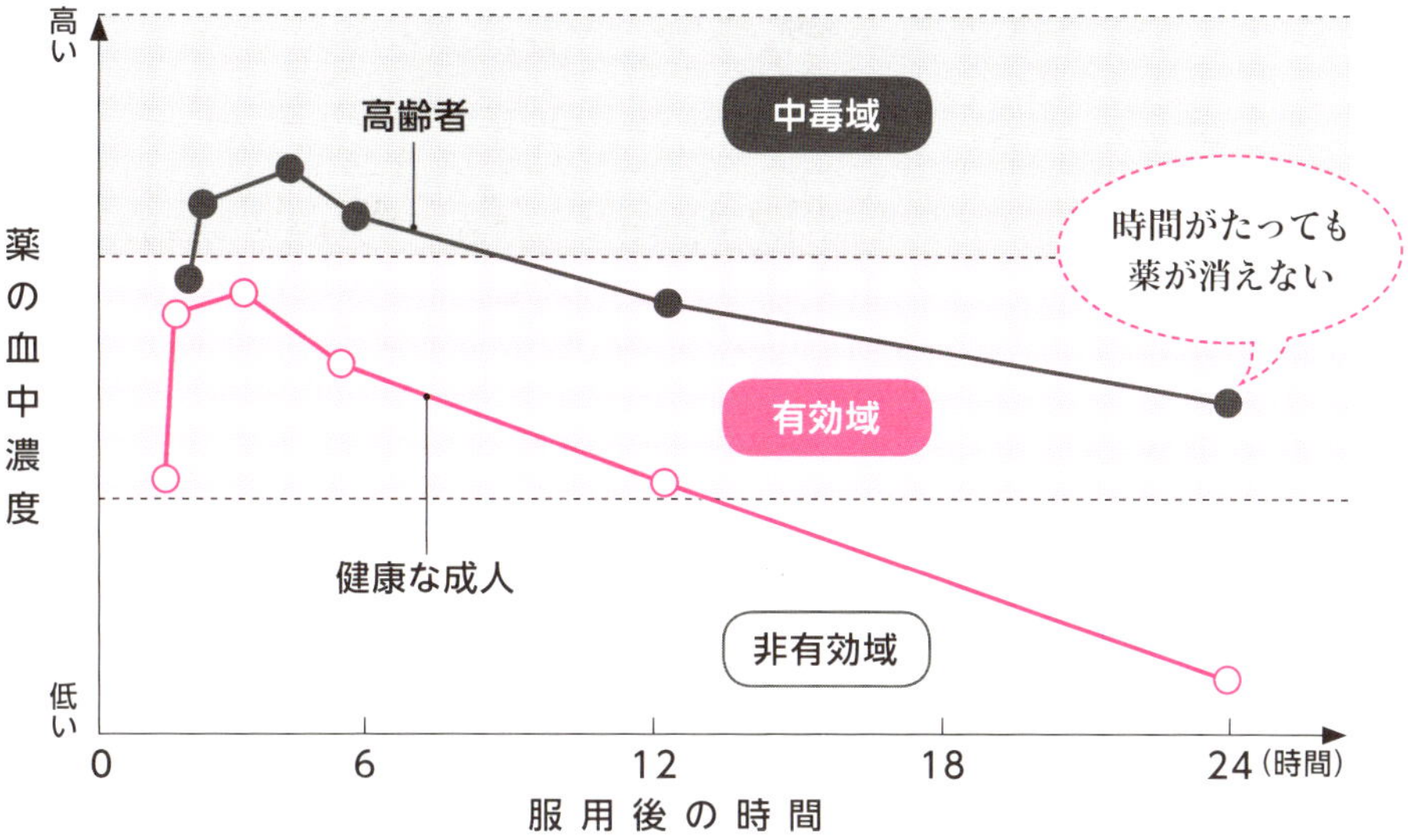

低用量から飲み始め、飲み忘れてもまとめて飲まない

飲み忘れて2回分飲むと命を落とす可能性もある

認知機能の低下により、「飲んだかどうか忘れた」という事態も起こる。

こんなときは、飲んだかもしれない前提で、次の服用時間に1回分を飲む。2回分をまとめて飲むのは厳禁だ。

赤いテープやシールで間違えにくい工夫をする

過量服用を避けるには、どの薬をいつ飲むのかを忘れないように、ピルケースなどで管理するといい。「夕食後」などと、大きな字で見やすく書き添えておく。

視力が低下している場合は、テープなどを貼って、色わけしておこう。

とくに赤い色は、視力が低下していても比較的認識しやすい。

内服薬

妊娠中は、必要最低限の薬だけを飲む

妊娠中のどの時期に薬を服用したかで、胎児に与える影響が変わる。とくに妊娠15週までは、胎児に悪影響をおよぼす危険性が高い。

胎児の成長に薬が影響する

妊娠に
気づいたら、
薬の見直しを

妊娠1か月

薬の影響で流産することがある

薬の影響はほとんど心配いらない。ただしワクチンのように、体に長く残る薬を使うと、流産のおそれがある。

妊娠2か月

薬にもっとも敏感な「絶対過敏期」

薬による障害がもっとも起こりやすい、危険な時期。どうしても必要なときは、薬局で買わず、医師に相談する。

妊娠3～4か月

薬の影響が徐々に低下する

危険性が徐々に低下。ただしホルモン製剤や、抗血栓薬のワルファリンカリウム、精神疾患の薬の一部は、危険性が高い。

妊娠5か月～出産

子どもの発育に影響しやすい

安定期にはリスクが低下するが、アスピリン(→P52)などは厳禁。胎児の動脈管が閉じ、最悪の場合は死にいたることも。

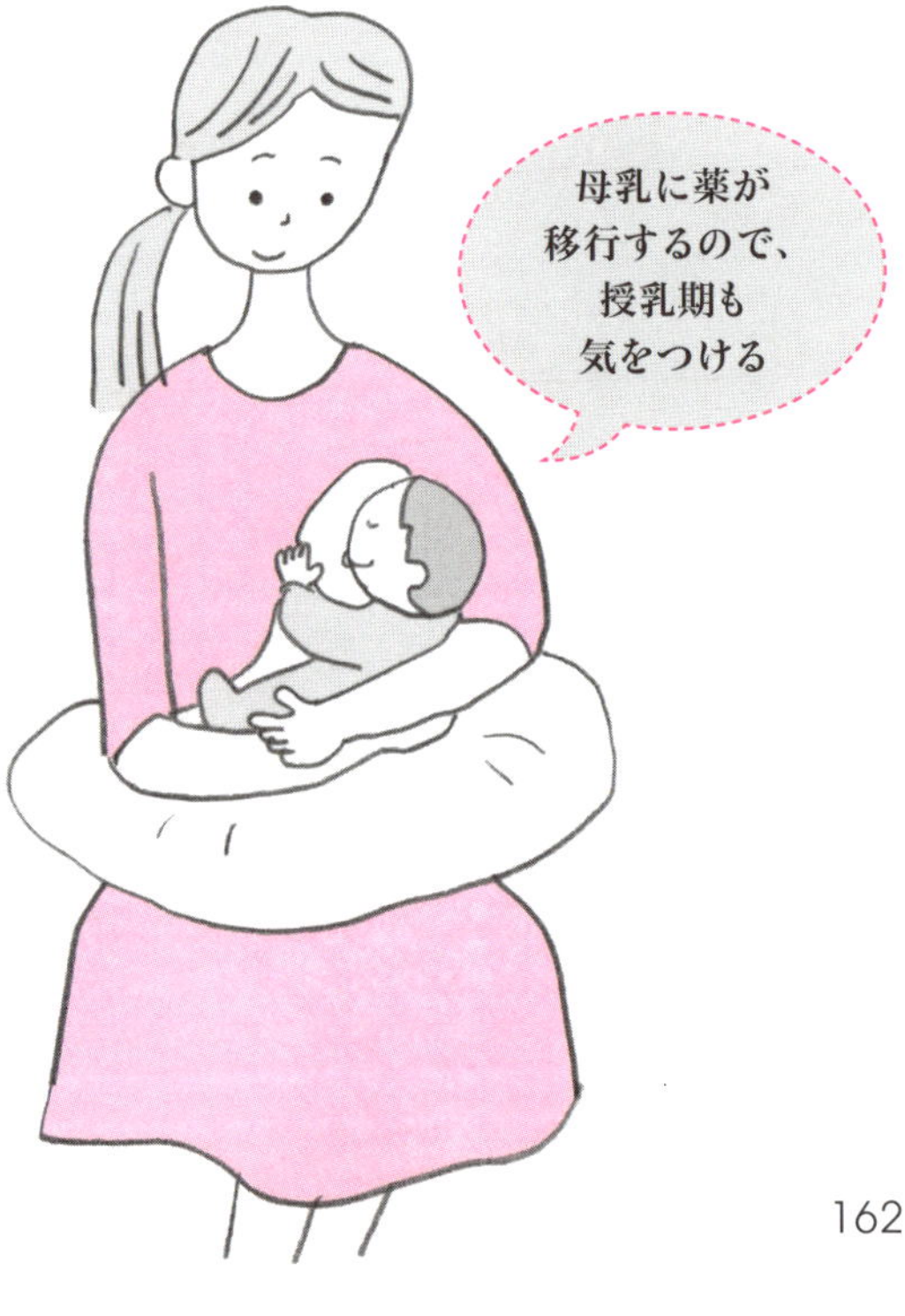
母乳に薬が
移行するので、
授乳期も
気をつける

妊娠中に避けるべきおもな成分

下記の薬は、妊娠中に飲むと、とくに危険性が高い。ただしこれ以外でも、胎児に障害を残す可能性はゼロではない。自己判断で薬を飲むのは避けたい。

胃腸薬

- 抗コリン成分（ロートエキス、ブチルスコポラミン臭化物《しゅうかぶつ》 など）

➡ **妊娠〜出産時まで、全期間NG**

解熱鎮痛薬・かぜ薬

- アスピリン

➡ **出産予定日12週以内はNG**

- アセトアミノフェン
- イソプロピルアンチピリン
- イブプロフェン

➡ **妊娠後期は避ける**

ビタミン剤

- ビタミンA

➡ **妊娠3か月目までは避ける**

便秘薬

- カサンスラノール
- センナ／センノシド
- ダイオウ

➡ **妊娠〜出産時まで、全期間避ける**

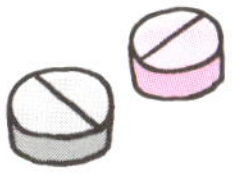

薬が必要なときは病院で処方してもらう

おなかの赤ちゃんに奇形が生じることを「催奇形性《さいきけいせい》」といい、薬もその一因になる。妊娠中の女性が薬を飲むと、胎盤を通じて胎児の体に移行するためだ。

胎児に悪影響をおよぼす薬は多い。妊娠中はなるべく薬の服用を避ける。

ママの心が不安定だと胎児に悪影響をおよぼす

妊娠中でも、服薬が必要な場合がある。致死的な病気や心の病気などで、薬を飲まないと、妊娠・出産を無事にのりきれない場合だ。母親の心身が不安定だと、胎児にも悪影響をおよぼしかねない。

主治医や産科医とよく相談し、薬の量や種類を調節して飲むことが大切だ。

外用薬

倍量を使っても、効果は上がらない

目薬をさしたら、1〜2分間目をつぶる

1 手を洗う

汚れた手で目もとをさわると、結膜炎の原因になる。直前に石けんで洗うのが基本。

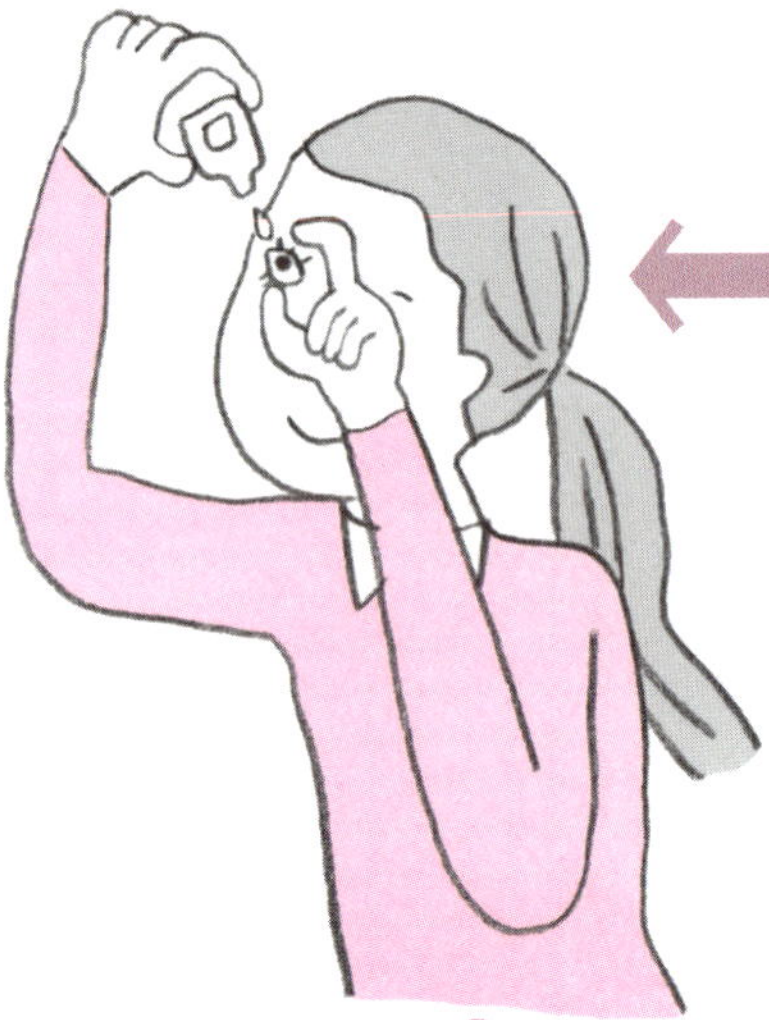

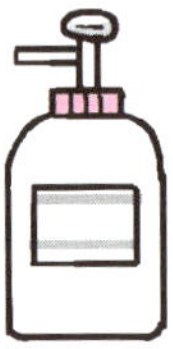

2 1〜2滴さす

利き手と反対の手で、目を軽く開き、1〜2滴たらす。多くたらしても、こぼれ出るだけで、効果は上がらない。

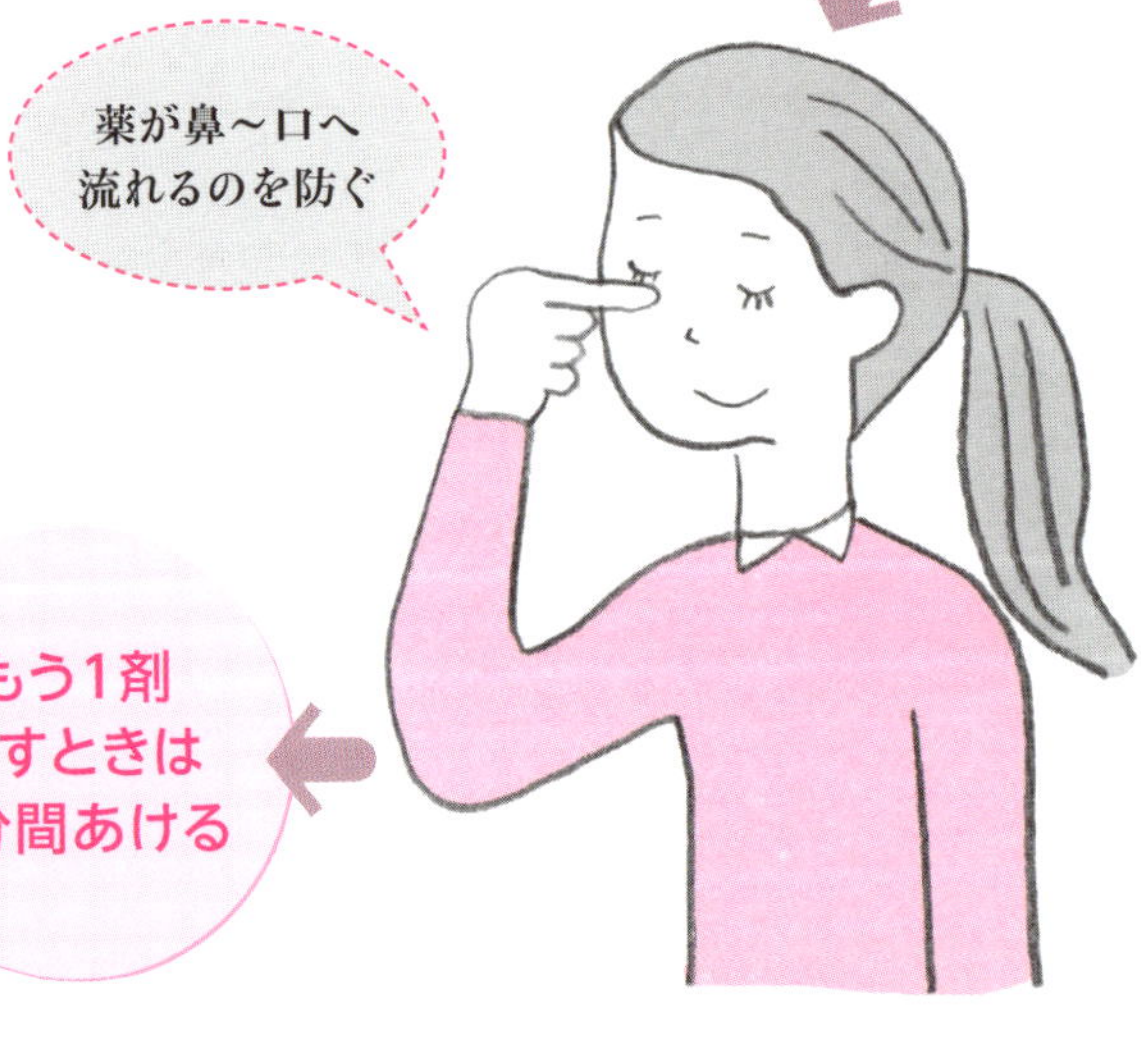
薬が鼻〜口へ
流れるのを防ぐ

3 1〜2分間、目をつぶる

1〜2分間目をつぶり、薬を浸透させる。目頭の下を軽く押さえておくと、薬が鼻〜口の管に入るのを防げる。

もう1剤さすときは5分間あける

舌下錠は、かまずに舌の下でとかす

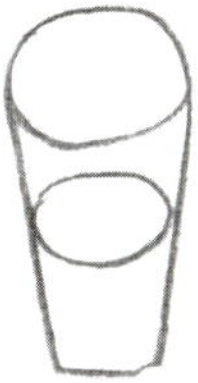
口がかわくときは、
少量の水で湿らせる

舌下錠は、舌の下に入れて、徐々にとけるのを待つ。歯ぐきと頬のあいだにはさんで、とかしてもいい。

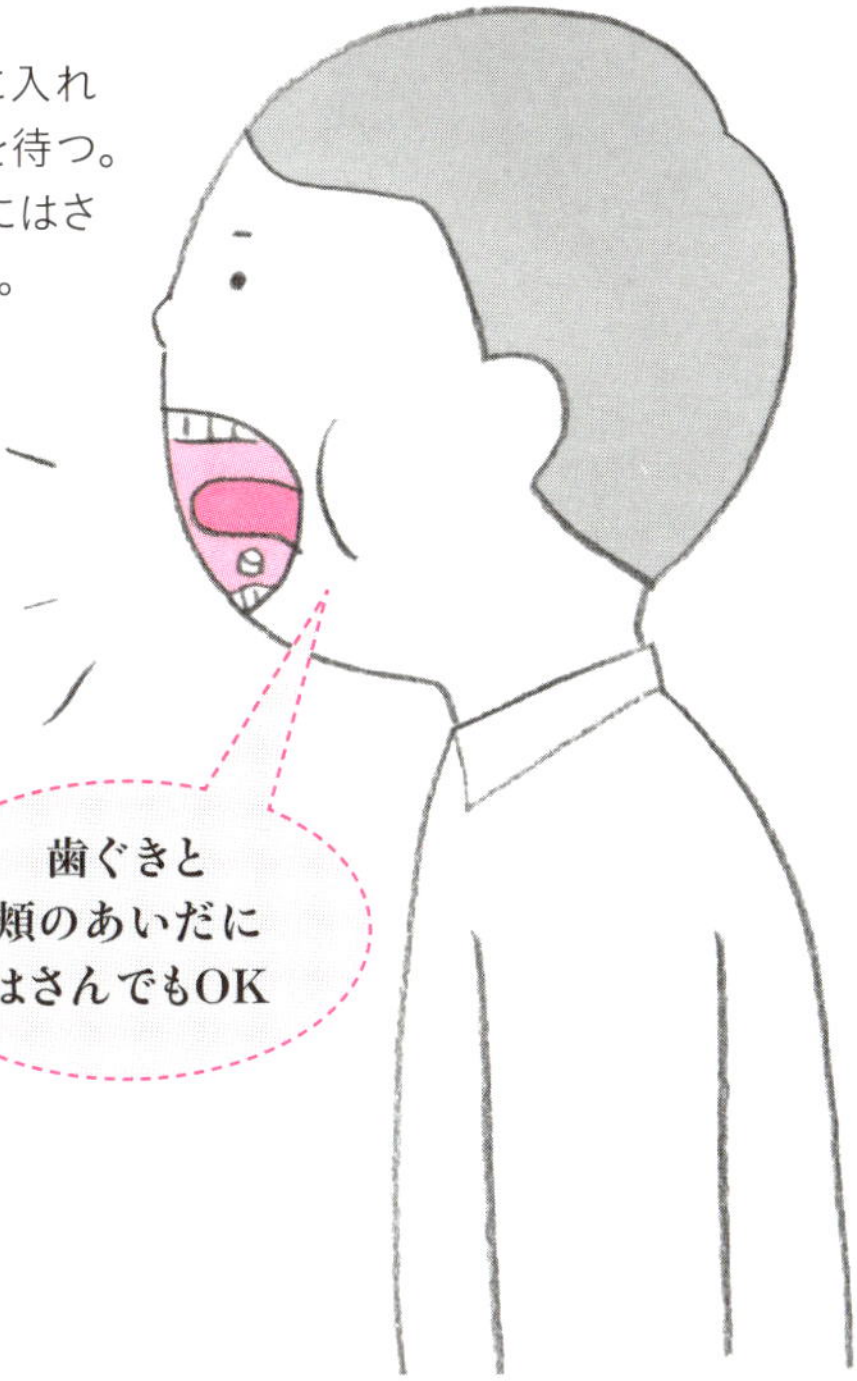
歯ぐきと
頬のあいだに
はさんでもOK

誤って飲み込んだ場合

胃腸で吸収される

↓

肝臓で破壊される

↓

心臓の血管に届かない

丸ごと飲み込んだり、かみくだいたりすると、薬の成分が破壊され、効果がなくなる。

涙袋に入るのは目薬1~2滴まで

外用薬には、自分で手軽に使えるものが多い。自己流の誤った使いかたで、薬を無駄にしている人もいる。

たとえば目薬は、1度に1~2滴さすのが基本。涙袋に入る用量が限られているからだ。点耳薬の場合は、さした後数分~10分くらいは横になって過ごし、耳の奥まで成分をいきわたらせる。

舌下錠を誤って飲み込むと心臓発作を起こすことも

舌《ぜっ》下《か》錠《じょう》は、とくに注意が必要だ。心臓病の薬・**ニトログリセリン**のように、命にかかわる病気の薬が多いからだ。

口のなかでくだいたり、飲み込んだりせず、徐々にとかすようにする。

外用薬

坐薬は、奥までしっかり押し込む

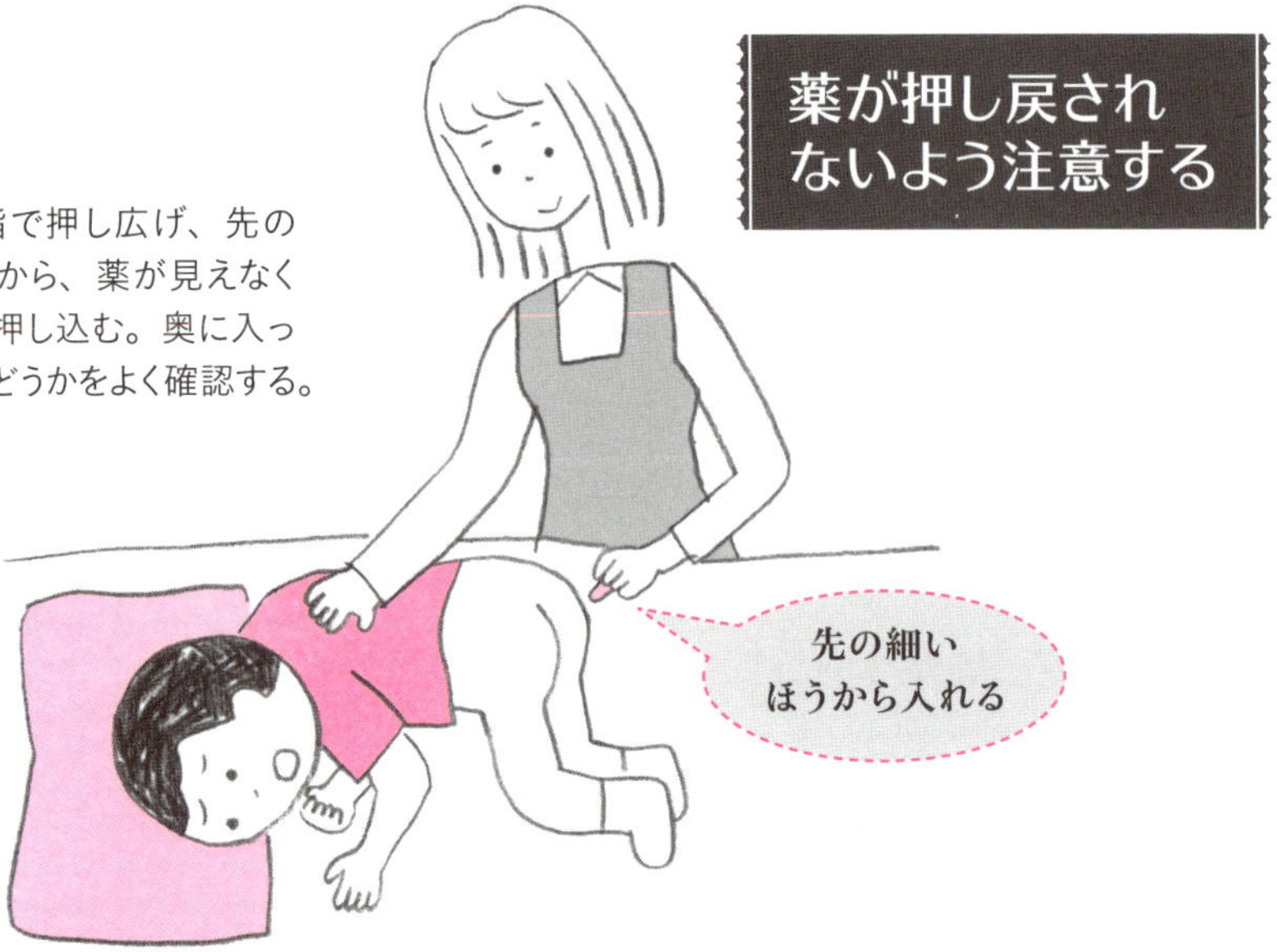
薬が押し戻されないよう注意する
先の細いほうから入れる

肛門を指で押し広げ、先の細いほうから、薬が見えなくなるまで押し込む。奥に入っているかどうかをよく確認する。

坐薬は熱でとけやすい。時間をかけずに入れる

子どもの熱さましなどに使われる、坐薬。使いかたのコツは、奥までしっかり入れることだ。とくに小さい子の場合、いやがるあまりに力んで、薬が押し戻されることもあるので注意する。

また、坐薬は体温でとける性質がある。さすのに時間がかかりすぎると、熱で表面がとけてしまう。ためらわずに、サッと入れるようにする。

急性症状には冷湿布、慢性症状には温湿布を貼る

湿布薬には、冷湿布と温湿布の2種類がある。使いわけを間違えると症状を悪化させるので、注意が必要だ。

冷湿布は、おもに急性症状に使う。ね

塗り薬は、厚く塗っても無駄になる

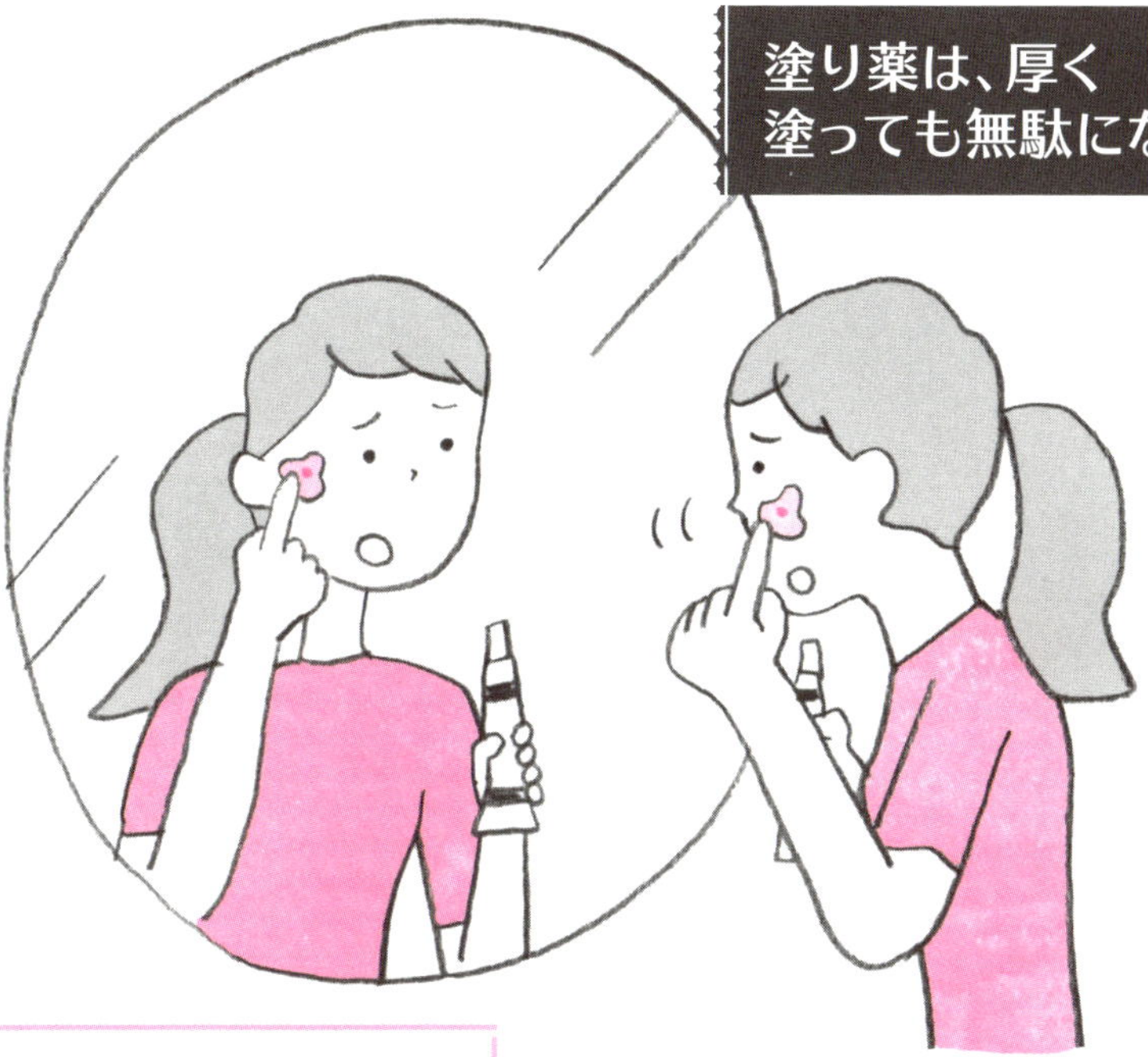

塗り薬は、清潔な手で少量をとり、薄くのばしながら塗る。たくさん塗っても、効きめは変わらない。

痛むときはガーゼを使う

薬をのばすとき、患部が痛む場合は、ガーゼを使う。ガーゼに薬を出し、薄く広げて患部に貼る。

んざなどのケガや、手術後に患部が熱をもっている場合などだ。

一方、温湿布は、腰痛などの慢性症状に適している。

ステロイド薬は短期間でしっかり使う

塗り薬は、抗生物質、水虫の薬、副腎《ふくじん》皮質《ひしつ》ステロイドなど、種類が豊富。

症状にぴったり合ったものを選ばないと、悪化して膿んでしまうおそれがある。何かのときにもらった薬の残りを使うのは避ける。

とくに副腎皮質ステロイドは、決められた使いかたを必ず守る。「副作用がこわいから」と、減量して使ったり、途中で勝手にやめたりするのは厳禁。

適切な量を使ってきちんと治療し、徐々に減らしていくのがいちばん安全だ。

注射薬

注射の後は、強くもんではいけない

強くもむと、皮膚が壊死することもある

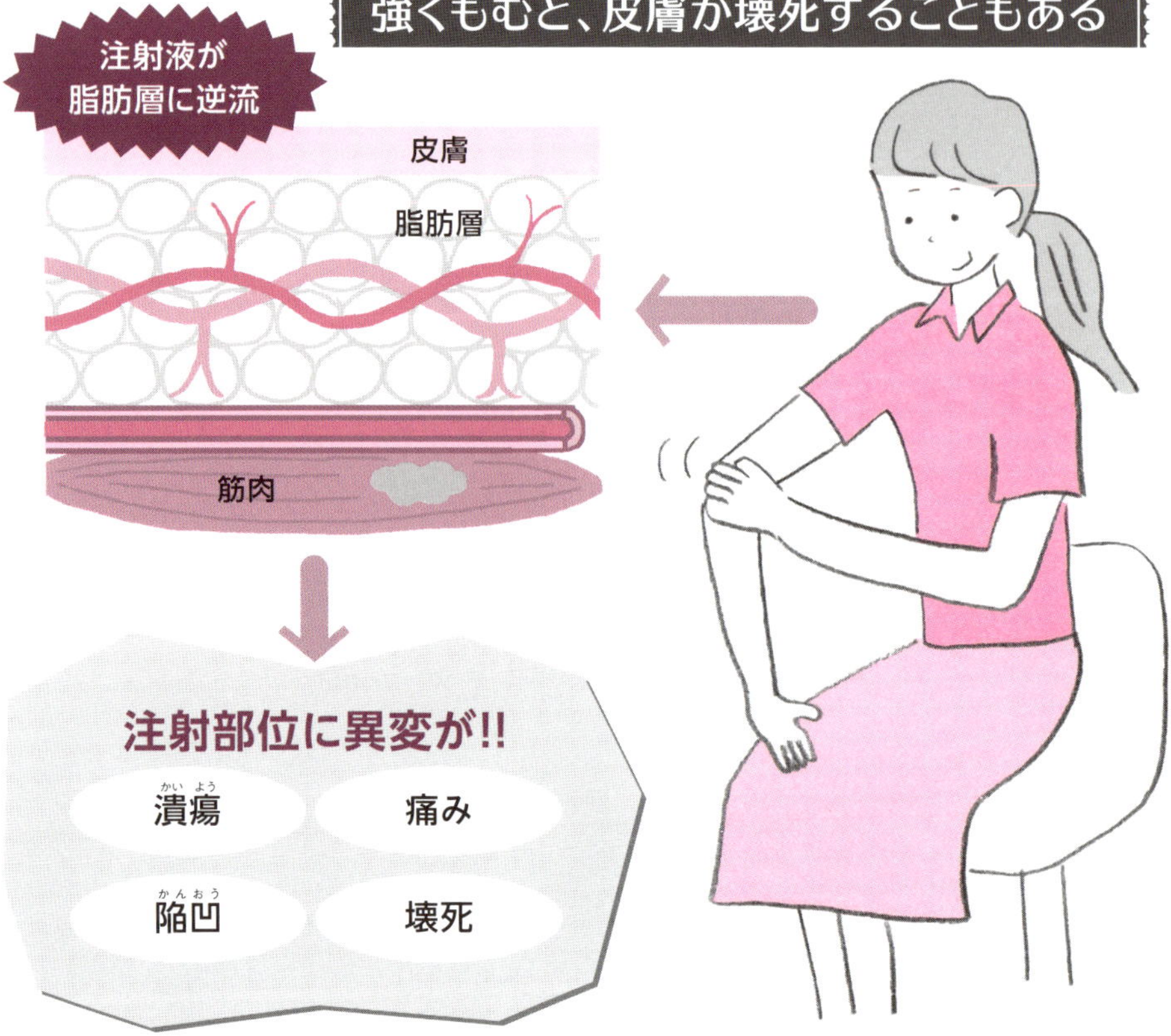

**静脈注射やワクチンは
強く押さえるのもNG**

静脈注射やワクチンの接種後は、より刺激に弱い。ガーゼでそっと押さえる程度にとどめる。

筋肉注射の後は、ガーゼで軽く押さえておけば十分。強くもむと、注射液が周辺組織にもれ出てしまう。「陥凹」といって、皮膚がへこんでもとに戻らなくなったり、皮膚が壊死してしまうこともある。

インスリンの自己注射はおなかに打つのがベスト

注射していい部位は4か所あり、部位によって吸収速度が異なる。効きかたを一定に保つため、日によって場所を変えてはいけない。

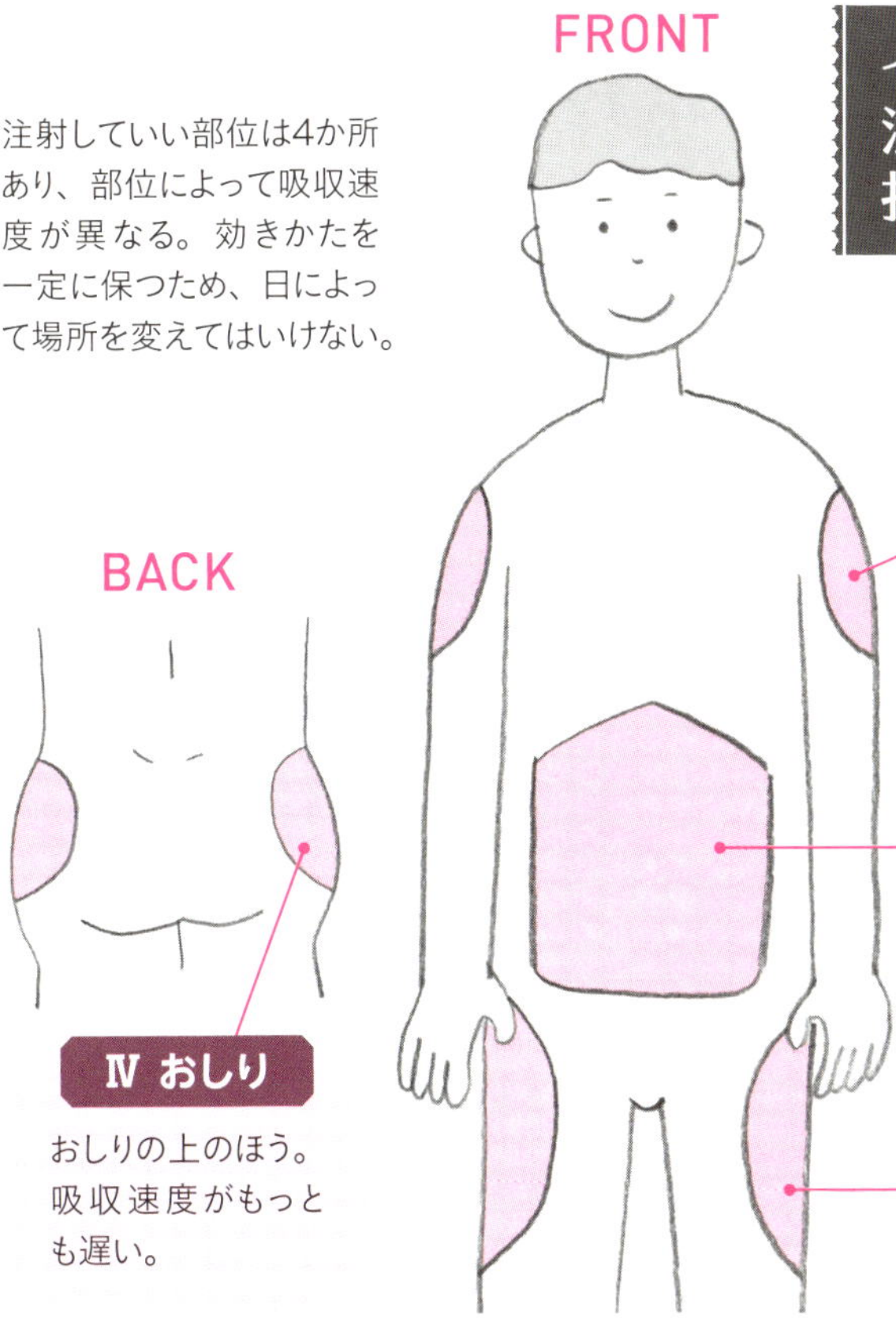

Ⅰ 上腕部
上腕の外側。おなかの次に、吸収速度が速い場所。

Ⅱ おなか
おなかはもっとも吸収がよく、自己注射に最適とされる。

Ⅲ 太もも
太もも上部の外側。吸収速度はあまり速くない。

Ⅳ おしり
おしりの上のほう。吸収速度がもっとも遅い。

注射やワクチンの後は腫れや熱をチェック

注射薬は、医師や看護師が使うものなので、覚えておくべき注意点は少ない。ただし、注射やワクチンの接種後に、炎症を起こしている場合は要注意。2～3日たっても、患部が腫《は》れて熱をもっている場合には、医療機関で受診しよう。

インスリンの注射は自己判断で減量しない

注射剤のうち例外的なのが、インスリンなどの自己注射である。インスリンは、体への影響の大きい劇薬だ。医療機関で教わった使いかたを、必ず守る。

試し打ちなしで打つなど、自己流の使いかたをすると、血管に空気が入るという危険な事態になりかねない。

自分でできる
リスク管理

飲んでいい薬かどうかを外箱でチェック

薬局で薬を買うときは外箱の注意書きを見る

薬局で薬を買ってきた後、どうするか。外箱もなかの紙も捨てて、すぐに服用し、瓶や錠剤のシートだけを保存していないだろうか。

外箱や、箱のなかの紙(添付文書)には、副作用を避けるための大事な注意が書かれている。とくに外箱の表示は、ぜったいに守るべき内容だ。

中学生までは、飲んではいけない成分が多い

まずは薬を買う段階で、外箱の注意書きを読む習慣をつけよう。

注意書きの1行目には、「次の人は服用しないで下さい」という表示がある。

とくに「15歳未満の小児」と書かれている薬は多い。子どもが飲むと、危険な副作用などが起こる成分だ。

子どもの薬を保護者が買う場合は、必ずここを確認してから購入しよう。

ネットで買うときは使い慣れた薬にする

スイッチOTC薬などの要指導医薬品(→P142)を除けば、一般用医薬品はインターネットでも購入できる。

しかし、市販の薬だからといって、安全性が確実に保証されているわけではない。危険な副作用はたくさんある。しかも薬の効果、副作用の判断は、個人でおこなわなくてはならない。

できるだけ、薬剤師から説明を受けたことのある、使い慣れた薬を注文する。添付文書をよく読んでから服用し、捨てずに保管しておくことも大切だ。

危険な飲み合わせは外箱でわかる

危険な副作用を避けるには、まず外箱の成分表示と、使用上の注意をチェック。ただし食事などとの相性は、人体では未確認のものも多く、副作用としてはっきり報告されているもののみが表示されている。

ネツトレールA 30錠　第2類医薬品

効能　頭痛・肩こり痛・月経痛（生理痛）・咽頭痛・歯痛・抜歯後の疼痛、悪寒・発熱時の解熱

用法・用量　なるべく空腹時を避けて服用してください。服用間隔は6時間以上おいてください

年齢	1回量	1日服用回数
15才以上	2錠	2回を限度とする
15才未満	✕ 服用しないこと	

成分　2錠中

アスピリン	700mg
アセトアミノフェン	400mg
無水カフェイン	150mg
アリルイソプロピルアセチル尿素	40mg

添加物：無水ケイ酸、セルロース、乳糖、ヒドロキシプロピルセルロース、ヒプロメロース、ステアリン酸Mg、タルク、酸化チタン

注意

1. 次の人は服用しないこと
   ●本剤によるアレルギー症状を起こしたことがある人　●本剤または他の解熱鎮痛薬、かぜ薬を服用してぜんそくを起こしたことがある人
2. 本剤を服用している間は、次のいずれの医薬品も服用しないこと
   他の解熱鎮痛薬、かぜ薬、鎮静薬、乗物酔い薬
3. 服用前後は飲酒しないこと
4. 服用後、乗物または機械類の運転操作をしないこと
5. 長期連用しないこと
6. 次の人は服用前に医師、薬剤師または登録販売者に相談すること
   ●医師または歯科医師の治療を受けている人　●妊婦または妊娠していると思われる人　●授乳中の人　●高齢者　●薬などによりアレルギー症状を起こしたことがある人　●次の診断を受けた人　心臓病、腎臓病、肝臓病、胃・十二指腸潰瘍
7. 服用に際しては、説明文書をよく読むこと
8. 直射日光の当たらない湿気の少ない涼しい所に保管すること
9. 使用期限を過ぎたものは服用しないこと

使用期限（未開封時）	2018.6
製造番号	A012A

製造販売元　ヨクキク製薬株式会社
東京都千代田区〇〇町1-1-1

お客様相談室　0120-000000
9:00〜17:00（土・日・祝日を除く）

副作用被害救済制度のお問い合わせ先　電話0120-000000

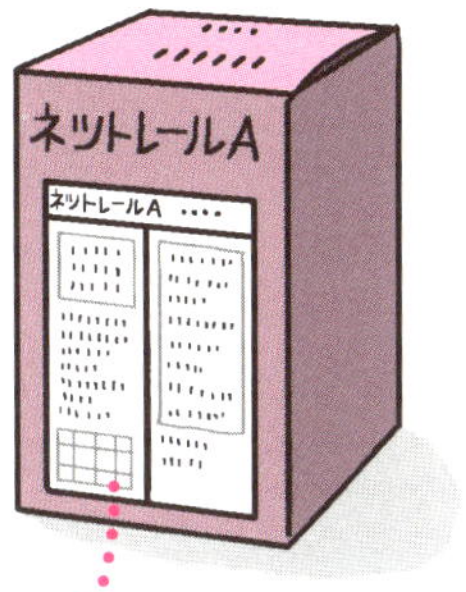

Check Point 1

成分・分量

食べものや飲みもの、ほかの薬との危険な飲み合わせを避けるには、外箱の成分表示を見る。

Check Point 2

使用上の注意

たとえばアルコールと相性の悪い薬の場合、「服用後の飲酒を避ける」といった注意書きが記載されている。

ここだけはチェック！添付文書の活用術

リスクがわかりやすく記載されている

> 使用前にこの説明文書を必ずお読みください。
> また、必要なときに読めるよう大切に保管してください。

解熱鎮痛薬

第2類医薬品

ネットレールA

ネットレールAの特徴

- 解熱鎮痛作用の高いアセトアミノフェンを主成分とし、頭痛・歯痛・生理痛などの痛みや発熱にすぐれた効果を発揮します。
- 解熱鎮痛作用を高めるアリルイソプロピルアセチル尿素と無水カフェインを配合しています。
- 小型で服用しやすい錠剤です。速く効き、効果が長く持続します。

使用上の注意

してはいけないこと

（守らないと現在の症状が悪化したり、事故が起こりやすくなります）

1. 次の人は服用しないこと

（1）本剤によるアレルギー症状を起こしたことがある人

（2）本剤または他の解熱鎮痛薬、かぜ薬を服用してぜんそくを起こしたことがある人

2. 本剤を服用している間は、次のいずれの医薬品も服用しないこと

他の解熱鎮痛薬、かぜ薬、鎮静薬、乗物酔い薬

3. 服用前後は飲酒しないこと

4. 服用後、乗物または機械類の運転操作をしないこと

5. 長期連用しないこと

Check Point 1

取り扱い分類

リスク区分の欄。第1類、第2類、第3類の3種にわけられる（→P142）。「第②類」「第[2]類」の表記は、第2類のなかでもとくに注意が必要な「指定第2類医薬品」をさす。

Check Point 2

禁《きん》忌《き》

この薬をぜったいに飲んではいけない人、ぜったいにしてはいけない飲みかたが明記されている。

口に入れる前に禁忌や副作用に目を通す

外箱を確認して購入したら、箱に同封された添付文書を読む。添付文書は、薬を正しく使うための取扱説明書。全部飲みきるまで大切に保管しておく。

とくにていねいに読んでおきたいのが右の4か所だ。ここを読めば、危険な副作用の多くを避けられる。

服用中に異変を感じたときも、「これは副作用かも」と気づきやすい。副作用の可能性が少しでもあれば、薬局や医療機関に、添付文書をもって相談に行こう。

Check Point 3

慎重投与

「できるだけ使わないほうがいいが、やむを得ない場合は、医師や薬剤師に相談してから慎重に使う」という意味。

Check Point 4

副作用

頻度の高い副作用と、頻度は低いが、命にかかわる重大な副作用。重大な副作用が起こったら、すぐに医療機関で治療を受ける。

相談すること

1. 次の人は服用前に医師、薬剤師または登録販売者に相談してください

(1) 医師または歯科医師の治療を受けている人
(2) 妊婦または妊娠していると思われる人
(3) 授乳中の人
(4) 高齢者
(5) 薬などによりアレルギー症状を起こしたことがある人
(6) 次の診断を受けた人
心臓病、腎臓病、肝臓病、
胃・十二指腸潰瘍

2. 次の場合は、直ちに服用を中止し、この添付文書を持って医師、歯科医師、または薬剤師に相談してください

関係部位	症状
皮膚	発疹・発赤、かゆみ
消化器	食欲不振、胃部不快感、悪心・嘔吐
精神神経系	めまい、眠気

まれに下記の重篤な症状があらわれることがあります。その場合は直ちに医師の診察を受けてください。

症状の名称	症状
ショック（アナフィラキシー）	服用後すぐにじんましん、浮腫、胸苦しさなどとともに、顔面が青白くなり、冷や汗、息苦しさなどがあらわれる
皮膚粘膜眼症候群（スティーブンス・ジョンソン症候群）中毒性表皮壊死症（ライエル症候群）	熱をともなって、発疹・発赤、火傷様の水ぶくれなどの激しい症状が、全身の皮膚、口や目の粘膜にあらわれる
肝機能障害	全身のだるさ、黄疸（皮膚や白目が黄色くなる）などがあらわれる

（裏面につづく）

使用期限内でも、見た目が変わっていたら捨てる

薬の成分は、光や熱、湿気によって変質しやすい。車のなかなどは、とくに変質しやすい場所だ。冷暗所など、決められた場所に保管しよう。

冷暗所で保管しないと変質する

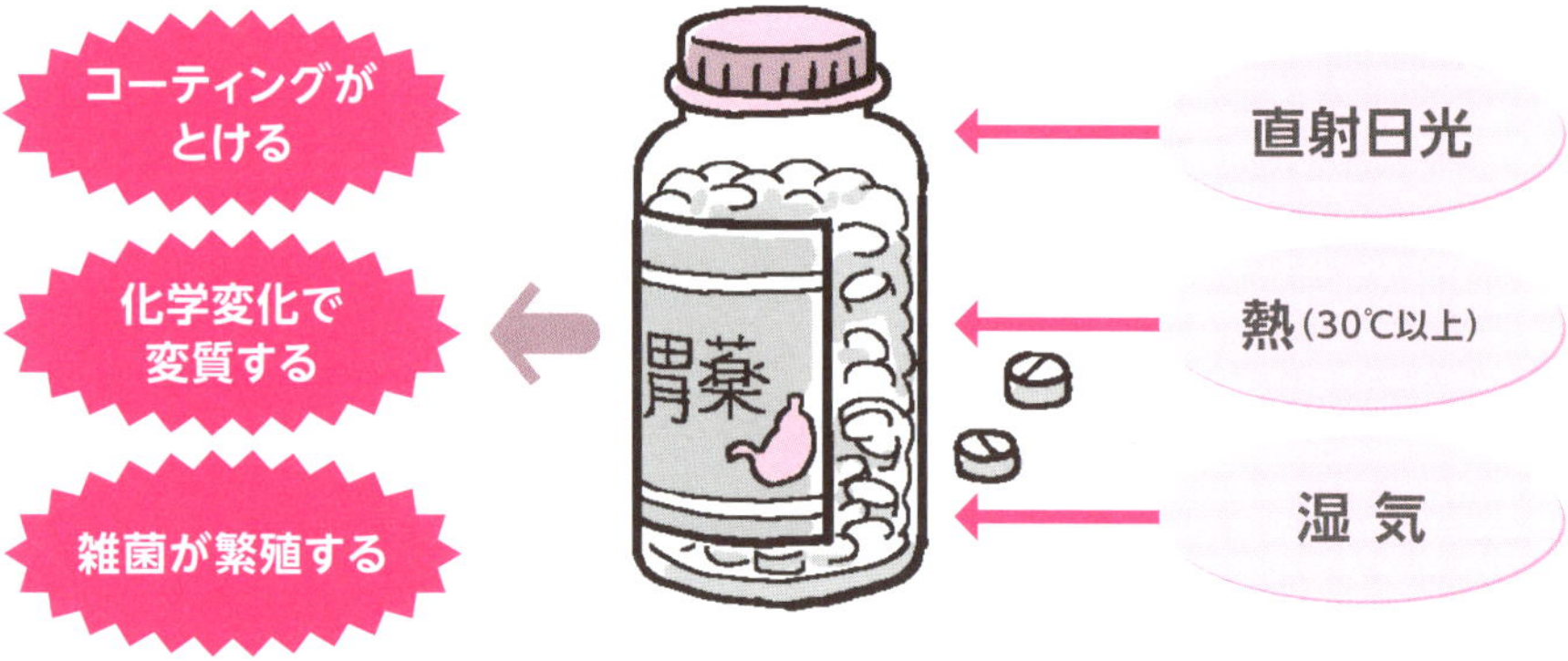

添付文書の期限を過ぎたら、すぐ捨てる

「薬は化学成分だから、食品とは違い、何年も使える」と思われがちだ。

しかし薬にも、安全に使える使用期限が定められている。外箱や添付文書に必ず表示されている。使用期限を過ぎたものは捨ててしまおう。

使用期限内であっても、保管状態によっては成分が変質する。見た目が変わっているときは使わない。

病院でもらった薬の場合は、使用期限が書かれていない。「3日分」などの処方日数が、使用期限と見なされるからだ。

飲み忘れなどで残った薬はすぐに捨て、後日使うことは避ける。家族の薬の残りを飲むのは、もってのほか。体に合わず、重大な副作用を起こしかねない。

飲む前、つける前に見た目をチェック

色や質感、ニオイなどが変化していたら、すぐに捨てる。口に入れない外用薬であっても、皮膚がかぶれるなど、危険な反応が起こりうる。

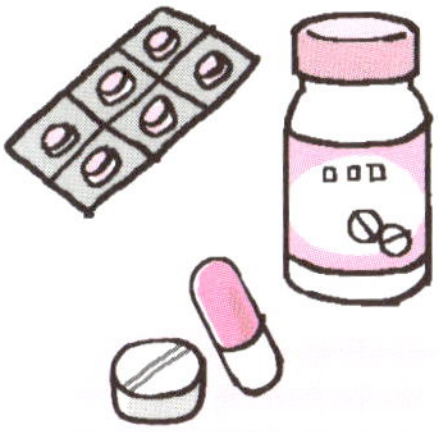

錠剤・カプセル剤

- 色が変わっている（真っ白だった薬が、黄ばんで見えるなど）
- 表面がざらざらしている
- 亀裂が入っている
- ニオイが変わっている　など

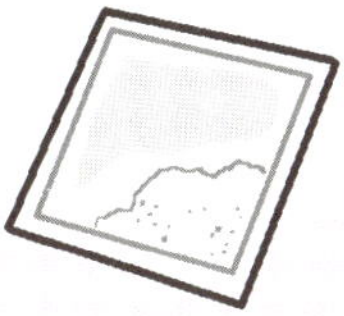

粉薬

- 色粉や粒どうしがくっついて、固まっている
- 色が変わっている
- ニオイが変わっている　など

湿布薬

- 表面がかわいていて、皮膚にくっつきにくい
- 接着面に油が浮かんでいる　など

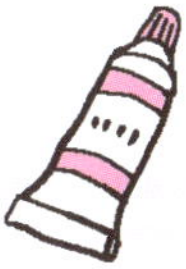

軟膏・クリーム

- 油が浮いている
- 色が変わっている
- ニオイが変わっている　など

液剤・シロップ剤

- 成分が沈殿していて、よく振ってもとけない　など

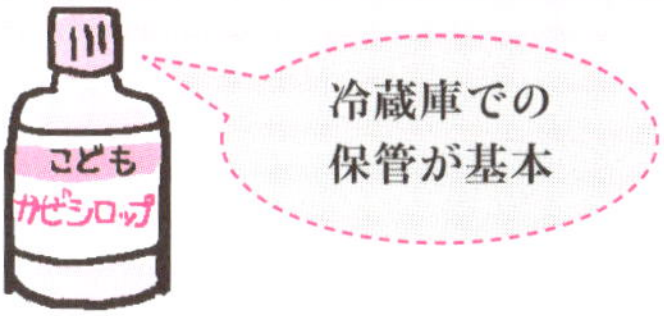

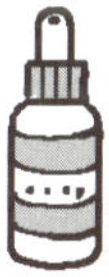

目薬

- 透明だった液体がにごっている　など

自分でできる
リスク管理

「副作用かな？」と思ったら、医師、薬剤師に相談を

代表的な一般用医薬品で、頻度の高い副作用をあげた。皮膚のかゆみや吐き気、便秘や下痢などは、多くの薬に共通する副作用。

代表的な市販薬でよくある副作用

解熱鎮痛薬

- じんましん
- 発疹
- 皮膚のかゆみ
- 吐き気
- 胃の痛み、不快感
- 食欲不振
- 便秘
- 腹痛、下痢
- めまい
- 耳鳴り
- 口内炎
- 眠気
- 出血
- 息苦しさ
- 過度の体温低下

など

かぜ薬

- 眠気
- 発疹
- じんましん
- 目のかすみ
- 皮膚のかゆみ
- 耳鳴り
- 吐き気
- 下痢
- 食欲不振
- 胃の痛み、不快感
- むくみ
- 口内炎
- 過度の体温低下
- めまい
- 動悸、息切れ

など

鼻炎薬・抗アレルギー薬

- 眠気
- 体のだるさ
- 胃の痛み、不快感
- 食欲不振
- 吐き気
- 腹痛
- 便秘
- 口のかわき
- 顔のほてり
- 排尿障害
- 集中力の低下
- 頭痛、神経過敏
- 皮膚のかゆみ
- めまい、ふらつき

など

胃腸薬

- 吐き気
- 下痢
- 便秘
- 腹《ふく》部《ぶ》膨《ぼう》満《まん》感《かん》
- 発疹、発赤
- 皮膚のかゆみ
- 排尿障害
- めまい
- 頭痛
- 口のかわき
- 体のだるさ
- 目のかすみ
- 動悸
- 頻脈

など

慢性疾患の処方薬でよくある副作用

病院で処方される慢性疾患の薬で、とくに多い副作用。毎日飲むものだから、気になる症状にはきちんと対処したい。

糖尿病の薬

- めまい、ふらつき
- 便秘
- 頭痛
- 貧血
- 発疹
- 性器・尿路感染症
- 腹部膨満感
- 下痢、軟便
- 動悸
- 皮膚のかゆみ

など

高血圧の薬

- ほてり、顔の赤らみ
- めまい
- 発疹
- 動悸
- 吐き気
- 勃起不全
- 頭痛、頭重
- 低血圧
- 体のだるさ
- せき

など

抗血栓薬

- 吐き気
- 下痢
- 皮下出血
- 口腔内出血
- めまい
- 消化不良
- 目の充血
- 鼻血
- 発疹
- 頭痛

など

脂質異常症の薬

- 皮膚のかゆみ
- 発疹
- 吐き気
- 胃の不快感
- 筋肉痛
- 下痢
- 腹痛
- 食欲不振
- 便秘
- 体のだるさ

など

「たかが便秘」などとひとりで片づけない

薬の副作用の大半は、便秘や下痢、眠気などの軽いものである。がまんしようと思えばできるし、副作用かどうか判然としないことも多い。

だからといって、副作用を放っておいてはいけない。疑わしい症状があれば、医師や薬剤師に必ず相談しよう。

黙っていると「あなたに合う薬」と思われる

副作用をがまんしていると、その薬が合っていると、医師に判断される。長く飲み続ける薬の場合は、ずっと同じ薬を出されることになりかねない。

毎日を快適に過ごすために、遠慮なく伝えることが大切だ。

市販のかぜ薬でも命にかかわる**副作用**が起こりうる

高熱とともにやけどのような湿疹が出る

薬の添付文書を読む習慣がつくと、多くの薬に共通する副作用に気づく。「スティーブンス・ジョンソン症候群」と、「ライエル症候群」である。

解熱鎮痛薬をはじめ、多くの薬で報告されている、重篤な薬疹の一種だ。高熱とともに、全身の皮膚がやけどのようにただれる。失明したり、命を落としたりすることもある。

薬を飲んで1か月後に起こることもある

この副作用は、薬を飲んですぐに起こるとは限らない。多くは２週間以内に発症するが、薬を１か月以上続けて飲んだ後にも、起こることがある。

頻度としては非常に低く、１００万人に数人といわれる。

このような副作用があるからといって、薬を過度におそれることはないが、その重大さと対処のしかたは知っておく必要がある。左ページのような症状が出たら、すぐに救急車をよぼう。

湿疹が出たことがある人は別の薬を選ぶ

薬を飲んで、湿疹や息苦しさなどの症状が出たことがある人は、とくに注意が必要だ。同じ薬を、自己判断で飲んではいけない。

以前飲んだものとまったく違う薬であっても、副作用が再び起こることがある。薬が必要なときは、医療機関や薬局で相談し、医師、薬剤師に選んでもらうようにしよう。

こんな症状が出たら大至急、病院へ

ライエル症候群

「中毒性表皮壊死症《ちゅうどくせいひょうひえししょう》」「中毒性表皮壊死融解症《ちゅうどくせいひょうひえしゆうかいしょう》」ともいわれる、重症のやけどに似た副作用。発熱などの症状に続き、全身の皮膚が真っ赤になり、水ぶくれがめくれたようになる。

スティーブンス・ジョンソン症候群

別名「皮膚粘膜眼症候群《ひふねんまくがんしょうこうぐん》」。発熱や食欲不振、全身のだるさが発症のサイン。熱が上がり、全身の皮疹だけでなく、唇、口のなか、陰部、目などの粘膜にも、ブツブツが大量にできる。

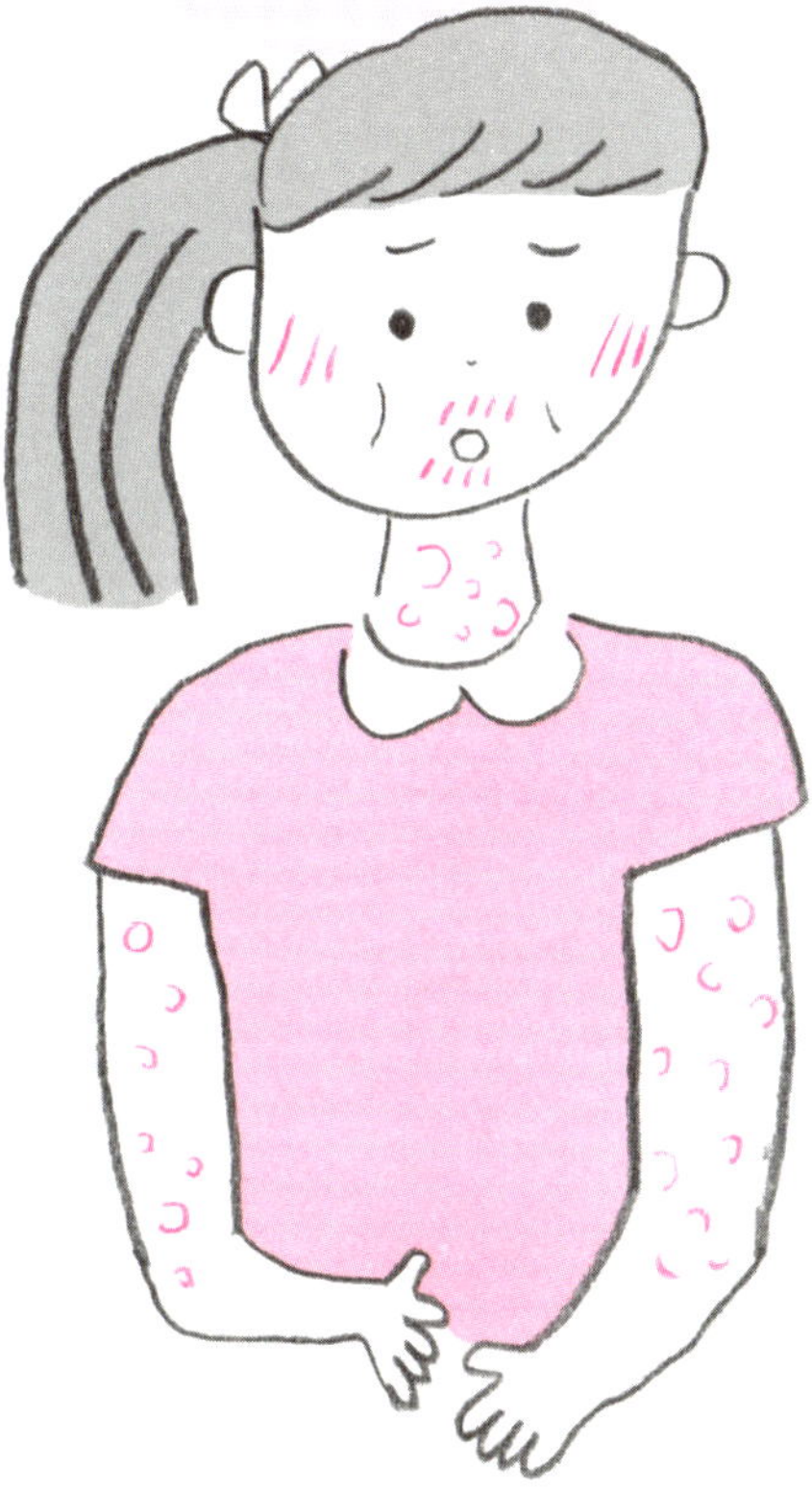

原因となりやすい薬

抗生物質	解熱鎮痛薬
抗不安薬	痛風の薬
睡眠薬	てんかんの薬
胃潰瘍《いかいよう》の薬	精神疾患の薬

添付文書の使いかた、注意を守って使用していても、万が一重篤な副作用が起こってしまった場合には、「医薬品副作用被害救済制度」によって、医療費等の救済給付金を受けられる。

医薬品副作用被害救済制度の連絡先

独立行政法人
医薬品医療機器総合機構（PMDA）
救済制度相談窓口

TEL：0120-149-931
（月～金曜9:00～17:00。祝日・年末年始を除く）
URL：http://www.pmda.go.jp/kenkouhigai_camp/

抗生物質で発疹が出たら、薬剤アレルギーかもしれない

アナフィラキシーの原因別死亡者数

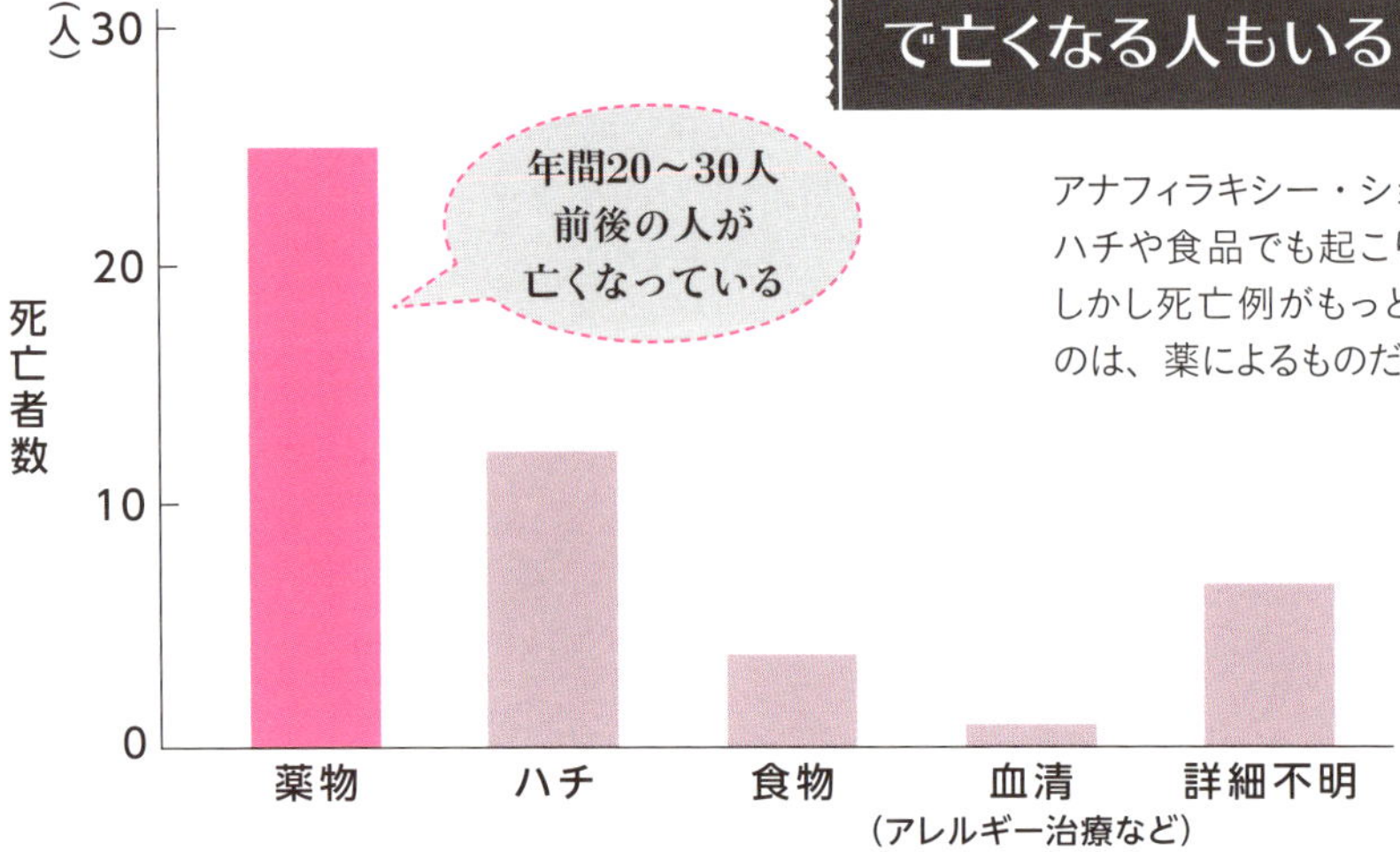

薬剤アレルギーが原因で亡くなる人もいる

アナフィラキシー・ショックは、ハチや食品でも起こりうる。しかし死亡例がもっとも多いのは、薬によるものだ。

どんな薬でもアレルギーは起こりうる

スティーブンス・ジョンソン症候群、ライエル症候群（→P178）のほかに、知っておきたい重大な副作用が、もうひとつある。「アナフィラキシー・ショック」という、薬物アレルギーだ。

市販の薬でも起こりうる、命にかかわる副作用で、年間20～30人が命を落としている。

症状が出たら一刻も早く血圧を上げる

代表的な症状は、全身のかゆみ、じんましんなどの皮膚症状に加え、頻脈、息苦しさ、血管の腫《は》れ、血圧低下によるめまいなど、多岐にわたる。薬を服用して30分以内に起こるのが特徴だ。

出典：『わたしは消費者』No.130，東京都消費生活総合センター

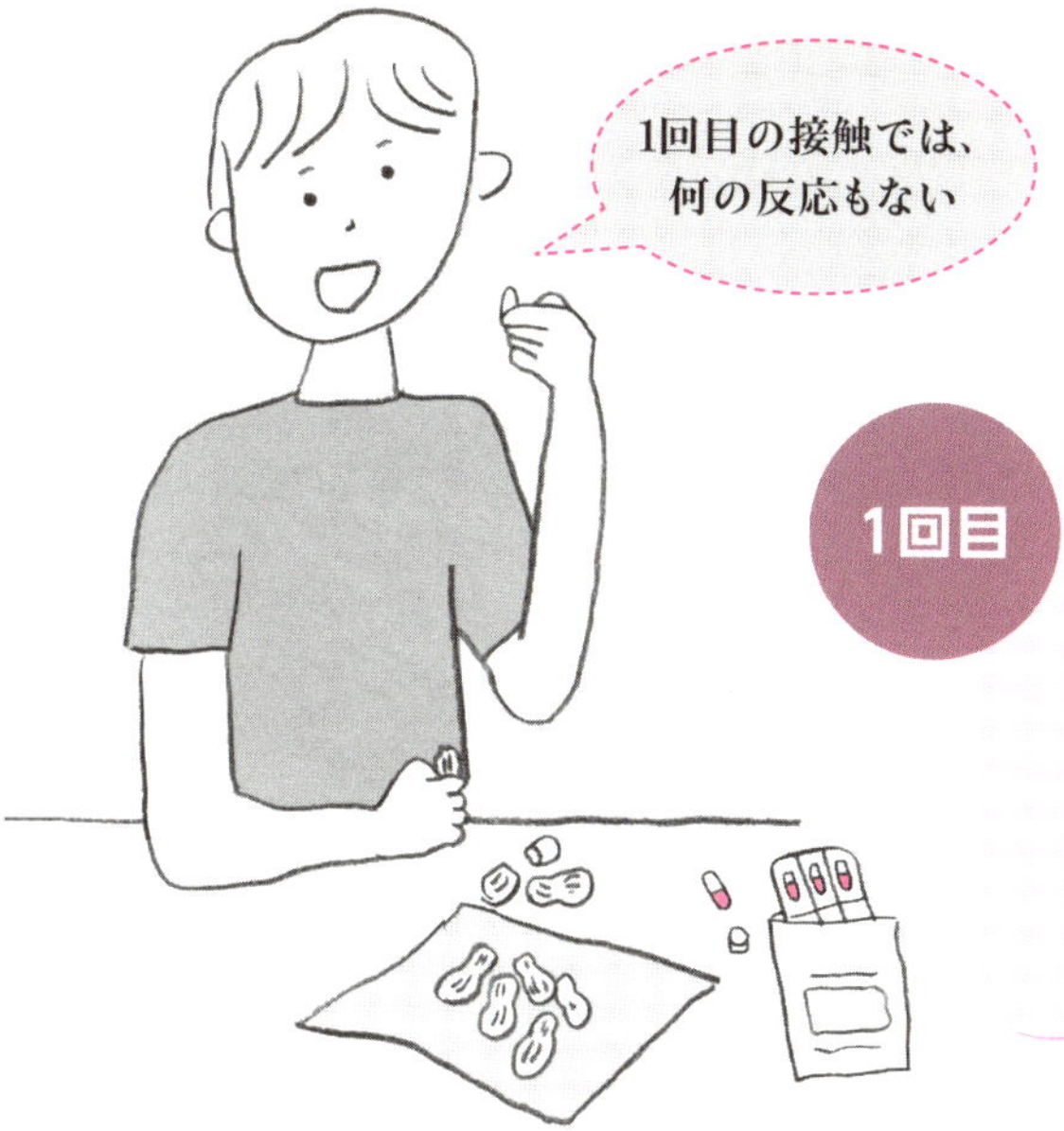
1回目の接触では、
何の反応もない

アレルギー反応は予測ができない

1回目 **アレルゲンと接触**

- 薬（とくにペニシリン系抗生物質）
- 食べもの（ピーナッツなど）
- ハチ（スズメバチ、ミツバチ、ジカバチ）
- アレルギー治療用の注射

2回目 **アレルギー反応**

- 皮膚のかゆみ、赤み
- のどのかゆみ
- じんましん
- 息苦しい
- 吐き気
- 下痢
- 腹痛

1度目の接触時にアレルギーの下地ができ、2度目の接触時に、急に発症する。1度目は何も感じないので、予測することができない。

もしもこのような症状があらわれたら、すぐに救急車をよぶ。一刻も早く昇圧剤を使い、血圧を上げる必要がある。

とくに解熱鎮痛薬や、ペニシリン系抗生物質、セフェム系抗生物質で起こることが多い。このほかに抗がん剤や、高血圧の薬、糖尿病の薬、検査のための造影剤なども原因となる。

薬を正しく使わないと自己責任になりかねない

薬物アレルギーと思しき症状を、一度でも経験した人は、同様の薬を飲まないようにする。医師、薬剤師にそのときの薬剤名、症状を正確に伝え、別の薬を処方してもらおう。

また、家族にアレルギーがある場合は、危険性が高まると考えられる。診察時に、医師に伝えるようにする。

自分でできる
リスク管理

「おくすり手帳」と かかりつけ薬剤師で、自分の安全を守る

薬剤師だけでなく患者も情報を書き込む

薬の危険から身を守るための、最大の武器は「おくすり手帳」である。

しかし手帳を十分に活用できている人は少ない。「薬剤師が、処方内容を貼りつけるもの」という程度にしか、認識していない人もいる。

おくすり手帳は、薬剤師と患者の双方が、記録やコミュニケーションのために使うもの。服薬中の不快な症状や、普段飲んでいるサプリメントなど、関係しそうなことはすべて書いておこう。

スマートフォン版のおくすり手帳も登場

現在は、すべての患者が手帳をもっていることが前提とされている。しかし「面倒だから持ち歩かない」という人もいる。そのような人は、スマートフォン版のおくすり手帳を活用しよう。

アプリとしてダウンロードすれば、すぐに使い始めることができる。

いつもの薬局の薬剤師となかよくなろう

よく行く薬局の薬剤師と、積極的にコミュニケーションをとり、かかりつけの薬剤師をもつことも大切だ。

薬に関する不安は、どんなささいなことでも相談してみよう。薬剤師は、あなたが質問してくれるのを待っている。

普段のライフスタイルなど、一見関係なさそうな話も、重要な情報となる。

どのタイミングで飲むと、飲み忘れが防げるかなど、役に立つアドバイスが得られるはずだ。

軽い副作用や、飲みごこちも書いておく

おくすり手帳は、薬剤師との大切なコミュニケーション手段。気になったことは何でも書き留めておき、次の訪問時に見てもらおう。

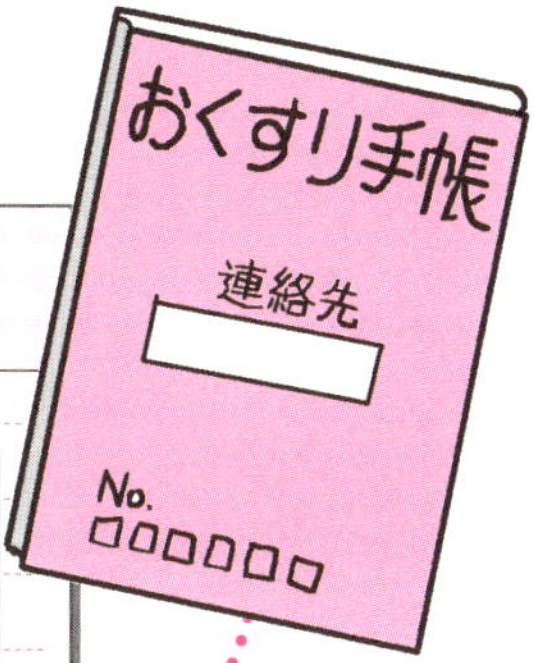

年月日	処　方

処方日：2017/10/30
調剤日：2017/10/30
氏　名：○○○○
病院名：××病院
診療科：内科
01 PL配合顆粒
　1日4回　朝・昼・夕食後、
　就寝前に服用　3日分
02 ロキソニン錠　60mg　6錠
　38℃以上の高熱でつらいときに服用
　3日分
薬　局：△△薬局　　薬剤師：▲▲▲▲

・サプリメントを服用中（2015年～、毎日）
　マルチビタミン、カルシウム、コエンザイムQ10
・疲れたときに、栄養ドリンクを飲むことがある
　（アリナミンV、チョコラBBローヤル2など）

・いつも飲んでいる血圧の薬が、
　大きくて少し飲みにくい
・前より便秘がちな気がする
　（薬のせいかどうかはわかりません）

Point 1
よく飲むサプリ類も記入

いつも飲んでいるサプリメント、栄養ドリンクなどをすべて書いておくと、飲み合わせの危険を避けられる。

Point 2
服用中に感じたことを記入

副作用はもちろんのこと、飲み込みにくさ、味の苦さなど、服用中に気になったことはすべて書く。

症状・体質にあった薬を選ぶ

セルフメディケーションガイド

薬局で薬を買うときは成分をチェックして、自分の症状、体質にあったものを選ぼう。

解熱鎮痛薬

仕事中に飲むなら、眠くなりにくい成分を選ぶ

発熱や頭痛、生理痛などを抑える解熱鎮痛薬は、使いすぎに注意する。「薬物乱用頭痛」といって、慢性頭痛が悪化するおそれがある。かぜの場合も、使いすぎは逆効果。38～39℃以上のつらいときに限って使う。昼間、仕事中などに服用するなら、「アリルイソプロピルアセチル尿素」など、眠くなる成分が入っていないものを選ぼう。

胃腸が弱い人は

イブプロフェン含有《がんゆう》薬

解熱鎮痛薬に多い副作用は、胃の痛み。胃腸が弱い人は、イブプロフェンが主成分の薬を選ぶ。

【眠気成分あり】
イブA錠、ナロンA　など

【眠気成分なし】
リングルアイビー、イブ　など

強い頭痛・生理痛には

ロキソプロフェンナトリウム水和物《すいわぶつ》／アスピリン含有薬

鎮痛作用がとくに強いのは、スイッチOTC薬の「ロキソニンS」。アスピリンが主成分の薬は、解熱作用も強い。

【眠気成分あり】
バファリンプレミアム　など

【眠気成分なし】
ロキソニンS、バイエルアスピリン　など

15歳未満の子どもには

アセトアミノフェン含有薬

危険な副作用を防ぐため、アスピリンやイブプロフェン、ロキソプロフェンナトリウム水和物、エテンザミドは使用禁止。

【眠気成分あり】
小中学生用ノーシンピュア　など

【眠気成分なし】
小児用バファリンCII　など

ぜんそくの人は

イソプロピルアンチピリン含有薬

ぜんそくの経験がある人は、「アスピリンぜんそく」を防ぐため、アスピリン、イブプロフェンなどを避ける。

【眠気成分あり】
セデス・ハイ、セミドン顆粒《かりゅう》　など

【眠気成分なし】
サリドンA、サリドンWi　など

Point

- 使いすぎると、薬物乱用頭痛が起きることも
- いままでにないはげしい頭痛なら、すぐに病院に行こう

かぜ薬（総合感冒薬）

毎回同じかぜ薬では、効かない

総合感冒薬《そうごうかんぼうやく》には、熱を下げる成分、のどの炎症を抑える成分、鼻水を止める成分など、かぜ症状をしずめるさまざまな成分が入っている。しかし体に不要な成分は、極力控えたほうがいいので、特定の症状に効く薬を選ぶようにする。

また、かぜの症状はすべて、正常な免疫反応だ。薬で抑えなくてもいずれは治る。あたたかくして休養することのほうが、服薬よりずっと大切だ。

のどが痛いときは

抗炎症成分含有トローチ

のどの症状が中心なら、「dl-メチルエフェドリン塩酸塩《えんさんえん》」「ノスカピン塩酸塩」など、抗炎症成分を含むトローチ剤が有効。ほかの症状もつらいときは、抗炎症成分を含むかぜ薬を選ぶ。

【のどの症状が中心】
新コルゲンコーワトローチ　など

【ほかの症状もある】
コルゲンコーワIB錠TX　など

かぜのひき始めの寒気には

葛根湯《かっこんとう》、桂枝湯《けいしとう》含有薬

ひき始めには、体を温める葛根湯が効く。体力がない人には、「桂枝湯」「香蘇散《こうそさん》」がおすすめ。ひき始めに一気に熱が上がった場合は、解熱鎮痛薬入りのタイプを選ぶ。

【熱があまりない】
カコナール2 V顆粒　など

【熱が高い】
プレコールエース顆粒　など

せきがひどいときは

鎮咳去痰《ちんがいきょたん》成分含有薬

気管支を広げるなどしてせきをしずめる成分に加え、「ブロムヘキシン塩酸塩」などの去痰成分を含むせき止めを使う。ほかの症状もつらいときは、抗炎症成分なども入ったかぜ薬にする。

【せきが中心】
コンタックせき止めST　など

【ほかの症状もある】
アネトンせき止めZ錠　など

鼻水が止まらないときは

抗ヒスタミン成分含有薬

鼻の症状が主体なら、「クロルフェニラミンマレイン酸塩《さんえん》」などの抗ヒスタミン成分を含む鼻炎薬だけで十分。鼻水が緑がかった黄色で、ネバネバしている場合は、医療機関で受診する。

【鼻の症状が中心】
パブロン鼻炎カプセルZ　など

【ほかの症状もある】
リリース総合感冒薬　など

Point

- 38〜39℃以上の熱があれば、医療機関で診てもらう
- かぜは薬なしでも治る。温かくしてゆっくり休もう

鼻炎薬

花粉シーズンの2週間前から使う

花粉症などのアレルギー性鼻炎に効く薬。主成分は抗ヒスタミン成分で、眠気が出やすいが速効性が高い「第一世代」の成分と、眠気が出にくい「第二世代」がある。第二世代の成分は、花粉シーズンが始まる前から飲まなくてはいけないが、副作用が少なく快適だ。

最近は、鼻に塗って花粉の付着を防ぐグッズや、花粉が服につくのを防ぐスプレーもある。花粉の飛散量、重症度にあわせて使うと、毎日薬を使わずにすむことも多い。

＼ 鼻づまりがつらい人は ／

抗ヒスタミン成分含有スプレー

鼻づまりがひどい人には、スプレータイプが効く。ただし、口で呼吸しなくてはいけないほど重症なら、耳鼻科へ。血管収縮成分は、一時的な効果は高いが、長期の使用は避ける。

【 血管収縮成分を含む 】
タイヨー鼻炎スプレーアルファ　など

【 血管収縮成分を含まない 】
ザジテンAL鼻炎スプレーα　など

＼ 眠気を避けるには ／

第二世代抗ヒスタミン成分含有《がんゆう》薬

第二世代の成分は、「メキタジン」「エピナスチン塩酸塩《えんさんえん》」「フェキソフェナジン塩酸塩」など。鼻づまりに効く血管収縮成分入りの薬は、使いすぎると、鼻炎症状を悪化させることがある。

【 血管収縮成分を含む 】
ロートアルガード鼻炎内服薬ZⅡ　など

【 血管収縮成分を含まない 】
アレグラFX、アレジオン20　など

＼ 子どものアレルギーには ／

第一世代抗ヒスタミン成分含有薬

第二世代の薬は服用できない。7歳未満の場合は、スプレータイプの薬もNG。血管収縮成分を含むものは、汗をかく、脈が遅くなるなどの副作用が出ることがあるので、避けたほうが安心だ。

【 血管収縮成分を含む 】
キッズバファリン鼻炎シロップS　など

【 血管収縮成分を含まない 】
ビエンダブル（7歳以上）　など

＼ 速効性を求める人は ／

第一世代抗ヒスタミン成分含有薬

第一世代の成分は「ジフェニルピラリン塩酸塩」「クレマスチンフマル酸塩《さんえん》」「カルビノキサミンマレイン酸塩」「d-クロルフェニラミンマレイン酸塩」など。鼻づまりを治す効果は弱い。

【 血管収縮成分を含む 】
エスタック鼻炎カプセル12　など

【 血管収縮成分を含まない 】
アレルギール錠　など

Point

- 第二世代の薬なら、眠くなりにくい。ただし子どもは不可
- 鼻に塗るグッズで、花粉自体をブロックするのも効果的

整腸薬・下痢止め

発熱をともなう下痢は、早めに医療機関へ

下痢のタイプとしてとくに多いのが、「運動亢進性下痢」だ。腸が活発に動きすぎて、下腹部に痛みが生じる。仕事上のストレスや、暴飲暴食、冷えなどが原因である。

症状がひどいときは、無理に食べなくてもいい。スポーツ飲料だけでも飲むようにして、脱水症状と電解質異常を防ぐ。便が黒っぽかったり、血が混ざっている場合は、医療機関で診てもらおう。発熱をともなう場合も、市販の薬で対処せず、医療機関に行く。

おなかがゆるくなる成分をとりすぎたら

整腸生菌成分含有薬

下剤や、おなかがゆるくなる甘味料、サプリメント、ダイエット食品などが原因の場合は、腸内環境を改善する薬が効く。ビフィズス菌などの乳酸菌類《にゅうさんきん》のほか、納豆菌、宮入菌《みやいりきん》も効果的。

【消化酵素を含む】
太田胃散整腸薬　など

【消化酵素を含まない】
わかもと整腸薬　など

ストレス性の下痢には

腸管運動抑制成分含有薬

腸の過剰なはたらきを抑える、腸管運動抑制薬が最適。「ロペラミド塩酸塩」か「ロートエキス」が主成分の薬を選ぶ。牛乳アレルギーの人は、整腸成分としてタンニン酸アルブミンを含む薬は避ける。

【アレルギーのない人】
カコナール2 V顆粒　など

【牛乳アレルギーの人】
ロペラマックサット　など

子どもの下痢には

整腸生菌成分含有薬

作用がマイルドで副作用が少ない、整腸生菌含有薬が最適。食あたりの場合は、殺菌成分も含むものを選ぶ。

腸管運動抑制成分や、収れん保護成分「次硝酸《じしょうさん》ビスマス」などはNG。

【殺菌成分を含む】
大正下痢止め〈小児用〉　など

【殺菌成分を含まない】
新ビオフェルミンS細粒　など

食あたりによる下痢には

殺菌成分含有薬

殺菌成分として、「ベルベリン塩化物水和物《すいわぶつ》」「アクリノール水和物」「タンニン酸ベルベリン」のいずれかを含む薬を選ぶ。腸管運動抑制薬で症状を無理に止めると、菌が体に残るので注意。

【アレルギーのない人】
ベルランゼットS　など

【牛乳アレルギーの人】
新ワカ末プラスA錠　など

Point

- ストレス、食事、薬剤性など、原因はいろいろ
- 服薬後3日ほどたっても治らない、熱があるときは医療機関へ

便秘薬

運動不足が原因なら、食物繊維が効く

便秘薬は、使い続けると効果が弱まったり、薬なしでは出なくなることが多い。以下の薬はくせになりにくいタイプだが、それでも安易に使い続けるのは避けたい。

便秘の多くは弛緩性便秘といって、筋力不足、運動不足、極端なダイエットなどで起こるもの。1日3回の食事を規則正しくとり、運動で筋力をつけることで改善できる。

水分や食物繊維の摂取も大切だ。薬を飲むときも、水を多めに飲むようにしよう。

便秘と下痢をくり返す人は

酸化マグネシウム含有薬

腸を刺激する薬は、症状を悪化させることもあるので、使ってはいけない。水分で便をやわらかくし、かさを増やす「酸化マグネシウム」「硫酸《りゅうさん》マグネシウム」が入った薬を選ぶ。

【ゆっくり効く】
3Aマグネシア　など

【早く効く】
スラーリア便秘薬　など

運動不足の人、ダイエット中は

プランタゴ・オバタ種皮含有《しゅひがんゆう》薬

おすすめは、食物繊維系の薬。水分を吸収して便をやわらかくし、かさを増やす。腸管の動きを活発にする作用もある。作用はおだやかで、飲み始めて2、3日後に効果が最大になる。

【ゆっくり効く】
スルーラックデトファイバー　など

【早く効く】
新ウィズワン　など

トイレをがまんしがちな人は

ピコスルファートナトリウム水和物含有薬

直腸の機能が低下し、便意を感じにくくなっている。寝たきりの高齢者にも多いタイプ。薬の使いすぎも一因なので、食生活の改善やマッサージなどで、薬に頼らずにすむようにする。

【ゆっくり効く】
ビオフェルミン便秘薬　など

【早く効く】
コーラックⅡ、センナ錠　など

妊娠中の便秘には

酸化マグネシウム含有薬

腸管内の浸透圧を高める「酸化マグネシウム」「硫酸マグネシウム」が最適。体内の水分が腸管内に移動し、便をやわらかくする。ただし妊娠4～15週は、どのタイプの便秘薬も原則使わない。

【ゆっくり効く】
3Aマグネシア　など

【早く効く】
スラーリア便秘薬　など

Point

- 長く使い続けると、効果が弱まる薬が多い
- 食事を規則正しくとり、運動して筋肉をつける

睡眠薬

5〜6日飲んでもダメなら、医療機関へ

寝つきがよくない、途中で目が覚める、眠りが浅い、早朝に目覚める……。これらの症状が1か月以上続く人は、不眠症だ。市販の睡眠薬は、興奮した脳を落ち着かせ、ゆるやかな眠りに誘うタイプ。不眠症の人は、医療機関できちんと治療を受けたほうがいい。

軽い不眠の場合は、朝起きてすぐに光をたっぷり浴びるだけでも、睡眠にかかわる脳神経系が正常化しやすい。日中に体を動かす、昼寝をやめるなどの生活改善も効果的だ。

耳鳴りで眠れない人は

パパベリン含有薬

耳鳴りが原因で寝つきが悪い場合は、耳鳴りの薬で、催眠成分が入っているものを使う方法もある。睡眠薬と同様、長期の使用は禁止。

5〜6日使っても症状が改善しなければ、耳鼻科で検査を受けるようにする。

ナリピタン

寝つきが悪い人は

ジフェンヒドラミン系薬

鼻炎薬などに用いられる、第一世代の抗ヒスタミン成分。副作用としての眠気が、睡眠薬として効果を発揮する。

アルコールとの飲み合わせや、1週間以上の連用は危険。

アンミナイト、ドリーミオ、
グ・スリーP、ドリエル、
プロリズム、ナイフル　など

子どもの夜泣きには

生薬、漢方薬

乳幼児に多い夜泣き、かんの虫に効く薬。興奮や不安で、どうしても寝つけないときに限って使う。下痢しやすい成分もあるので、おなかの調子が悪いときは避ける。

宇津救命丸GOLD、
宇津救命丸「糖衣」、
ショーケン分包「小児用」　など

ストレスでイラつくときは

生薬、漢方薬

高ぶった神経をしずめるタイプ。寝つきをよくし、眠りを深くする作用がある。胃腸の弱い人には向かないものもあるので注意。依存性はないが、1週間以上使い続けないようにする。

イララック、ホスロールS、
ノイ・ホスロール、
ストレージタイプZM　など

Point

- 病院の薬とは異なる成分。慢性の不眠には効かない
- 口がかわく、尿がすっきり出ないなどの副作用が出ることも

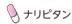

水虫の薬

治ったように見えても、さらに2週間使う

水虫には、小さなプツプツができる「小水疱型《しょうすいほうがた》」、かかとなどが白く硬くなる「角化型」、爪が白くなる「爪白癬《つめはくせん》」など、いくつかのタイプがある。タイプに合ったものを選ぶことが大切だ。また、患部がきれいになっても、内部に菌が残っているので、2週間は使い続けよう。爪白癬の場合は、1か月程度は使う。最近は、効果の高いスイッチOTC薬が増えている。ただし2週間使っても効果がなければ、皮膚科に行こう。

爪にプツプツができていたら

抗白癬菌薬〈スイッチOTC薬〉

爪白癬は治りにくく、内部に菌が残りやすい。皮膚科で治療を受けるか、とくに治療効果の高い成分が使われているスイッチOTC薬を選ぶ。クリームや軟膏などよりも液剤のほうが浸透しやすい。

【かゆみが強い】
ラミシールプラス液　など

【かゆみが弱い】
ラミシールAT液　など

小さなプツプツが広がっていたら

抗白癬菌薬〈クリームタイプ〉

患部がジクジクしていなければ、クリーム剤や軟膏《なんこう》を選ぶ。かゆみが強い場合は、「リドカイン」「ℓ-メントール」「クロタミトン」「ジフェンヒドラミン塩酸塩《えんさんえん》」などのかゆみ止め成分を含むものがいい。

【かゆみが強い】
ブテナロックVαクリーム　など

【かゆみが弱い】
ピロエースZ軟膏　など

患部がジクジクしていたら

抗白癬菌薬〈パウダータイプ〉

ジクジクした水疱は、梅雨前後のジメジメした時期にできやすい。パウダータイプか、ゲルタイプの薬が有効だ。

かゆみが強ければ、かゆみ止め成分を含むものを選ぶ。

【かゆみが強い】
ダマリングランデパウダースプレー　など

【かゆみが弱い】
ブテナロックLスプレー　など

皮膚が硬くなっていたら

角質軟化成分含有《がんゆう》薬

かかとや指のあいだが、うろこのように硬く白くなる場合は、角質軟化成分を含む軟膏かクリームを使う。かゆみは弱いことが多いが、必要に応じて、かゆみ止め成分入りを選ぶ。

【かゆみが強い】
メンソレータムエクシブWディープ10クリーム　など

【かゆみが弱い】
ヒロバールS　など

Point

- 作用が強力な、スイッチOTC薬がおすすめ
- 2週間たっても変化がなければ、皮膚科に行く

痔の薬

便秘が原因なら、内服薬も役立つ

症状の強さや痔のタイプに合わせて、成分や剤形を選ぶ。強い腫《は》れや痛みには、副腎皮《ふくじんひ》質《しつ》ステロイド入りの薬を使う。ただし長期間の使用は避け、1週間ほどたったら、ステロイドを含まない薬に切り替える。肛門の外側のいぼ痔（外痔核《がいじかく》）には軟膏が、内側のいぼ痔（内痔核《ないじかく》）や切れ痔（裂肛《れっこう》）には、坐薬や注入軟膏がよく効く。生活改善も大切だ。水分を積極的にとり、香辛料やアルコール、タバコなどの刺激物は控えよう。

排便時にはげしく痛むときは

切れ痔に効く軟膏、内服薬

切れ痔の原因は、便秘や、便の硬さ。出血はわずかだが、排便時にはげしく痛むのが特徴だ。炎症を抑える坐薬や軟膏に加え、漢方薬や生薬の内服薬で、便を出しやすくするといい。

【注入軟膏】
ボラギノールA注入軟膏　など
【内服薬】
乙字湯《おつじとう》エキス錠クラシエ　など

出血をともなうときは

坐剤

出血はあるが、痛みは軽い場合、内痔核の可能性が高い。坐薬か注入軟膏が最適。最初はステロイド入りの薬を使い、炎症が治まってきたら、ステロイドを含まない薬に切り替える。

【ステロイドを含む】
メンソレータムリシーナ坐剤A　など
【ステロイドを含まない】
ボラギノールM坐剤　など

膿や熱っぽさがあるときは

肛門科などで手術

いぼがひどく腫れて熱っぽい場合は、化膿しているおそれがある。ステロイドの使用は厳禁だ。市販の薬では治せないため、早めに肛門科へ。

悪化していれば、手術などの治療が必要となる。

市販の薬はNG

日常的に痛むときは

いぼ痔に効く軟膏

はげしい痛みは、外痔核の症状。排便時だけでなく、日常生活で体に力を入れたときにも、強く痛む。痛みががまんできないときは、「リドカイン」などの局所麻酔成分を含む軟膏を使う。

【ステロイドを含む】
ドルマインH軟膏　など
【ステロイドを含まない】
レーバンG軟膏　など

Point

- 中のいぼ痔、外のいぼ痔、切れ痔のどれかをはっきりさせる
- アルコールや辛い食べもの、タバコは控える

痛み止め〈外用〉

ケガには冷却成分、腰痛には血行促進成分が効く

急性の痛みか、慢性の痛みかで、対処は大きく異なる。急性の痛みには、消炎鎮痛作用が強い薬を使う。ねんざや打撲、腱鞘炎《けんしょうえん》、テニス肘などは、冷却成分入りの薬で、患部を冷やす。肩こりや腰痛などの慢性痛は、温湿布などで温め、血行をよくしよう。

市販の薬を使うのは、5 ～6日間まで。その間に症状が改善しなければ、関節リウマチなどの病気、関節や筋肉の損傷の可能性があるので、医療機関で検査を受けよう。

＼ ねんざや打撲には ／

冷感成分含有《がんゆう》薬

消炎鎮痛成分と、冷却成分が入ったスプレーやゲル、湿布が効果的。温めると痛みが増すので、入浴などは避ける。ただし重症のねんざや骨折が疑われるときは、すぐ医療機関で受診する。

【ゲル】
アンメルシン1%ゲル　など

【貼付薬】
フェイタスZαジクサス　など

＼ 関節の急な痛みには ／

消炎鎮痛薬〈スイッチOTC薬〉

「ジクロフェナク」「インドメタシン」「ロキソプロフェンナトリウム水和物《すいわぶつ》」などは、医療用として使われていた成分で、消炎鎮痛作用が強い。ただし、はげしい痛みや発熱があれば医療機関へ。

【ゲル】
ロキソニンSゲル　など

【貼付薬】
ロキソニンSテープ　など

＼ 子どものねんざ、打撲には ／

サリチル酸系薬

消炎鎮痛成分は子どもには使えないものが多い。効果がマイルドで、副作用が比較的出にくい「サリチル酸メチル」「サリチル酸グリコール」などが主成分のものを選び、保護者の監督下で使う。

【ゲル】
アイスラブゲル　など

【貼付薬】
パテックスうすぴたシップ　など

＼ 肩こり・腰痛には ／

血行促進成分含有薬

消炎鎮痛成分に加え、血行をよくする成分が入った温湿布を使う。ジクロフェナク、ピロキシカムなどのスイッチOTC薬が入ったものは、連用禁止。5～6日間を限度として使おう。

【長期使用不可】
パスタイムFX7-L温感　など

【長期使用可】
腰痛パテックス　など

Point

- いままでにない激痛、発熱をともなう痛みのときは、医療機関へ
- 「第1類」「指定第2類」の薬はとくに、1週間以上使わない

目薬

充血をとる成分で、ドライアイが悪化することがある

パソコンやスマートフォンなどが原因で、目のピント調節機能が酷使され、疲れ目やかすみ目、ドライアイに悩む人が多い。有効なのはピント調節機能改善成分、ビタミンやアミノ酸などの成分。症状が軽度なら、涙に近い「人工涙液《るいえき》」だけでも効果的だ。

一方、「テトラヒドロゾリン塩酸塩《えんさんえん》」「ナファゾリン塩酸塩」などの充血除去成分には要注意。使い続けると、目がさらにかわきやすく、充血しやすくなる。

花粉症でつらいときは

抗ヒスタミン成分含有薬

アレルギーによるかゆみや充血には、「ケトチフェンフマル酸塩《さんえん》」などの、抗アレルギー成分入りの薬を選ぶ。ただし医療機関でアレルギー治療を受けている人は、医師に相談してから使う。

【ソフトコンタクトレンズ非対応】
ジキナAL点眼薬　など
【ソフトコンタクトレンズ対応】
ロートアルガードコンタクトa　など

軽い疲れ目のときは

人工涙液（涙に近い目薬）

塩化カリウムや塩化ナトリウムなどを含む、涙に近い成分の目薬が効く。

増粘剤《ぞうねんざい》が添加されているものは、とろりとした液体で瞳をおおい、うるおいを保つ効果がある。

【ソフトコンタクトレンズ非対応】
新マイティアA　など
【ソフトコンタクトレンズ対応】
ソフトサンティア　など

結膜炎が疑われるときは

抗生物質含有薬

かゆみとともに、黄色っぽくべったりとした目やにが出るときは、細菌性結膜炎が疑われる。抗生物質のサルファ剤を含む目薬が有効だが、症状がひどければ、早めに眼科で診てもらう。

【抗ヒスタミン成分を含む】
サンテ抗菌新目薬　など
【抗ヒスタミン成分を含まない】
ユニーサルファ目薬　など

疲れ目がひどいときは

ビタミン・アミノ酸含有薬

「ネオスチグミンメチル硫酸塩《りゅうさんえん》」というピント調節機能改善成分や、ビタミン、アミノ酸入りの薬が有効。防腐剤はドライアイにはよくないので、なるべく防腐剤フリーの薬を選ぶといい。

【ソフトコンタクトレンズ非対応】
アイリスネオ〈ソフト〉　など
【ソフトコンタクトレンズ対応】
ソフトサンティアひとみストレッチ　など

Point

- 長く使うなら、血管収縮成分を含まないものを選ぶ
- ドライアイがひどい人には、防腐剤フリータイプがおすすめ

参考文献

『医薬品 - 食品相互作用ハンドブック〈第2版〉』Joseph I.Boullata, Vincent T.Armenti著、森本雍憲監訳（丸善出版）

『医薬品と飲食物の相互作用—正しい医薬品の服用法』Horst Wunderer著、江戸清人・金谷節子監訳（じほう）

『Interaction between warfarin and mango fruit』Janin Monterrey-Rodriguez，The Annals of Pharmacotherapy vol.36

『Interaction of warfarin with garlic，ginger，ginkgo，or ginseng』Vaes L.P.，Chyka P.A.，The Annals of Pharmacotherapy vol.34（12）

『大麦若葉青汁成分の研究．ラットの食餌による高コレステロール血症に対する影響』大竹英俊・野中涼代・澤田淑子・萩原義秀・萩原秀昭・久保田和彦、薬学雑誌vol.105（11）

『くすりの正しい使い方』加藤哲太（少年写真新聞社）

『血液透析患者における高血清アルミニウム値とその原因』飯吉令枝・杉田 収・佐々木美佐子・丸山雄一郎・佐藤一範・稲野浩一、新潟県立看護短期大学紀要vol.2

『健康食品による健康被害の未然防止と拡大防止に向けて』厚生労働省、日本医師会、（独）国立健康・栄養研究所資料

『Coenzyme Q10 improves blood pressure and glycaemic control：a controlled trial in subjects with type 2 diabetes.』Hodgson J.M.，Watts G.F.，Playford D.A.，Burke V.，Croft K.D.，Eur J Clin Nutr. vol.56（11）

『国内外におけるヒスタミン食中毒』登田美桜・山本 都・畝山智香子・森川 馨、国立医薬品食品衛生研究所年報vol.127

『今日からモノ知りシリーズ　トコトンやさしい薬の本』加藤哲太（日刊工業新聞社）

『グルコサミンの血小板機能に及ぼす影響』華 見・勝呂 栞・石井裕子・岩渕和久・坂本廣司・長岡 功、Inflammation and Regeneration vol.23（3）

『コエンザイムQ10を含む食品の取扱いについて』厚生労働省医薬食品局食品安全部資料

『今日のOTC薬 —解説と便覧— （改訂第3版）』中島恵美・伊東明彦編（南江堂）

『今日の治療薬〈2017年版〉』浦部晶夫・島田和幸・川合眞一編（南江堂）

『Systematic review of effect of coenzyme Q10 in physical exercise，hypertension and heart failure.』Rosenfeldt F，Hilton D，Pepe S，Krum H，Biofactors vol.18（1-4）

『シナモン含有食品中のクマリンについて』東京都健康安全研究センター広域監視部　平成19年度先行調査

『市販ミネラルウォーターが漢方薬の煎出に及ぼす影響』坂田幸治・金 成俊・山田陽城、日本東洋医学雑誌vol.51（2）

『重篤副作用疾患別対応マニュアル　セロトニン症候群』厚生労働省資料

『食品安全情報　No.23』国立医薬品食品衛生研究所 安全情報部

『食品・サプリメントと医薬品との相互作用』内田信也・山田静雄、ぶんせきvol.9

『食品中のカフェイン』食品安全委員会資料

『東京都医薬品情報 No.427』東京都福祉保健局健康安全部健康安全課資料

『糖脂質を主とするきのこの機能性成分の効率的生産技術と素材加工技術の開発』渡邉 治・濱岡直裕・柿本雅史・米山彰造・石塚 敏・冨山隆広、北海道立総合研究機構 食品加工研究センター 研究報告No.9

『糖尿病治療の手びき〈改訂第55版〉』日本糖尿病学会編（南江堂）

『日本食品標準成分表 2015年版（七訂）』文部科学省 科学技術・学術審議会 資源調査分科会 報告』（全国官報販売協同組合）

『ヒスチジンリッチな青魚食品を用いた肥満予防効果』正木孝幸・吉松博信、大分大学VBL年報vol.8

『Food supplements that contain glucosamine can constitute a health risk for patients who take coumarin anticoagulants as blood coagulation inhibitor.』BfR Opinion No.004/2010

『Brassica oleracea var．acephala（kale）CHCl3 fraction induces adipocyte differentiation and reduces plasma glucose concentration in animal models of type 2 diabetes』Miyako Yoshida，Aya Nakashima，Sho Nishida，Yuki Yoshimura，Yukiko Iwase，Mihoko Kurokawa，Toshihiro Fujioka，J.Trad.Med.vol.24

『メルクマニュアル 第18版 日本語版』福島雅典総監修（日経BP社）

『薬物相互作用および有害作用の予測・回避対策に関する医療薬学的研究』角田昌彦、福岡大学薬学集報vol.8（0）

薬効別さくいん（慢性疾患の病院薬）

グリクロピラミド……83
グリコラン……152
グリベンクラミド……83、97
グリミクロン……83
グリミクロンHA……83
グリメピリド……83、97、124
グルコバイ……97、152
グルファスト……124
クロルプロパミド……83
ジベトス……152
ジベトンS……152
ジメリン……83
ジャディアンス……124、152
スーグラ……152
スターシス……124、152
セイブル……97、152
ダオニール……83、97
デアメリンS……83
テネリグリプチン臭化水素酸塩水和物……99
テネリア……99
ナテグリニド……124、152
ネシーナ……99
ピオグリタゾン塩酸塩……152
ピオグリタゾン塩酸塩・メトホルミン塩酸塩配合……152
ビルダグリプチン……99、124
ファスティック……124、152
ブホルミン塩酸塩……152
ベイスン……152
ボグリボース……152
ミグリトール……97、152
ミチグリニドカルシウム水和物……124
メキシチール……97
メキシレチン塩酸塩……97、129
メタクト……152
メトグルコ……124
メトホルミン塩酸塩……124、152

排尿障害の薬

イミダフェナシン……131
ウリトス……131
オキシブチニン塩酸塩……131
コハク酸ソリフェナシン……131
酒石酸トルテロジン……131
ステーブラ……131
デトルシトール……131
バップフォー……131
プロピベリン塩酸塩……131
ベシケア……131
ポラキス……131

リウマチ・関節痛の薬

インドメタシン ファルネシル……34
インフリー……34
インフリーS……34
メトトレキサート……105
リウマトレックス……105

セリプロロール塩酸塩……64、119
セレクトール……64、119
デスラノシド……96
デノパミン……96
ドパミン塩酸塩……96
ニトログリセリン……89、165
ニトログリセリン「NK」……89
ハーフジゴキシンKY……95、96、99
ハンプ……96
プロノン……95
プロパフェノン塩酸塩……95
プロプラノロール塩酸塩……119、129
ベラパミル塩酸塩……62
メキシレチン塩酸塩……97、129
メチルジゴキシン……95、96
ユビデカレノン……96
ラニラピッド……95、96
リスモダン……62、95
リスモダンP……62
硫酸キニジン「ホエイ」……62、95
ワソラン……62

ぜんそく・COPDの薬

アミノフィリン……95
エフェドリン塩酸塩……75
エフェドリン塩酸塩「ナガヰ」……75
クラシエ細粒（KB-27／EK-27）……75
コタロー細粒（N27）……75
ジプロフィリン……126、128
スロービッド……41、75、95
ツムラ顆粒（27）……75
テオドール……41、75、95
テオフィリン……41、75、95、126、128
テオロング……41、75、95
ネオフィリン……95
麻黄湯……75
ユニコン……41、75、95
ユニフィルLA……41、75、95

痛風・高尿酸血症の薬

アロプリノール……126
ザイロリック……126

糖尿病の薬

アカルボース……97、152
アクトス……152
アセトヘキサミド……83
アベマイド……83
アマリール……83、97、124
アログリプチン安息香酸塩……99
アログリプチン安息香酸塩・
　メトホルミン塩酸塩配合……152
イニシンク……152
イプラグリフロジン L-プロリン……152
エクア……99、124
エンパグリフロジン……124、152
オイグルコン……83、97
グリクラジド……83

薬効別さくいん（慢性疾患の病院薬）

ワルファリンK「NP」……38、98、104

骨粗しょう症の薬

アクトネル……50、64、70、107
アレンドロン酸ナトリウム水和物……64、70、107
イバンドロン酸ナトリウム水和物……70、107
エチドロン酸二ナトリウム……70、107
グラケー……34
ゾメタ……107
ゾレドロン酸水和物……107
ダイドロネル……70、107
テイロック……64、70、107
フォサマック……64、70、107
プリモボラン……105
ベネット……50、64、70、107
ボナロン……64、70、107
ボノテオ……70、107
ボンビバ……70、107
ミノドロン酸水和物……70、107
メテノロン……105
メナテトレノン……34
リカルボン……70、107
リクラスト……107
リセドロン酸ナトリウム水和物……50、64、70、107

脂質異常症の薬（高血圧の薬との合剤を含む）

アトルバスタチンカルシウム水和物……63
アムロジピンベシル酸塩・アトルバスタチンカルシウム水和物……63
イコサペント酸エチル……34、104
エパデール……34、104
エパデールS……34、104
カデュエット……63
ジャクスタピッド……34、63
シンバスタチン……63
シンレスタール……34、72
プロブコール……34、72
リピトール……63
リポバス……63
ロミタピドメシル酸塩……34、63
ロレルコ……34、72

心臓病の薬

アミオダロン塩酸塩……54、62、105
アンカロン……54、62、105
イノバン……96
インデラル……119、129
カルグート……96
カルペリチド……96
キニジン硫酸塩水和物……62、95
キニジン硫酸塩「ファイザー」……62、95
ジギラノゲン……96
ジゴキシン……15、95、96、99
ジゴキシンKY……95、96、99
ジゴキシン「KYO」……95、96、99
ジゴシン……95、96、99
ジソピラミド……62、95
ジソピラミドリン酸塩……62

プレミネント……62
プレラン……119
フロセミド……119、129
プロプラノロール塩酸塩……119、129
ベック……62
ベナゼプリル塩酸塩……119
ベニジピン塩酸塩……62
ベハイド……101
ベバントロール塩酸塩……119
ペリンドプリルエルブミン……119
ペルジピン……62
ペルジピンLA……62
ベンチルヒドロクロロチアジド……101
マニジピン塩酸塩……62
ミカムロ……97、119
ミカルディス……119
ミケラン……119
ミケランLA……119
ミコンビ……97、119
ユニシア……119
ラシックス……119
ラジレス……62、97、119
ラベタロール塩酸塩……119
リシノプリル水和物……119
レザルタス……97
ロサルタンカリウム……62
ロサルタンカリウム・
ヒドロクロロチアジド配合……62
ロンゲス……119

抗血栓薬

アスピリン……52、75、81、88、98、101、104、118、122、124、156、162、184
アピキサバン……63
アンプラーグ……104
イグザレルト……63
イコサペント酸エチル……34、104
エパデール……34、104
エパデールS……34、104
エリキュース……63
クロピドグレル硫酸塩……104
ケアロードLA……104
サルポグレラート塩酸塩……104
シロスタゾール……63、101、104
チカグレロル……63、101、104
チクロピジン塩酸塩……104
ドルナー……104
パナルジン……104
プラビックス……104
ブリリンタ……63、101、104
プレタール……63、101、104
プロサイリン……104
ベラサスLA……104
ベラプロストナトリウム……104
リバーロキサバン……63
ワーファリン……38、98、104
ワルファリンカリウム……38、42、44、52、68、76、95、98、100、102、104、109、113、122、162

薬効別さくいん（慢性疾患の病院薬）

オドリック……119
オルメサルタンメドキソミル・アゼルニジピン配合……97
カルスロット……62
カルテオロール塩酸塩……119
カルバン……119
カルビスケン……119
カルブロック……62
カルベジロール……119
カンデサルタン シレキセチル・アムロジピンベシル酸塩配合……119
カンデサルタン シレキセチル・ヒドロクロロチアジド配合……97
キナプリル塩酸塩……119
コナン……119
コニール……62
コバシル……119
サプレスタ……62
シラザプリル水和物……119
シルニジピン……62
スピロノラクトン……119
スプレンジール……62
ゼストリル……119
セパミット……89
セララ……62、119
セリプロロール塩酸塩……64、119
セレクトール……64、119
チバセン……119
テモカプリル塩酸塩……119
テルミサルタン……119
テルミサルタン・アムロジピンベシル酸塩配合……97、119
テルミサルタン・ヒドロクロロチアジド配合……97、119
トランデート……119
トランドラプリル……119
トリアムテレン……119
トリクロルメチアジド……101、119
トリテレン……119
トリパミド……119
ナディック……119
ナドロール……119
ニカルジピン塩酸塩……62
ニソルジピン……61、62、99
ニトレンジピン……62
ニバジール……99
ニフェジピン……62、89、99
ニプラジロール……119
ニューロタン……62
ニルバジピン……99
ノルモナール……119
ハイパジール……119
バイミカード……62、99
バイロテンシン……62
バルニジピン塩酸塩……62
ヒドロクロロチアジド……101
ヒドロクロロチアジド「トーワ」……101
ヒポカ……62
ピンドロール……119
フェロジピン……60、62
フルイトラン……101、119

薬効別さくいん（慢性疾患の病院薬）

胃腸薬・胃潰瘍の薬

N-メチルスコポラミンメチル硫酸塩……131
コリオパン……131
ザンタック……86
シメチジン……86、121
ダイピン……131
タガメット……86
ブスコパン……131
ブチルスコポラミン臭化物……131、157、163
ブトロピウム臭化物……131
ボノピオンパック……83
ラニチジン塩酸塩……86
ラベファインパック……83
ランピオンパック……83
ロートエキス……131、163、187

抗うつ薬

イフェクサーSR……92、133
イミプラミン塩酸塩……129
エスシタロプラムシュウ酸塩……92、133
塩酸セルトラリン……81、92、133
サインバルタ……81、92、133
ジェイゾロフト……81、92、133
デジレル……133
デプロメール……92、133
デュロキセチン塩酸塩……81、92、133
トラゾドン塩酸塩……133
トレドミン……133
パキシル……81、92、133
パキシルCR……92、133
パロキセチン塩酸塩水和物……81、92、133
フルボキサミンマレイン酸塩……92、133
ベンラファキシン塩酸塩……92、133
ミルタザピン……81、92、133
ミルナシプラン塩酸塩……133
リフレックス……81、92、133
ルボックス……92、133
レクサプロ……92、133
レスリン……133
レメロン……81、92、133

高血圧の薬

アゼルニジピン……62
アダラート……62、89、99
アーチスト……119
アテレック……62
アラニジピン……62
アリスキレンフマル酸塩……62、97、119
アルダクトンA……119
アロチノロール塩酸塩……119
アロチノロール塩酸塩「DSP」……119
インデラル……119
インヒベース……119
エカード……97
エースコール……119
エプレレノン……62、119
オイテンシン……119

薬剤・成分さくいん【る～わ】

る

ルネスタ……63
ルピアール……108
ルボックス……92、133
ルリッド……70
ルル鼻炎ミニカプセル……75

れ

レクサプロ……92、133
レザルタス……97
レスタミンコーワ……131
レスリン……133
レーバンG軟膏……191
レビトラ……63
レボドパ……66
レボノルゲストレル・
エチニルエストラジオール配合……95
レメロン……81、92、133
レルパックス……63、75、92
レンドルミン……63、135

ろ

ロキシスロマイシン……70
ロキソニン……30、75、81
ロキソニンS……81、125、184
ロキソニンSゲル……192
ロキソニンSテープ……192
ロキソプロフェンナトリウム水和物
……30、75、81、157、184、192
ロサルタンカリウム……62
ロサルタンカリウム・
ヒドロクロロチアジド配合……62
ロゼルム……81
ロートアルガードコンタクトa……193
ロートアルガード
鼻炎ソフトカプセルEX……134
ロートアルガード鼻炎内服薬ZⅡ……134、186
ロートエキス……131、163、187
ロピニロール塩酸塩……129
ロヒプノール……135
ロフラゼプ酸エチル……63
ロペラマックサット……187
ロペラミド塩酸塩……157、187
ロミタピドメシル酸塩……34、63
ロラメット……135
ロルメタゼパム……135
ロレルコ……34、72
ロンゲス……119

わ

わかもと整腸薬……187
ワコビタール……108
ワソラン……62
ワーファリン……38、98、101、104
ワルファリンカリウム
……38、42、44、52、68、76、95、98
100、102、104、109、113、122、162
ワルファリンK「NP」……38、98、101、104

メンソレータムリシーナ坐剤A……191

も

モキシフロキサシン塩酸塩……107

ゆ

ユニコン……41、75、95
ユニーサルファ目薬……193
ユニシア……119
ユニフィルLA……41、75、95
ユビデカレノン……96
ユーロジン……135

よ

幼児用PL配合顆粒……41
腰痛パテックス……192

ら

ラシックス……119
ラジレス……62、97、119
ラタモキセフナトリウム……83
ラニチジン塩酸塩……86
ラニラピッド……95、96
ラベタロール塩酸塩……119
ラベファインパック……83
ラミシールAT液……190
ラミシールプラス液……190
ラメルテオン……81
ランピオンパック……83

り

リウマトレックス……105
リカルボン……70、107
リクラスト……107
リコリス「ゼンヤク」エース……117
リザトリプタン安息香酸塩……75
リシノプリル水和物……119
リスミー……135
リスモダン……62、95
リスモダンP……62
リセドロン酸ナトリウム水和物……50、64、70、107
リドカイン……190
リネゾリド……49
リバーロキサバン……63
リピトール……63
リフレックス……81、92、133
リポバス……63
リーマス……92
龍角散ダイレクトトローチマンゴー……117
龍角散のせき止め液ベリコンS……127
硫酸キニジン「ホエイ」……62、95
硫酸マグネシウム……188
リリース総合感冒薬……125、185
リルマザホン塩酸塩水和物……135
リングルアイビー……125、184

薬剤・成分さくいん【へ～り】

ベンザ鼻炎薬α……134
ベンザブロックIP……81
ベンザブロックS……41、123、125、127
ベンザブロックL……86
ベンザリン……135
ベンチルヒドロクロロチアジド……101
ベンラファキシン塩酸塩……92、133

ほ

ボグリボース……152
ホスロールS……189
ボナロン……64、70、107
ボノテオ……70、107
ボノピオンパック……83
ポラキス……131
ボラギノールA注入軟膏……191
ボラギノールM坐剤……191
ホリゾン……63、98
ボンビバ……70、107

ま

マイトラベル錠……75、127
麻黄湯……75
マクサルト……75
マニジピン塩酸塩……62

み

ミカムロ……97、119
ミカルディス……119
ミグソフト……123
ミグリトール……97、152
ミケラン……119
ミケランLA……119
ミコンビ……97、119
ミチグリニドカルシウム水和物……124
ミノサイクリン塩酸塩……68、107
ミノドロン酸水和物……70、107
ミノマイシン……68、107
ミルコデ錠A……41、95、127
ミルタザピン……81、92、133
ミルナシプラン塩酸塩……133

め

メイセリン……83
メイラックス……63
メキシチール……97
メキシレチン塩酸塩……97、129
メキタジン……131、134、186
メジコン……92
メタクト……152
メチルジゴキシン……95、96
メテノロン……105
メトグルコ……124
メトトレキサート……105
メトホルミン塩酸塩……124、152
メナテトレノン……34
メンソレータムエクシブ
　Wディープ10クリーム……190

ブスコパンA錠 131
プソイドエフェドリン塩酸塩 157
プソイドエフェドリン硫酸塩 157
ブチルスコポラミン臭化物 131、157、163
ブテナロックLスプレー 190
ブテナロックVαクリーム 190
ブトロピウム臭化物 131
ブホルミン塩酸塩 152
プラビックス 101、104
フラーリンJ 157
プランタゴ・オバタ種皮 188
プリモボラン 105
ブリリンタ 63、101、104
フルイトラン 101、119
フルニトラゼパム 135
フルボキサミンマレイン酸塩 92、133
フルラゼパム塩酸塩 135
プレコールエース顆粒 86、185
プレコール持続性ファミリー錠 41
プレタール 63、101、104
プレミネント 62
プレラン 119
プロサイリン 104
フロセミド 119、129
ブロチゾラム 63、135
プロノン 95
プロパフェノン塩酸塩 95
プロピベリン塩酸塩 131
プロブコール 34、72
プロプラノロール塩酸塩 119、129
ブロムヘキシン塩酸塩 30、185
プロメタジン塩酸塩 157
プロメタジンメチレンジサリチル酸塩 157
プロリズム 189

へ

ベイスン 152
ベシケア 131
ベストコール 83
ベック 62
ベナ 131
ベナゼプリル塩酸塩 119
ベニジピン塩酸塩 62
ベネスロン 122
ベネット 50、64、70、107
ベハイド 101
ベバントロール塩酸塩 119
ベラサスLA 104
ベラパミル塩酸塩 62
ベラプロストナトリウム 104
ペリンドプリルエルブミン 119
ペルジピン 62
ペルジピンLA 62
ベルソムラ 63、81
ベルベリン塩化物水和物 187
ベルランゼットS 187
ペレックス配合顆粒 41、81

薬剤・成分さくいん【は～へ】

パパベリン……189
バファリン……156
バファリンA……81、122、127
バファリンプレミアム……184
ハーフジゴキシンKY……95、96、99
パブロンS……123
パブロンS小児液……41
パブロンエースAX錠……30、125
パブロン50……81
パブロンSα錠……30
パブロンせき止め……117
パブロン鼻炎カプセルZ……134、185
パブロン鼻炎錠S……75、131
ハルシオン……63、81、135
バルデナフィル塩酸塩水和物……63
バルニジピン塩酸塩……62
バレニクリン酒石酸塩……129
ハロキサゾラム……135
パロキセチン塩酸塩水和物
……81、92、133
パンシロン……33
パンシロン胃腸内服液……117
ハンプ……96

ひ

PL配合顆粒……41、81、86
ビエンダブル……186
鼻炎チュアブルM……131
ピオグリタゾン塩酸塩……152
ピオグリタゾン塩酸塩・
　メトホルミン塩酸塩配合……152
ビオフェルミン便秘薬……188
ピコスルファートナトリウム水和物……188
ヒストミンせき止め……117
ヒダントール……108
ヒドラ……36、85、88
ヒドロクロロチアジド……101
ヒドロクロロチアジド「トーワ」……101
ビブラマイシン……70、107
ヒポカ……62
ビルダグリプチン……99、101、124
ピロエースZ軟膏……190
ピロキシカム……192
ピロットA錠……134
ヒロバールS……190
ピンドロール……119

ふ

ファスティック……124、152
フェイタスZαジクサス……192
フェキソフェナジン塩酸塩……64、134、186
フェニトイン……108
フェノバール……108
フェノバルビタール……108
フェノバルビタールナトリウム……108
フェロジピン……60、62
フォサマック……64、70、107
ブスコパン……131

に

ニカルジピン塩酸塩……62
ニコチネルTTS……129
ニコチン……129
ニソルジピン……61、62、99
ニチブロック10……33、86
ニトラゼパム……135
ニトレンジピン……62
ニトログリセリン……89、165
ニトログリセリン「NK」……89
ニバジール……99
ニフェジピン……62、89、99
ニプラジロール……119
ニポラジン……131
ニューロタン……62
ニルバジピン……99
人参養栄湯エキス顆粒クラシエ……117

ね

ネオイスコチン……36
ネオスチグミンメチル硫酸塩……193
ネオフィリン……95
ネオレスタミンコーワ……81、86、131
ネシーナ……99
ネルボン……135

の

ノイ・ホスロール……189
ノーシン錠……41、75、123
ノーシンピュア……127
ノスカピン塩酸塩……185
ノーベルバール……108
ノルエチステロン・
　エチニルエストラジオール配合……95
ノルフロキサシン……70、107
ノルモナール……119

は

バイアグラ……63
バイアスピリン……101
ハイアップ内服液……117
バイエルアスピリン
……75、81、122、127、184
ハイパジール……119
バイミカード……62、99
バイロテンシン……62
パイロンα……127
パイロンS錠……117、123、125
パイロンS鼻炎顆粒……131
パキシル……81、92、133
パキシルCR……81、92、133
バクシダール……70、107
パスタイムFX7-L温感……192
ハッキリエースa……41
バッサペインS……122
バップフォー……131
パテックスうすぴたシップ……192
パナルジン……101、104

薬剤・成分さくいん【て～は】

テトラヒドロゾリン塩酸塩……193
デトルシトール……131
テネリグリプチン臭化水素酸塩水和物……99
テネリア……99
デノパミン……96
デパス……135
デプロメール……92、133
テモカプリル塩酸塩……119
デュロキセチン塩酸塩……81、92、133
テルミサルタン……119
テルミサルタン・アムロジピンベシル酸塩配合……97、119
テルミサルタン・ヒドロクロロチアジド配合……97、119

と

ドキシサイクリン塩酸塩水和物……70、107
ドパストン……66
ドパゾール……66
ドパミン塩酸塩……96
トメルミン……75、127
ドラゾドン塩酸塩……133
トラベルミン……127
トラベルミン・ジュニア……127
トラベルミン内服液……75
ドラール……72、98、135
トランデート……119
トランドラプリル……119
トリアゾラム……63、81、135
トリアムテレン……119
ドリエル……81、189
トリキュラー21……95
トリキュラー28……95
トリクロルメチアジド……101、119
トリテレン……119
トリパミド……119
トリプラ ソフト……75
トリベミン錠……127
ドリーミオ……189
トリメブチンマレイン酸塩……157
ドルナー……104
ドルマインH軟膏……191
トレドミン……133
トレラグリプチンコハク酸塩……101

な

ナイフル……189
ナディック……119
ナテグリニド……124、152
ナドロール……119
ナファゾリン塩酸塩……193
ナラトリプタン塩酸塩……75
ナリピタン……189
ナロンA……184
ナロン錠……41、123
ナロンメディカル……125

た

第一三共胃腸薬グリーン錠……131
第一三共胃腸薬[錠剤]……33
ダイオウ……163
大正下痢止め〈小児用〉……157、187
ダイドロネル……70、107
ダイピン……131
タイヨー鼻炎スプレーアルファ……186
タイレノールA……41、123、125
ダオニール……83、97
タガメット……86
タケダ漢方便秘薬……117
タケルダ……101
タダラフィル……63
タナベ胃腸薬〈調律〉……33、131
タベジール……81、131
ダマリングランデパウダースプレー……190
ダルメート……135
炭酸リチウム……92
タンドスピロンクエン酸塩……63、92
タンニン酸アルブミン……187
タンニン酸ベルベリン……187

ち

チカグレロル……63、101、104
チクロピジン塩酸塩……101、104
チバセン……119
チャンピックス……129

つ

痛効散……117
痛散湯……117
ツムラ顆粒(27)……75
ツムラ漢方芍薬甘草湯エキス顆粒……117
ツムラ漢方小柴胡湯エキス顆粒……117
ツムラ漢方大黄甘草湯エキス顆粒……117

て

デアメリンS……83
dl-クロルフェニラミン
　マレイン酸塩……81、86、131
dl-メチルエフェドリン
　塩酸塩……128、185
d-クロルフェニラミン
　マレイン酸塩……134、186
ティメル錠……127
テイロック……64、70、107
テオドール……41、75、95
テオフィリン……40、75、95、121、126、128
テオロング……41、75、95
デキストロメトルファン
　臭化水素酸塩水和物……92
デジレル……133
デスラノシド……96
テトラサイクリン塩酸塩……50、70

薬剤・成分さくいん【す～て】

スターシス……124、152
ステーブラ……131
ストッパ胃腸薬……33
ストナジェルサイナスS……127
ストナプラス2……117、123
ストナリニフィルム……134
ストレージタイプZM……189
スピロノラクトン……119
スプレンジール……62
スボレキサント……63、81
スマトリプタン……75
スラーリア便秘薬……188
3Aマグネシア……188
スルペラゾン……83
スルーラックデトファイバー……188
スロービッド……41、75、95

せ

セイブル……97、152
正露丸……117
ゼストリル……119
ゼスラン……131
セディール……63、92
セデスキュア……127
セデス・ハイ……41、123、184
ゼナF0-ファースト……117
セパミット……89
セフォビッド……83
セフォペラジン……83
セフォペラゾンナトリウム……83
セフォペラゾンナトリウム・
スルバクタムナトリウム配合……83
セフミノクスナトリウム水和物……83
セフメタゾールナトリウム……83
セフメタゾン……83
セフメノキシム塩酸塩……83
セフロキシム　アキセチル……70
セミドン顆粒……117、123、184
セララ……62、119
セリプロロール塩酸塩……64、119
セルシン……63、98
セレギリン塩酸塩……49、85、92
セレクトール……64、119
千金丹……157
センナ……163
センナ錠……188
センノシド……163

そ

ゾピクロン……63
ソフトサンティア……193
ソフトサンティアひとみストレッチ
……193
ゾメタ……107
ソメリン……135
ソルマック胃腸液プラス……33
ソルマックプラス……117
ゾレドロン酸水和物……107

ジゴキシン「KYO」……95、96、99
ジゴシン……95、96、99
次硝酸ビスマス……187
ジスロマック……65
ジソピラミド……62、95
ジソピラミドリン酸塩……62
シタフロキサシン水和物……107
歯痛頭痛トンプク……122
ジフェニルピラリン塩酸塩……186
ジフェンヒドラミン（塩酸塩）……131、189、190
シプロキサン……50、68、70
ジプロフィリン……126、128
シプロフロキサシン……50、68、70
ジベトス……152
ジベトンS……152
シメチジン……86、121
ジメリン……83
ジャクスタピッド……34、63
ジャディアンス……101、124、152
酒石酸トルテロジン……131
小中学生用ノーシンピュア……184
小児用バファリンCⅡ……41、184
小児用ペレックス配合顆粒……41
ショーケン分包「小児用」……189
ジョサマイ……63
ジョサマイシン……63
シラザプリル水和物……119
シルデナフィルクエン酸塩……63
シルニジピン……62
シロスタゾール……63、101、104
新ウィズワン……188
新宇津こども下痢止め……157
新エスタック顆粒……86
新エスタック「W」……127
新キャベジンコーワS……33
新コッコアポA錠……117
新コルゲンコーワトローチ……185
新コンタックかぜEX……127
新コンタックかぜ総合……81、123、125
新ジキニン顆粒……86
シンバスタチン……63
新ビオフェルミンS細粒……187
新ヒストミンカプセルS……127
シンフェーズT28錠……95
新マイティアA……193
新ルルAゴールドDX……123
新ルル-A錠s……41
新ルル-K錠……117、127
シンレスタール……34、72
新ワカ末プラスA錠……187

す

水酸化アルミニウム……32
水酸化マグネシウム……32、157
スカイナーAL錠……131
スーグラ……101、152
スクラート胃腸薬（錠剤）……131

薬剤・成分さくいん【こ～す】

コナン……119
コニール……62
コハク酸ソリフェナシン……131
コバシル……119
コーラックII……188
コリオパン……131
コルゲンコーワIB2……125
コルゲンコーワIB錠TX……185
コルゲンコーワ鼻炎持続カプセル……75、134
コルゲンコーワ鼻炎ソフトミニカプセル……131
コンタックせき止めST……127、185
コンタック総合かぜ薬昼・夜タイプ……41
コンタック600プラス……75、86

さ

柴胡加竜骨牡蛎湯……79
ザイボックス……49
サイレース……135
ザイロリック……126
サインバルタ……81、92、133
サクロンS……33、131
サザピリン……125、157
ササラック……117
ザジテンAL鼻炎カプセル……81、134
ザジテンAL鼻炎スプレーα……186
ザッツ……117
ザッツ21……33
ザファテック……101
サプレスタ……62
サリチルアミド……125
サリチル酸グリコール……192
サリチル酸メチル……192
サリドンWi……125、184
サリドンA……184
サリドンエース……123
サルポグレラート塩酸塩……104
酸化マグネシウム……188
ザンタック……86
サンテ抗菌新目薬……193

し

ジアゼパム……63、98
ジアゾキシド……101
シアリス……63
ジェイゾロフト……81、92、133
シオノギ胃腸薬K細粒……33
シオマリン……83
ジキナAL点眼薬……193
ジキニン液D……117
ジキニン顆粒エース……123、125
ジキニン錠エースIP……81、117
ジギラノゲン……96
ジクロフェナク……192
ジゴキシン……15、95、96、99
ジゴキシンKY……95、96、99

カルテオロール塩酸塩……119
カルバン……119
カルビスケン……119
カルビノキサミンマレイン酸塩……186
カルブロック……62
カルベジロール……119
カルペリチド……96
カロナール……41、81
カンデサルタン シレキセチル・アムロジピンベシル酸塩配合……119
カンデサルタン シレキセチル・ヒドロクロロチアジド配合……97

き

キッズバファリン……156
キッズバファリン鼻炎シロップS……186
キナプリル塩酸塩……119
キニジン硫酸塩水和物……62、95
キニジン硫酸塩「ファイザー」……62、95

く

クアゼパム……72、98、135
グ・スリーP……189
グラケー……34
クラシエ細粒(KB-27／EK-27)……75
クラリシッド……63
クラリス……63
クラリスロマイシン……63
クリアミン……63
グリクラジド……83
グリクロピラミド……83
グリコラン……152
グリベンクラミド……83、97
グリミクロン……83
グリミクロンHA……83
グリメピリド……83、97、101、124
グルコバイ……97、152
グルファスト……124
グレースビット……107
クレマスチンフマル酸塩……81、131、186
クロタミトン……190
クロダミン……81、86、131
クロピドグレル硫酸塩……101、104
クロルフェニラミンマレイン酸塩……81、86、131、134、185
クロルプロパミド……83

け

ケアロードLA……104
桂枝湯……185
ケトチフェンフマル酸塩……134、157、193
ケロリン……122、127
ケロリンチュアブル……122

こ

香蘇散……185
コタロー細粒(N27)……75

薬剤・成分さくいん【え～こ】

エスタゾラム 135
エスタックイブ 75
エスタック総合感冒 41、117
エスタック鼻炎カプセル12 186
エスタロンモカ錠 75、127
エチゾラム 135
エチドロン酸二ナトリウム 70、107
エテンザミド 125、184
N-メチルスコポラミンメチル
　硫酸塩 131
エパデール 34、104
エパデールS 34、104
エバミール 135
エピナスチン塩酸塩 134、186
エフェドリン塩酸塩 75
エフェドリン塩酸塩「ナガヰ」 75
エフピー 49、85、92
エプレレノン 62、119
エリキュース 63
エリスロシン 63
エリスロマイシン 63
エルゴタミン配合 63
l-メントール 190
エレトリプタン臭化水素酸塩
　63、75、92
塩化カリウム 193
塩化ナトリウム 193
塩酸セルトラリン 81、92、133
エンパグリフロジン 101、124、152

お

オイグルコン 83、97
オイテンシン 119
太田胃散 33
太田胃散整腸薬 187
太田胃散〈内服液〉 117
オキシブチニン塩酸塩 131
オキセサゼイン 157
乙字湯エキス錠クラシエ 191
オドリック 119
オラセフ 70
オランザピン 129
オルメサルタンメドキソミル・
　アゼルニジピン配合 97

か

改源かぜカプセル 41、117
カコナール2 125
カコナール2 V顆粒 185、187
カサンスラノール 163
ガスター10 33、86
ガストール錠 131
葛根湯 185
カデュエット 63
カフェクール500 127
カーフェソフト錠 127
カフェロップ 75、127
カルグート 96
カルスロット 62

アログリプチン安息香酸塩……99
アログリプチン安息香酸塩・
　メトホルミン塩酸塩配合……152
アロチノロール塩酸塩……119
アロチノロール塩酸塩「DSP」……119
アロプリノール……126
アンカロン……54、62、105
アンジュ21……95
アンジュ28……95
アンヒバ……41、81
アンプラーグ……104
アンブロキソール塩酸塩……30
アンミナイト……81、189
アンメルシン1%ゲル……192

い

イグザレルト……63
イコサペント酸エチル……34、104
イスコチン……36、85、88
イソニアジド……36、85、88
イソニアジドメタンスルホン酸
　ナトリウム……36
イソプロピルアンチピリン……163、184
イトラコナゾール……34、105
イトリゾール……34、105
イニシンク……152
イノバン……96
イバンドロン酸ナトリウム水和物……70、107
イブ……125、184
イフェクサーSR……92、133
イブA錠……127、184
イブプロフェン……30、125、157、163、184
イプラグリフロジン L-プロリン
……101、152
イミグラン……75
イミダフェナシン……131
イミプラミン塩酸塩……129
イララック……189
インデラル……119
インドメタシン……192
インドメタシンファルネシル……34
インヒベース……119
インフリー……34
インフリーS……34

う

宇津救命丸GOLD……189
宇津救命丸「糖衣」……189
ウリトス……131

え

エカード……97
液キャベコーワ……117
エキセドリンA錠……122、127
エクア……99、101、124
エースコール……119
エスシタロプラムシュウ酸塩……92、133
エスゾピクロン……63

薬剤・成分さくいん【あ～え】

あ

アイスラブゲル 192
アイリスネオ〈ソフト〉 193
アカルボース 97、152
アクトス 152
アクトネル 50、64、70、107
アクリノール水和物 187
アクロマイシン 50、70
アジスロマイシン水和物 65
アシノンZ 33
アスゲン散EX 117、127
アストフィリンS 127
アスピリン 52、75、81、88、98、101、104、118、122、124、126、156、162、184
アスピリンアルミニウム 125、157
アスピリン・ランソプラゾール配合 101
アセトアミノフェン 30、40、67、77、81、122、125、163、184
アセトアミノフェン「JG」 41、81
アセトヘキサミド 83
アゼルニジピン 62
アダラート 62、89、99
アーチスト 119
アテレック 62
アトルバスタチンカルシウム水和物 63
アネトンアルメディ鼻炎錠 134
アネトンせき止め顆粒 41、75、95、127
アネトンせき止めZ錠 185
アバロンS 131
アバロンZ 33
アピキサバン 63
アベマイド 83
アベロックス 107
アマージ 75
アマリール 83、97、101、124
アミオダロン塩酸塩 54、62、105
アミノ安息香酸エチル 157
アミノフィリン 95、121
アムロジピンベシル酸塩・アトルバスタチンカルシウム水和物 63
アモバン 63
アラニジピン 62
アリスキレンフマル酸塩 62、97、119
アリルイソプロピルアセチル尿素 184
アルダクトンA 119
アルピニー 41、81
アレグラ 64
アレグラFX 134、186
アレジオン10 81、134
アレジオン20 186
アレビアチン 108
アレルギール錠 86、131、134、186
アレルギン 81、86、131
アレルビ 134
アレンドロン酸ナトリウム水和物 64、70、107

【監修】
加藤 哲太（かとう・てつた）
一般社団法人 日本くすり教育研究所代表理事。薬学博士。

1946年、岐阜県生まれ。1970年、岐阜薬科大学卒業後、国立公衆衛生院（現・国立保健医療科学院）にて博士課程修了。1993年より東京薬科大学薬学部助教授、2005年より同大学教授、薬学教育推進センター長に就任。2016年より現職。セルフメディケーション推進協議会理事、くすりの適正使用協議会委員、日本薬剤師会・医薬品適正使用啓発推進事業検討会委員などを兼務。専門は薬学教育、青少年薬教育、衛生化学など。

著書・監修書に『今日からモノ知りシリーズ　トコトンやさしい薬の本』（日刊工業新聞社）、『くすりの正しい使い方』（少年写真新聞社）、『一番やさしい薬の本』（エイ出版社）などがある。


本書は、『よくわかる　薬の危ない飲み方、飲み合わせ』（2013年4月／小社刊）に加筆・修正したものです。

STAFF
カバーデザイン　柿沼みさと
本文デザイン　八月朔日英子
本文イラスト　須山奈津希、植木美江
校正　渡邉郁夫
編集協力　オフィス201（川西雅子）

徹《てっ》底《てい》図《ず》解《かい》でわかりやすい！

本《ほん》当《とう》に効《き》く薬《くすり》の飲《の》み方《かた》・使《つか》い方《かた》

2017年11月1日　初版第1刷発行

監 修 者　加藤哲太
発 行 者　岩野裕一
発 行 所　株式会社実業之日本社
〒153-0044　東京都目黒区大橋1-5-1　クロスエアタワー8階
電話（編集）03-6809-0452
（販売）03-6809-0495
http://www.j-n.co.jp/

印刷・製本　大日本印刷株式会社

ISBN 978-4-408-33741-8（第一実用）